机器人辅助胸外科日间手术精要

主　　编　张春芳

副 主 编　高　阳　程远大　张　恒

编委名单　（以姓氏笔画为序）

王　允	四川大学华西医院	陈　椿	福建医科大学附属协和医院
王　锷	中南大学湘雅医院	范军强	浙江大学医学院附属第二医院
王小雷	新疆维吾尔自治区人民医院	易　斌	中南大学湘雅医院
王光锁	深圳市人民医院	金龙玉	中南大学湘雅三医院
王述民	中国人民解放军北部战区总医院	周一凡	广西壮族自治区人民医院
王宝嘉	中南大学湘雅医院	周卧龙	中南大学湘雅医院
田　辉	山东大学齐鲁医院	周燕武	中南大学湘雅医院
付军科	西安交通大学第一附属医院	胡　坚	浙江大学医学院附属第一医院
刘蔚东	中南大学湘雅医院	胡卫东	武汉大学中南医院
闫小龙	中国人民解放军空军军医大学第二附属医院	莫　洋	中南大学湘雅医院
		莫　靓	南华大学附属第一医院
李　明	江苏省肿瘤医院	徐　全	江西省人民医院
李　辉	首都医科大学附属北京朝阳医院	翁莹琪	中南大学湘雅医院
李小燕	中南大学湘雅医院	高　阳	中南大学湘雅医院
李鹤成	上海交通大学医学院附属瑞金医院	郭海周	郑州大学第一附属医院
李曦哲	中南大学湘雅医院	矫文捷	青岛大学附属医院
杨劲松	湖南省人民医院	喻本桐	南昌大学第一附属医院
杨浩贤	中山大学肿瘤防治中心	程远大	中南大学湘雅医院
张　恒	中南大学湘雅医院	曾　蔚	中南大学湘雅医院
张春芳	中南大学湘雅医院	廖永德	华中科技大学同济医学院附属协和医院
张临友	哈尔滨医科大学附属第二医院		

编写秘书　李曦哲

人民卫生出版社

·北京·

图书在版编目（CIP）数据

机器人辅助胸外科日间手术精要/张春芳主编 . —
北京：人民卫生出版社，2024.4
ISBN 978-7-117-35744-9

Ⅰ.①机… Ⅱ.①张… Ⅲ.①机器人技术 – 应用 – 胸
部外科手术 Ⅳ.①R655-39

中国国家版本馆 CIP 数据核字（2024）第 007891 号

机器人辅助胸外科日间手术精要
Jiqiren Fuzhu Xiongwaike Rijian Shoushu Jingyao

主　　编　张春芳
出版发行　人民卫生出版社（中继线 010-59780011）
地　　址　北京市朝阳区潘家园南里 19 号
邮　　编　100021
E – mail　pmph @ pmph.com
购书热线　010-59787592　010-59787584　010-65264830
印　　刷　北京瑞禾彩色印刷有限公司
经　　销　新华书店
开　　本　889×1194　1/16　印张：20
字　　数　459 千字
版　　次　2024 年 4 月第 1 版
印　　次　2024 年 4 月第 1 次印刷
标准书号　ISBN 978-7-117-35744-9
定　　价　268.00 元

打击盗版举报电话　010-59787491　　E- mail　WQ @ pmph.com
质量问题联系电话　010-59787234　　E- mail　zhiliang @ pmph.com
数字融合服务电话　4001118166　　E- mail　zengzhi @ pmph.com

主编简介

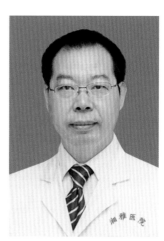

张春芳

　　中南大学湘雅医院胸外科主任,一级主任医师、二级教授、研究员,博士研究生导师、博士后导师。现任湖南省高层次卫生人才"225"工程培养对象学科带头人,肺结节精准诊疗湖南省工程研究中心主任,抗癌药物国家地方联合工程实验室副主任兼国家卫生健康委肿瘤蛋白质组学重点实验室副主任,中国抗癌协会胸腺肿瘤整合康复专业委员会主任委员,中国医师协会医学机器人医师分会第二届委员会常委,中华医学会肿瘤学分会第十二届委员,中国研究型医院学会胸外科学专业委员会常委,中华医学会胸心血管外科学分会第十届委员会肺癌外科学组委员,中国抗癌协会康复会学术指导委员会副主任委员,中国抗癌协会食管癌专业委员会委员,湖南省医学会胸外科学专业委员会名誉主任委员(前任主任委员),湖南省医学会肿瘤外科学专业委员会主任委员,湖南省抗癌协会肺癌专业委员会前任副主任委员。

　　累计完成机器人辅助胸外科手术逾 2 000 例,机器人辅助胸外科日间手术 150 余例,其中肺叶、肺段切除术占比超 85%,日间手术完成率超 95%。2020 年 6—7 月连续 2 个月团队机器人辅助手术量居全国前五;2020 年 11 月科室机器人辅助手术量居全国第三,个人机器人辅助手术量居专科全国第二;2021 年 12 月科室机器人辅助手术量居全国第二,个人机器人辅助手术量居专科全国第一。至今中心开展机器人辅助胸外科手术学习班共 8 届。

　　担任《中国内镜杂志》《中华实验外科杂志》《中国现代医学杂志》《中南大学学报(医学版)》《中华临床医师杂志(电子版)》等多家医学杂志的编委及特约审稿人。主持和参与国家自然科学基金 3 项,主持省部级科研项目 20 余项。获湖南医学科技奖二等奖 2 项,湖南省科学技术进步奖三等奖 1 项,中南大学医疗新技术成果奖三等奖 1 项,中南大学湘雅医院年度医疗新技术成果奖一等奖 1 项、二等奖 1 项、三等奖 1 项。以第一作者或通信作者发表学术论文 70 余篇,其中由 SCI 收录 40 余篇。

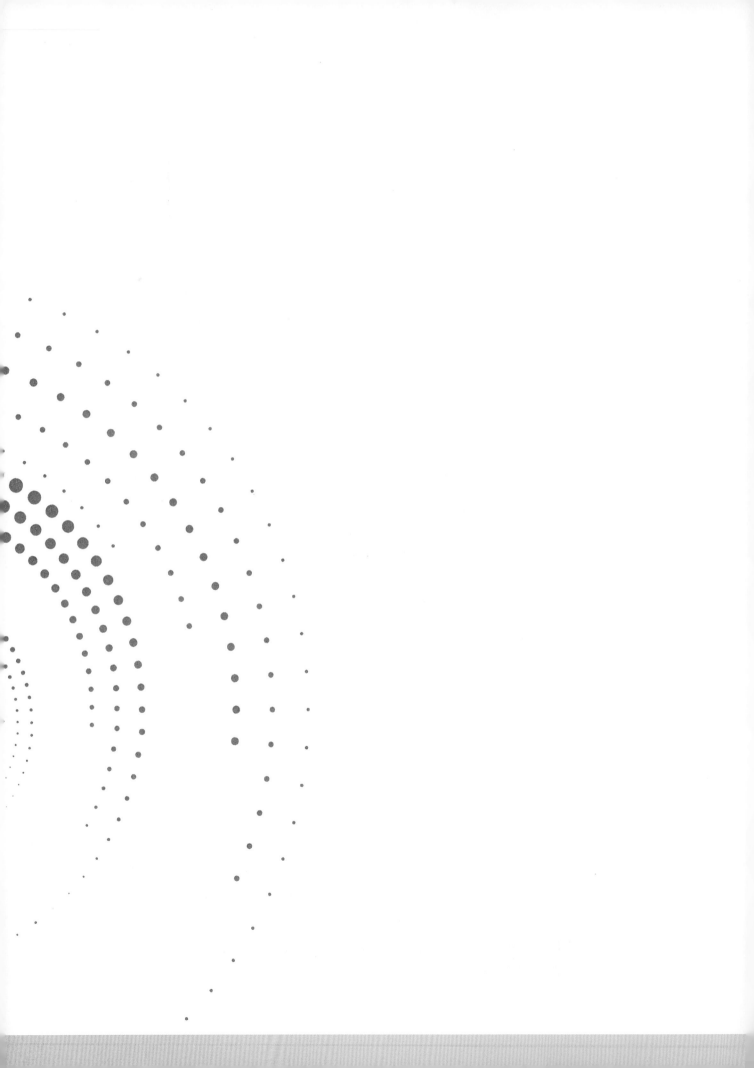

序一

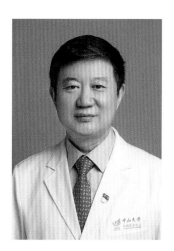

由于大数据、人工智能、自动化、机器人的发展,结合 5G 通信等新技术的应用,21 世纪进入了工业革命 4.0 阶段。在工业革命的进程中,每一次革命都带来了外科技术的进步,同样,由于加速康复外科理念、3D 重建联合 VR 手术、电磁导航精准外科、现代机器人辅助手术等先进技术的广泛应用,现代外科也进入了 4.0 阶段,而手术机器人在外科的应用与发展是现代外科的一个标志,大大促进了外科的进步。

机器人辅助手术是 20 世纪 80 年代进入外科领域的,早期仅仅用于简单的活检及定位,80 年代末期进行了国际上首例机器人辅助前列腺切除术。随着成像及操作系统的远程控制进一步完善、成熟,直到 20 世纪 90 年代末,达芬奇机器人辅助手术系统与 ZEUS 机器人辅助手术系统的出现,标志着手术机器人的发展驶入快车道。在吸收了 ZEUS 机器人辅助手术系统的技术后,达芬奇机器人辅助手术系统于 2000 年获得了 FDA 的批准,开始在普外科、心外科等学科进行广泛的临床应用。

2006 年,达芬奇机器人辅助手术系统被引入中国;2007 年,中国开始开展机器人辅助胸外科手术;2009 年,开展了机器人辅助肺癌根治术;2011 年后,机器人辅助手术在胸外科逐渐开展;2016 年后,机器人辅助胸外科手术呈现快速发展态势;截至 2022 年 7 月,我国机器人辅助胸外科手术已累计达 48 056 台,占所有机器人辅助手术的 14.3%。

中南大学湘雅医院胸外科的张春芳教授是近年来在胸外科机器人辅助手术领域非常活跃的胸外科专家,也是较早开展机器人辅助胸外科日间手术的专家,他的团队于 2020 年 5 月完成首例机器人辅助肺癌微创手术,目前已完成 2 000 余台机器人辅助胸外科手术,含肺叶切除术、肺段切除术、肺癌袖状切除术、肺癌双轴状切除术、隆突成形术、食管癌三切口根治术、纵隔肿瘤切除术等。其中,开展机器人辅助胸外科日间手术 150 余例,含肺叶切除术、肺段切除术、纵隔肿瘤切除术。已成功举办机器人辅助胸外科手术培训班 8 期,在《中华医学杂志》发表了题为"机器人胸外科日间手术热点问题探讨"的专家评述,在《中国内镜杂志》上发表了"机器人胸外科日间手术临床实践专家共识",在《机器人外科学杂志(中英文)》的胸外科机器人日间手术专栏共发表了 6 篇论文。

张春芳教授牵头并组织全国胸外科从事机器人辅助手术的专家编写了《机器人辅助胸外科日间手术精要》一书,该书共分为六章,系统介绍了机器人辅助胸外科日间手术的发展史、日间手术的体系管理、麻醉管理要点、手术护理、不同手术的方案设计以及精彩的手术实例分享。该书图文并茂、内容丰富,详尽介绍了机器人辅助胸外科日间手术的经验、特别是患者选择、术前规划、术中紧急情况的处置等,有很好的学术价值,相信该书一定能为广大胸外科同仁带来帮助,也为机器人辅助胸外科日间手术的顺利开展提供经验。

中山大学肿瘤防治中心　胸科主任、肺癌首席专家

2024 年 1 月

序二

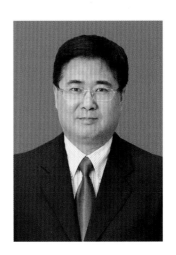

　　随着近年来胸外科技术的不断发展，胸外科手术也和很多外科专业一样，经历了从开放手术到腔镜微创手术，再到机器人辅助手术的发展历程，从过去胸外科手术的高风险、高并发症发生率、高死亡率，发展到今天的加速康复、功能保护，这些都离不开对技术精益求精、在事业上勇于开拓创新的先行者们的努力和探索。

　　1年多以前，在中南大学湘雅医院学访的时候，春芳主任曾和我提及了尝试将日间手术应用于胸外科临床实践的设想。不曾想经过短短1年多的时间，一部大作呈现在我眼前。中南大学湘雅医院胸外科团队在春芳主任的带领下，在2年的时间里完成了2 000余台机器人辅助胸外科手术，包括了肺叶、肺段切除术，袖状切除术，隆突成形术，食管癌三切口及纵隔肿瘤等胸外科大部分的常见手术。成功地完成机器人辅助胸外科日间手术150余台次，制定了一系列结合加速康复外科（enhanced recovery after surgery，ERAS）的技术及管理流程，并不断地改进完善。在技术推广和应用过程中成功举办了多场培训班，每期可以展示多台各种机器人辅助手术。在线上、线下的各种会议中介绍机器人辅助胸外科日间手术，并在国内外外科杂志上发表了多篇论著。

　　张春芳教授主持编写的这部《机器人辅助胸外科日间手术精要》，对于常规机器人辅助手术的开展提供了很多借鉴和参考，内容丰富，从ERAS的角度对手术流程、麻醉实施及病患管理等多方面进行了阐述。相信对于广大胸外科同仁具有很高的参考价值和指导意义。

　　本人深感荣幸，能为张春芳教授的新书作序，为新技术的推广尽绵薄之力！

中国抗癌协会食管癌专业委员会名誉主任委员

中国抗癌协会纵隔肿瘤专业委员会副主任委员

2024年1月

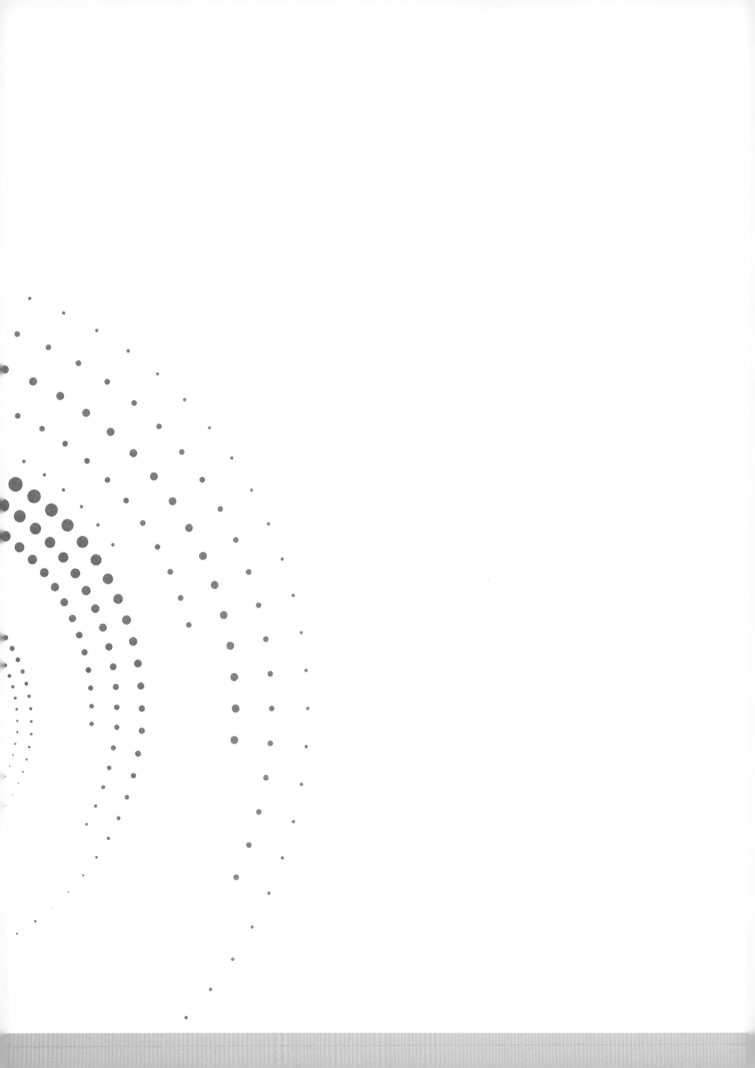

前言

　　随着围手术期管理理念的不断更新与微创外科技术的不断进步，外科各亚学科均开始了ERAS 的应用实践，并且很多学科已经广泛开展了日间手术诊疗。但是由于胸外科手术过程及围手术期管理的复杂性，日间手术在胸外科的应用尚处于起步探索阶段。

　　近年来机器人辅助外科的发展将外科手术的操作精细程度及灵活程度推向了新的高峰。这一技术在胸外科的开展应用为胸外科日间手术的发展带来了新的机遇。中南大学湘雅医院胸外科是全国较早应用机器人辅助手术技术在胸外科开展日间手术的中心之一。在临床诊疗实践中，我们发现机器人辅助胸外科日间手术无论相较常规的机器人辅助手术，还是目前有限开展的胸外科日间手术，均有着自己独特的围手术期管理特点及术中操作要求。因此，我团队在总结自身经验的基础上，与国内各大胸外科中心的多位专家进行了相关讨论，总结了机器人辅助胸外科日间手术的软硬件实施条件、围手术期管理、麻醉及术中操作要点，并总结展示了数个典型病例，以此详细分析总结机器人辅助胸外科日间手术的技术及管理要点。本书旨在通过汇总目前国内业界针对机器人辅助胸外科日间手术的经验方法及通行规范，推动机器人辅助胸外科日间手术在国内诊疗机构中的开展，为国内胸外科日间手术的诊疗实践贡献一份绵薄的力量。

　　书籍编纂过程中难免有所疏漏，欢迎各位读者给予批评指正。我们也将继续总结国内外相关经验，在未来可能的修订中完善充实最新的学界理论实践成果。

张春芳

2024 年 1 月

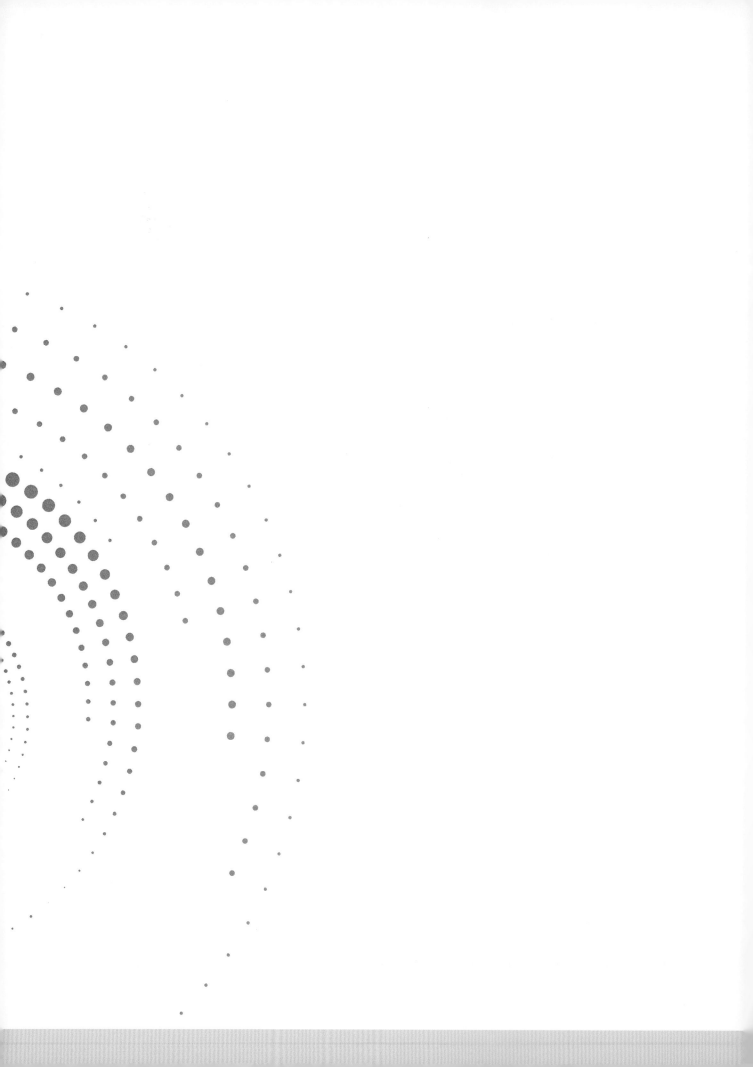

第三章

机器人辅助胸外科日间手术的麻醉管理要点 / 47

第四章

机器人辅助胸外科日间手术护理 / 67

第五章

机器人辅助胸外科日间手术方案 / 95

视频 5-2-1
108

视频 5-3-1
267

第六章
机器人辅助胸外科日间手术实例 / 277

第一章

机器人辅助胸外科日间手术发展史

第一节

加速康复胸外科与日间手术发展历程

一、加速康复外科理念的提出及其在胸外科的应用

外科手术自诞生以来经历了从最初的大切口开放手术到小切口开放手术,再到20世纪80年代出现的电视腔镜手术。技术的不断进步使得外科手术进入了微创时代。随着人们对医疗服务质量需求的不断提升及现代科学技术与外科诊疗技术的不断进步,手术后的快速康复逐渐成为外科诊疗新的进步方向。

加速康复外科(enhanced recovery after surgery,ERAS)也称作快通道外科(fast-track surgery,FTS),是指通过诸多围手术期的优化处理措施减弱手术创伤导致的应激反应及并发症。ERAS模式主要包括术前健康教育、缩短禁食和禁饮时间、微创手术方式、多模式镇痛、术后理疗、早期活动等,其目标是加速患者康复、降低患者病死率及缩短住院时间,并最终提高患者围手术期满意度。1997年丹麦学者首次提出ERAS理念,2007年ERAS理念进入中国,并首次应用于胃切除术中。在ERAS概念提出的早期,其应用范围多局限在泌尿外科、普外科等科室的一级或二级手术中。在开放手术时代,胸外科手术由于切口大、手术时间长,患者术后的康复速度受到严重制约。在切割缝合器与胸腔镜的应用逐渐推广后,胸外科手术的时间大大缩短,手术切口显著变小,这令胸外科的ERAS管理成为可能。从21世纪初开始,胸外科手术患者的围手术期管理方法得到了普遍革新。ERAS理念所倡导的多模式治疗方法和多学科协作得到了广泛的认可。在多学科专家的协作努力下,多部可应用于胸外科的ERAS相关专家共识得以推出,极大推动并规范了胸外科ERAS体系的建设与发展。

其他外科亚专业围手术期常规的ERAS措施如:术前宣教、饮食管理、麻醉的评估和优化、术中液体输入量控制、多模式镇痛方案和术后常见并发症的预防等同样可以应用于胸外科患者。在此基础上,针对胸外科患者还需要采取控烟、管道管理等相应的特殊措施。基于最新的研究进展,无管化(tubeless)理念的提出,更是优化并改善了胸外科ERAS的围手术期管理模式。ERAS作为一种新的理念,是对传统临床实践经验的系统性改变,但在其实施的过程中仍需要多学科的支持和质量控制。

二、胸外科日间手术的初步发展

日间手术(day surgery或ambulatory surgery)最早是在1909年由James Nicoll提出的。日间手术在欧美发达国家的数量已达到其医院手术总量的80%以上。国际日间手术协会(International

Association for Ambulatory Surgery,IAAS）推荐的日间手术定义是：患者入院、手术和出院在 1 个工作日内完成的手术，在医师诊所或医院开展的门诊手术除外。2015 年 10 月 15 日，由国家卫生计生委卫生发展研究中心支持指导并发起成立的中国日间手术合作联盟（China Ambulatory Surgery Alliance,CASA）正式推出中国日间手术定义：患者在 1 个工作日内完成入院、手术和出院的一种手术模式。

　　成熟、规范的 ERAS 管理是胸外科日间手术开展的基础。随着 ERAS 相关标准在胸外科的应用不断成熟，使日间手术的开展成为可能。外国研究者针对这一命题在 20 世纪末进行了相关研究。Tovar E. A. 团队在 1998 年发表了日间手术应用于肺叶切除的研究，并证实了日间手术应用于胸外科的可行性。数年后，英国研究者针对 98 例胸外科日间手术的研究结果进一步确认了日间手术在胸外科应用的安全性与有效性。经过众多后续研究的不断探索，胸外科日间手术已经被证实具有与传统外科手术等效的治疗效果，并且患者术后满意度更高。

（张春芳　田　辉　李曦哲）

第二节

手术机器人在胸外科临床中的应用

一、手术机器人的发展历史

手术机器人是集数据系统、信号传输系统、传感系统、导航系统等多层面于一身的人工智能系统。国外手术机器人的研究起步相对较早,技术也相对成熟,其中以达芬奇手术机器人系统、脊柱手术机器人、Magellan 机器人辅助手术系统、Flex Robotic 系统、Verb Surgical、超微型机器人 Vi Rob 和 Tip CAT 为典型代表。

尽管目前手术机器人与微创外科、内镜外科联系紧密,但是机器人辅助外科手术最初的萌芽却与微创外科和内镜外科完全无关。普遍认为,机器人辅助外科手术技术最初起源于遥控操作的需求或保障操作人员在相对安全的环境下执行任务。在 20 世纪 80 年代末,斯坦福国际研究院的研究人员在美国国防部高级研究计划局和美国国立卫生研究院的资助下,开发出了一种原型手术机器人系统,将远程遥控操作与基本力触觉反馈、多模态感官反馈、立体成像和人体工程学相结合,该系统旨在协助远程驻扎的外科医师,使他们能够在战场附近的前方区域对受伤的士兵进行手术治疗,从而减少在野战外科中抢救时间的延迟。麻省理工学院、IBM 沃森实验室和美国宇航局喷气推进实验室也在同期开展了其他相关研究。

第一个协助手术的机器人辅助外科手术系统是加拿大开发和使用的 Arthrobot,该系统能够根据语音命令进行操作和定位,并于 1984 年 3 月 12 日在温哥华首次用于外科手术。在其后的 12 个月内,共开展了 60 多次关节镜外科手术。同时开发的其他相关机器人装置还包括手术器械护士机器人,以及医学实验室机器人手臂,其中手术器械护士机器人可通过语音命令递送手术器械。

1985 年,机器人辅助外科手术系统 Unimation Puma 200 被应用于神经外科,实现了在 CT 引导下进行脑组织活检。但是实际上,Unimation Puma 200 并不是一台专用的手术机器人,它其实是一台关节式的臂式工业机器人,其在医疗外科手术中的应用具有划时代的意义,但是当时生产该机器人的公司为了安全考虑,曾禁止将该机器人用于手术。在 20 世纪 80 年代后期,伦敦帝国理工学院开发了 PROBOT 用于前列腺手术,这种机器人的优点是外形尺寸小、操作精度高,并且可以连续工作。1992 年,ROBODOC 被应用于全髋置换术、髋骨置换术和修复术及膝关节置换术等手术,并成为美国食品药品监督管理局(Food and Drug Administration,FDA)批准的第一个手术机器人系统。

1993 年 7 月 7 日,美国宇航局喷气推进实验室与意大利米兰的遥控机器人实验室合作,首次实现由一名在美国加利福尼亚州的外科医师为在米兰的实验猪进行远程肝脏囊肿手术。虽然按照今天的标准判断,该仪器和系统功能非常粗糙,但它确实实现了远程手术的设想。

1994 年,机器人辅助外科手术系统迎来了新的突破,第一个获得 FDA 批准的自动内窥镜优化定位系统(automated endoscopic system for optimal positioning,AESOP)正式推出。生产 AESOP 的电脑动作公司最初由美国国家航空航天局提供资金资助,旨在开发一种可用于太空的机器人手臂,但最终成为用于腹腔镜手术的摄像机系统。1996 年,AESOP 2000 增加了语音控制系统;1998 年,AESOP 3000 实现了模仿人手的 7 个自由度活动。

1995 年,由弗雷德·莫尔(Fred Moll)、罗布·杨(Rob Younge)和约翰·弗罗因德(John Freund)创立的直觉外科手术(Intuitive Surgical)公司正式组建,其目标为发明一种遥控医疗机器人,通过良好的医师-机器人交互界面,使外科医师可以在机器人的辅助下,流畅、便捷地开展手术。

直到 20 世纪 90 年代末,达芬奇机器人辅助手术系统与 ZEUS 机器人系统的出现,标志着泛用手术机器人的发展驶入快车道。在吸收了 ZEUS 系统的技术后,达芬奇机器人辅助手术系统于 2000 年获得了 FDA 批准,开始在普外科、心外科等学科进行广泛临床应用。

达芬奇手术机器人系统是外科手术机器人最为典型的代表,其设计的理念是通过微创方法实施复杂的外科手术。达芬奇手术机器人由三个部分组成:外科医师控制台、床旁机械臂系统、成像系统,它完全颠覆了主刀医师必须亲自通过手术器械直接在患者身上操作的传统,使主刀医师可以"远离"患者,坐在控制台前,舒适地操纵机器人机械臂为患者进行手术。

外科医师控制台:主刀医师坐在控制台中,位于手术室无菌区之外,使用双手(通过操作两个主控制器)及脚(通过脚踏板)来控制器械和一个 3D 高清内镜。在 3D 立体视野中,手术器械尖端与外科医师的双手同步运动,完成手术操作。

床旁机械臂系统:是外科手术机器人的操作部件,其主要功能是为器械臂和摄像臂提供支撑。助手医师在无菌区内的床旁机械臂系统旁工作,负责更换器械和内镜,协助主刀医师完成手术。为了确保患者的安全,助手医师比主刀医师对于床旁机械臂系统的运动具有更高的优先控制权。

成像系统:装有外科手术机器人的核心处理器及图像处理设备,在手术过程中位于无菌区外,可由巡回护士操作,并可放置各类辅助手术设备。外科手术机器人的内镜为高分辨率 3D 镜头,对手术视野具有 10 倍以上的放大倍数,能为主刀医师带来患者体腔内 3D 立体高清影像,使主刀医师较传统腔镜手术能够更好地把握操作距离、辨认解剖结构,从而提升手术的精确度。

二、机器人辅助胸外科手术的发展历史

自 Melfi F. M. 等在 2002 年报道了第一例机器人辅助肺叶切除手术后,手术机器人在胸外科领域得到了逐步推广应用。达芬奇手术机器人系统于 2006 年 12 月进入国内,先后在越来越多的大型医院投入使用。目前,国内达芬奇机器人辅助手术系统在普胸外科可以完成的手术术式包括:肺段切除术、肺叶切除术、食管癌根治术、肺大疱切除术、前后纵隔肿瘤切除术、前纵隔脂肪清除术、全胸腺切除术、膈肌裂孔修补术及贲门肌切开术、胸腔内淋巴结清扫术等。

1. 机器人辅助肺部手术　肺癌肺叶切除术、淋巴结清扫术是胸外科机器人辅助手术中难度相对较大的手术,通常需要具备熟练的常规开胸及腔镜肺叶切除经验的主刀医师才能完成。胸外科医师通常会首先选择肺部小结节的患者来实施机器人辅助手术,不断积累经验。如果病灶大,与血管及周围组织粘连紧密难以分离,则需及时转为开放手术以确保患者的安全。2002 年,Melfi F M 等采用达芬奇手术机器人实施了 12 例肺部手术,其中 5 例为肺叶切除术、3 例为亚肺叶切除术、4 例为肺大疱切除术。随着达芬奇手术机器人技术的更新及外科医师经验的积累,尤其是 2006 年第二代达芬奇手术机器人的问世及应用,达芬奇手术机器人肺部肿瘤手术已经被患者和医师广泛认可。3D 视野与滤抖技术的应用,让胸外科手术更加精准,也使得袖式肺叶切除术及解剖性肺段切除术的实施成为可能。我国胸外科应用达芬奇手术机器人进行肺部手术相对较晚,2011 年易俊等凭借对 22 例机器人辅助肺部手术的成功经验,完成了国内首例机器人中央型肺癌根治术加淋巴结清扫术。多项回顾性统计研究均显示,机器人辅助肺叶切除对 I A 期或 I 期的早期肺癌患者安全可行,并且证实其在肿瘤学上的疗效彻底,但是学习时间较长。多篇关于机器人辅助肺部手术的报道及对比研究结果显示,机器人辅助肺叶切除术与电视胸腔镜外科手术(video-assisted thoracic surgery,VATS)在围手术期的结果相当。因此,国内外多数专家、学者都认为机器人辅助肺部手术是安全可行的,且手术效果与胸腔镜一致,甚至具有比胸腔镜手术更加精细化的操作。然而,由于缺乏针对患者远期疗效的多中心大样本前瞻性临床研究,因此还不能确定机器人辅助肺部手术相对于传统开胸手术及胸腔镜手术具有更佳的远期疗效。

2. 机器人辅助食管癌手术　机器人辅助食管癌手术起步较晚,因为其手术过程复杂、手术范围更大,所以是机器人辅助手术中的难点。一般认为影响食管癌患者长期生存的主要因素是肿瘤局部或淋巴结复发,因此淋巴结清扫及肿瘤切除完整是食管癌手术的重点。胸内淋巴结的清扫范围包括从胸顶部至膈肌上方的所有区域,达芬奇手术机器人系统的优势在于其在胸腔镜下的精细操作为淋巴结清扫提供了更多便利。Horgan 等在 2003 年报道了第一例机器人辅助经食管裂孔的食管癌手术,并在之后的 2 年里累计实施了 15 例手术且均取得成功。2004 年,Kernstine 报道了第一例经胸腔机器人辅助食管癌切除术。其他的相关报道也集中于各个医疗中心使用机器人辅助进行食管癌根治术的初步经验,实践说明机器人辅助手术在食管癌切除术中的可行性。易俊等于 2011 年首先报道了国内的机器人辅助食管癌手术。近年来,国外学者尝试将术中传统的左侧卧位改为半俯卧位,这一改变使术中组织器官显露更充分、操作更方便。日本学者 Ishikawa 等在 2013 年报道了机器人辅助下半俯卧位食管癌切除术的安全性和可行性;Dunn 报道的一项包含 40 例患者持续 3 年的单中心临床研究也证实了同样的结果。Mori 等对传统经胸食管癌切除术与机器人辅助的经纵隔食管癌切除术进行比较,发现在纵隔淋巴结清扫及肺部感染并发症的减少方面,机器人辅助手术均更具优势。Park 等的一项研究也表明机器人辅助下胸腔镜食管癌切除术加扩大纵隔淋巴结清扫术具有良好的安全性和围手术期结果。但目前仍缺乏前瞻性的随机对照试验来比较传统食管癌术式和机器人辅助手术对患者生存获益的影响。得益于新一代机器人及更灵活的内镜操作器械的出现,以及外科医师机器人辅助手术经验的进一步积累,机器人辅助食管癌根治术的应用将会越来越广泛。

3. 机器人辅助纵隔肿瘤切除手术　胸腺瘤及其他前纵隔肿瘤的切除通常采用经胸骨正中切口,虽然能够完全显露视野,但同时也容易导致严重并发症的出现。许多有条件的中心逐渐采用胸腔镜手术代替经胸骨正中切口手术,但由于胸腔镜的固有缺点,使得在处理上纵隔及胸腔顶部病变时力不从心,容易造成误操作。手术机器人的 10 倍以上的放大 3D 视野及独有的机械臂部分克服了胸腔镜的不足,因此欧美多数医院选择达芬奇手术机器人施行胸腺瘤切除术。目前,机器人辅助外科手术系统在纵隔肿瘤中的应用已经开展了 10 余年,尤其广泛应用于胸腺组织切除术治疗重症肌无力。Yoshino 等在 2001 年首先报道了达芬奇手术机器人辅助下胸腺瘤切除术。罗清泉等于 2009 年 5 月完成了中国内地首例达芬奇机器人辅助下胸腺瘤切除术。丁仁泉等对203 例纵隔疾病术后患者进行了回顾性研究,结果表明达芬奇手术机器人辅助手术在手术时间上与 VATS 相当,而达芬奇手术机器人辅助手术的手术安全性及术后恢复速度均优于胸腔镜组,但手术费用比胸腔镜组有明显增加。Kajiwara 的报道称达芬奇手术机器人辅助手术与传统术式效果相当,比传统胸腔镜更易于操作,并且更加安全。其与多家医疗中心的经验都强调了正确选择体位与套管针(trocar)的重要性,需要根据肿瘤部位的不同进行个体化调整。机器人手臂关节灵活,为术中操作带来了方便,可彻底清除膈神经旁的脂肪组织,上腔静脉和左、右无名静脉的暴露也更加安全和清晰,在处理两胸腺上角时更方便、准确,尤其对于位置较高的纵隔肿瘤优势更加明显,完全能够达到经胸骨正中切口行胸腺肿瘤切除术的水平。胸腺静脉是切除胸腺需要处理的主要血管,在机器人辅助手术时,夹闭或结扎、缝合均可安全实现,从任何一侧均可良好地显示整个前纵隔的结构。目前,达芬奇手术机器人辅助纵隔肿瘤切除术已成为许多中心的常规手术。

4. 其他机器人辅助胸外科手术　关于胸外科应用达芬奇手术机器人辅助的其他类型手术也有报道:裂孔疝修补术、食管膈肌修补术、Heller 肌切开术、食管支气管瘘修补术等。Tolboom 的一篇报道显示,手术机器人在原发性食管裂孔疝及胃食管反流手术方面无明显优势,但在二次手术或巨大的原发性食管裂孔疝手术方面具有优势。

达芬奇手术机器人系统在国内的起步较晚。目前,虽然我国达芬奇手术机器人系统的绝对装机量仍然不多,但单机使用频率已经处于领先水平,且积累了丰富的诊疗经验。为了打破达芬奇手术机器人系统在业界的垄断地位,国产手术机器人系统也在不断地发展完善。无框架立体定向机器人(computer and robot assisted surgery,CRAS)、妙手 S 等机器人辅助手术系统的不断进步,有望在未来给机器人辅助手术带来更多选择。

(张春芳　田　辉　李曦哲)

第三节

机器人辅助胸外科日间手术

一、机器人辅助日间手术的初步应用

鉴于机器人辅助手术在操作精细程度上的进步,可以预见其在加速康复及日间手术中的广阔应用前景。但目前日间手术与机器人辅助手术的普及程度均有待提高,机器人辅助日间手术的临床实践仍处于起步阶段。现阶段日间手术及门诊手术进行机器人辅助手术实践的类型主要为泌尿外科相关手术。Dobbs R W 等的研究表明,在接受机器人辅助根治性前列腺切除术(robot-assisted radical prostatectomy, RARP)后,近 2/3 的患者在出院后出现焦虑不安的情绪,导致这一结果的主要原因包括术后疼痛、术后置管护理指导不足、留置尿管导致的不适及术后恶心、呕吐等。而后续的多中心研究认为,日间 RARP 是可行的,影响出院延迟的主要因素是是否进行淋巴结清扫。

二、机器人辅助日间手术在胸外科的初步探索

获益于微创外科技术及麻醉药的发展,20 世纪末已有在日间手术模式下行纵隔活检术的报道,自此开始了胸外科日间手术模式的发展。临床效果和卫生经济学评价分析结果表明,在门诊开展的纵隔镜检查、肺活检和双侧交感神经切除术等是安全可行的,同时可以极大地降低患者的诊疗费用,具有明显的经济学效应。近年来,国内外也逐渐开始进行日间手术模式下 VATS 治疗肺结节或早期肺癌的探索,但应用达芬奇手术机器人的胸外科日间手术鲜有报道。中南大学湘雅医院在全球范围内率先实施了机器人辅助下肺癌根治术日间手术模式的探索。至今,我中心已完成机器人辅助胸外科日间手术 150 台,手术方式涵盖肺叶切除术、肺段切除术及纵隔肿瘤切除术等多种术式,日间出院率超 95%,手术效果获得了广大患者的一致好评。

(张春芳　田　辉　李曦哲)

参考文献

［1］江志伟,黎介寿,汪志明,等.胃癌患者应用加速康复外科治疗的安全性及有效性研究［J］.中华外科杂志, 2007,45（19）:1314-1317.

［2］李曦哲,高阳,程远大,等.机器人胸外科日间手术的现状与展望［J］.机器人外科手术学杂志(中英文), 2022,3（2）:79-84.

［3］中华医学会外科学分会,中华医学会麻醉学分会.加速康复外科中国专家共识暨路径管理指南（2018）［J］. 中华麻醉学杂志,2018,38（1）:8-13.

［4］车国卫,吴齐飞,邱源,等.多学科围手术期气道管理中国专家共识（2018版）［J］.中国胸心血管外科临床 杂志,2018,25（07）:545-549.

［5］赖玉田,苏建华,杨梅,等.术前短期综合肺康复训练对肺癌合并轻中度慢性阻塞性肺病患者的影响:一项前 瞻性随机对照试验［J］.中国肺癌杂志,2016,19（11）:746-753.

［6］TOVAR E A,ROETHE R A,WEISSIG M D,et al. One-day admission for lung lobectomy:an incidental result of a clinical pathway［J］. Ann Thorac Surg,1998,65（3）:803-806.

［7］易俊,董国华,许飚,等.达芬奇-S外科手术辅助系统在普胸外科的应用［J］.医学研究生学报,2011,24（7）: 696-699.

［8］BROOKS P. Robotic-assisted thoracic surgery for early-stage lung cancer:a review［J］. AORN J,2015,102（1）: 40-49.

［9］PARK B J,MELFI F,MUSSI A,et al. Robotic lobectomy for non-small cell lung cancer（NSCLC）:long-term oncologic results［J］. J Thorac Cardiovasc Surg,2012,143（2）:383-389.

［10］HORGAN S,BERGER R A,ELLI E F,et al. Robotic-assisted minimally invasive transhiatal esophagectomy［J］. Am Surg,2003,69（7）:624-626.

［11］KERNSTINE K H,DEARMOND D T,KARIMI M,et al. The robotic,2-stage,3-field esophagolymphadenectomy ［J］. J Thorac Cardiovasc Surg,2004,127（6）:1847-1849.

［12］ISHIKAWA N,KAWAGUCHI M,INAKI N,et al. Robot-assisted thoracoscopic hybrid esophagectomy in the semi-prone position under pneumothorax［J］. Artif Organs,2013,37（6）:576-580.

［13］DUNN D H,JOHNSON E M,MORPHEW J A,et al. Robot-assisted transhiatal esophagectomy:a 3-year single-center experience［J］. Dis Esophagus,2013,26（2）:159-166.

［14］SETO Y,MORI K,YAMAGATA Y.［I. Esophagus 2. Thoracoscopic oesophagectomy and robot-assisted surgery of esophageal cancer］［J］. Gan To Kagaku Ryoho,2012,39（9）:1341-1344.

［15］PARK S Y,KIM D J,YU W S,et al. Robot-assisted thoracoscopic esophagectomy with extensive mediastinal lymphadenectomy:experience with 114 consecutive patients with intrathoracic esophageal cancer［J］. Dis Esophagus,2016,29（4）:326-332.

［16］YOSHINO I,HASHIZUME M,SHIMADA M,et al. Thoracoscopic thymomectomy with the da Vinci computer-enhanced surgical system［J］. J Thorac Cardiovasc Surg,2001,122（4）:783-785.

［17］黄佳,罗清泉,赵晓菁,等.胸腺瘤切除术中机器人辅助胸腔镜技术的应用［J］.肿瘤,2009,29（8）:796-798.

［18］丁仁泉,童向东,许世广,等. 达芬奇机器人手术系统与电视胸腔镜在胸内纵隔疾病手术治疗中的对比研究［J］. 中国肺癌杂志,2014,17（7）:557-562.

［19］KAJIWARA N,KAKIHANA M,KAWATE N,et al. Appropriate set-up of the da Vinci Surgical System in relation to the location of anterior and middle mediastinal tumors［J］. Interact Cardiovasc Thorac Surg,2011,12（2）:112-116.

［20］TOLBOOM R C,BROEDERS I A,DRAAISMA W A. Robot-assisted laparoscopic hiatal hernia and antireflux surgery［J］. J Surg Oncol,2015,112（3）:266-270.

［21］DOBBS R W,NGUYEN T T,SHAHAIT M,et al. Outpatient robot-assisted radical prostatectomy:are patients ready for same-day discharge?［J］. J Endourol,2020,34（4）:450-455.

［22］VALLIÈRES E,PAGÉ A,VERDANT A. Ambulatory mediastinoscopy and anterior mediastinotomy［J］. Ann Thorac Surg,1991,52（5）:1122-1126.

［23］周燕武,李曦哲,程远大,等. 机器人胸外科日间手术体系构建［J］. 机器人外科手术学杂志（中英文）,2022,3（2）:85-92.

［24］KENDALL F,OLIVEIRA J,PELETEIRO B,et al. Inspiratory muscle training is effective to reduce postoperative pulmonary complications and length of hospital stay:a systematic review and meta-analysis［J］. Disabil Rehabil,2018,40（8）:864-882.

［25］国家老年疾病临床医学研究中心（湘雅）. 日间手术病历书写规范专家共识（2019 年）［J］. 中国普通外科杂志,2019,28（10）:1171-1176.

第二章

机器人辅助胸外科日间手术的体系管理

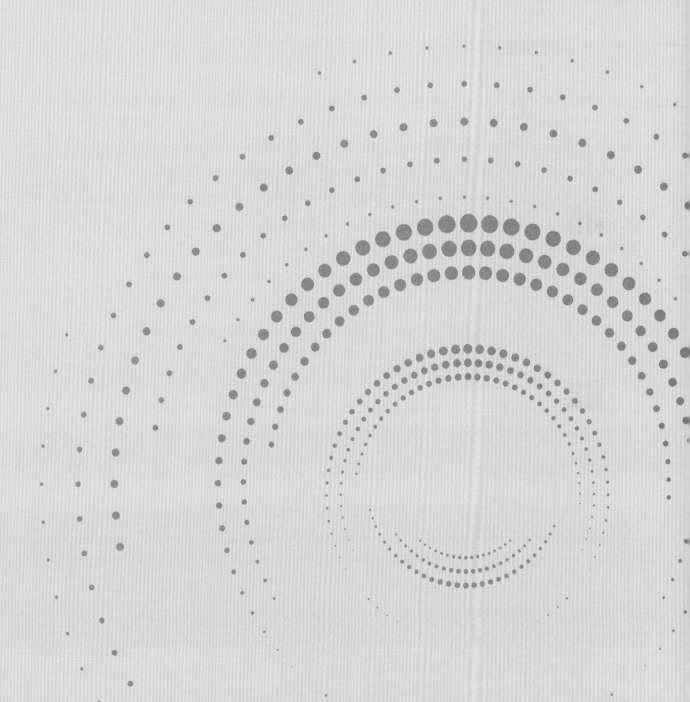

第一节

机器人辅助胸外科日间手术体系建设

一、硬件设施

日间手术单元需要一定程度的软件(医师、护士等人力资源)和硬件(场地、手术设备等),其配置要求主要取决于临床运行需求。以下列出的标准,包括功能性的标准,必须考虑到每个单位的个体情况,日间手术单元职能结构的确定应适合于每个单位的组织和管理结构,特别是适合于在护理和管理过程中的组织和人力资源管理,也要适合于物理设施等结构性条件因素。

具体到机器人辅助胸外科日间手术,由于患者均需要全身麻醉处理,意味着术后必须观察一段时间,且相比体表脂肪瘤切除、准分子激光手术等日间手术而言,其围手术期并发症发生率相对较高,因此一个机器人辅助胸外科日间手术单元的设计类似于缩小版的胸外科病房,它承担的职能和活动按其顺序安排:入口、接待和入院、术前护理、手术、麻醉后复苏、出院前恢复。

综上,机器人辅助胸外科日间手术单元有三个主要的临床功能单位或区域:①临床和行政区域,包括专用的日间手术单元咨询/检查室、行政区域及提供给患者及其家属等候和休息的区域;②手术治疗功能区,包括手术及麻醉准备区域和常规手术区域(手术室及麻醉后监护);③手术后日间病房,用于患者出院前恢复的区域。

设计中的所有区域应充分考虑到患者的特点。下面将介绍一个基于理想的机器人辅助日间手术患者设置的功能结构单元。

(一)临床和行政区域

1. 入口 入口的设计必须使日间手术单元容易到达,日间手术单元入口处应有明确的标识。对于拥有独栋建筑的日间手术病房,最好有一个单独的停车区域,使家属可以方便地驾驶自己的车辆前往或离开日间手术单元。如果场地与医院其他部门分享,日间手术单元应尽可能设在接近入口处,并应该有清楚的标识,并设有残疾人通道。建议患者和工作人员的进出通道分开设计,必须设计一个单独供物资和设备(被服、医药产品、废弃物等)运输的出入口。但是,在现实情况中,单独为机器人辅助胸外科日间手术单元设置入口是不现实的,它应该是属于日间手术单元的一部分,与其他日间手术患者共享相同的入口。

2. 接待和入院 所有类型的日间手术单元,必须有一个专门接待和办理入院的区域。这个区域要根据日间手术的容量来确定其大小,使工作人员在为患者办理入院的过程中能照顾患者及其家属/监护人(设计中需要考虑一定程度的隐私)、记录患者的病史、安排预约、取消预约、与患者沟通等。工作台应当有必要的设备,以使其能够有效运作(包括计算机、电话和传真机等)。还要有用于存储文件的空间用于放置各种协议书、资料及内容丰富的宣传册等。

3. 咨询/检查室和工作人员的区域　诊断、临床评估、选择患者、向患者提供信息及获得患者的知情同意，所有这些功能都将在咨询/检查室进行。咨询/检查室的数目取决于运行所需的容量和工作的时间。行政区域应该是与医疗区相对独立的区域，包括如工作人员的办公室和会议室，主要作为医疗和教学活动的演示室和医护人员的休息室。

4. 候诊室　这一区域可以和手术过程中家属的等候区共用。等候区应该是舒适的，而且必须有卫生间、电话和饮用水，最好安装有电视，可有助于患者及其家属/监护人放松，减轻他们的焦虑情绪。等候区的大小主要取决于设计的运行容量（主要是手术量和床位数）。在正常情况下，单元内至少应该按照患者数量的 1.5 倍来配置座椅数量。

5. 患者更衣室　更衣室一般设置在候诊室附近。鉴于机器人辅助胸外科日间手术都会在日间病房安排单独的病房，更衣和储物等均可在病房完成，因此不需要设置单独的患者更衣室。

（二）手术治疗功能区

1. 术前护理区　在该区域工作的日间手术单元的工作人员需要对患者进行患者身份确认，检查患者是否已经完成所有手术前的医嘱，以及进行麻醉评估。这一区域一般是手术室内的一个等候区域，与常规择期手术的手术室相对独立。术前护理区和术后恢复区可以共用一个护士站。这样做的好处是使得这两个区域可以共享工作人员和设备，并且防止患者分散。

（1）护理工作人员必须有良好的视角来控制这两个区域，但同时，必须完全确保每例患者的隐私，其他人无法随意看见患者所在的区域。

（2）设计上患者的流动必须是单向的，以防止秩序混乱。如果护士站是共享的，那么必须是开放的设计。术前护理区还可以包含所有支持设施（如药物、小手术设备、食品、洗衣房、清洁和污物室）。为减少患者与家属分离的时间，术前护理区应设计使家属能尽可能长时间地陪同患者，并应考虑到部分患者的特殊要求。

2. 麻醉前或术前区域　患者的麻醉管理将根据各区域不同的功能定位进行分区管理（术前、手术室等）。一般对所有日间手术室有一个总的麻醉前或手术前区域，可以与术前护理区共用区域，发挥一区两用的功能。

3. 手术区域　这是患者进行手术的区域，因此应该与常规手术室在设计、设备和支持上相同。从准备区域过来的通道应符合患者和工作人员转移和流动的所有上述条件。就设施而言，日间手术单元手术室必须遵守与传统的手术室同样的条件，必须配备同样的设备。而且由于手术室将用于机器人辅助手术，设计上应当有足够的空间容纳全套手术操作的设备（机器人辅助手术主机、操作套、套件及其配件等）。为了减少术后感染的发生，有条件的单位可以在日间手术室设置层流房间，清洁程度的设计考虑比普通择期手术高。

4. 麻醉后护理区域（麻醉恢复室）　患者将在这个区域接受监护，直到足够清醒且生命迹象表明其可以转移到日间病房继续观察和接受后续治疗。日间手术单元麻醉后护理区域与常规手术区域相同，其规模根据以下项目考虑确定。

（1）日间手术单元手术室开展的较高水平的手术操作。

（2）患者可能在该区域停留的平均时间。麻醉后护理区域必须有足够的空间,使工作人员能顺利进入患者头侧区域和床的两边(至少每边有 80cm 的距离),每个房间的使用面积最小为 $10m^2$,所有患者从护士站必须清晰可见。在大多数情况下,麻醉后护理区域都安排在紧邻手术室的地方,如果日间手术单元利用现有的手术区域,患者术后转运将无须建立新的转运通道,相关的硬件设施配置将大为简化。但是,转移到出院前恢复区域必须符合所有一般患者转移和流动的条件。

(三) 手术后日间病房

这一区域在日间手术中起着关键作用,必须引起足够的重视。设计的要求是舒适、安全、有家属或监护人的陪伴。出院前的观察和治疗都将在这个区域内完成,所有的安全情况由外科主治医师和麻醉医师进行评估,向患者提供所有必要的信息和指示,提供适当的恢复指导。如有必要,患者可以从这一区域转移到常规病房。

同入口的设计,患者出院回家时,应该很容易和迅速地到达车辆接送点。

二、人员配置

本节简单论述日间手术单元人力资源管理的内容:管理(注册、资格等)、培训和如何正确计算人员配置水平。

(一) 医务人员注册

所有日间手术单元和组织的核心是有有效注册的医务人员,其注册内容符合所要提供服务的内容和地点。日间手术单元应当建立详细的医务人员登记表,此登记表应包括下列资料:注册编号;姓名;资格;专业类别;专业;职务;与日间手术单元或组织的关系属性。此外,所有其他有用的数据应该仔细登记。只要有人员配置上的变化,医务人员的登记表就应当更新,登记表应至少每 3 年审查一次,核实所有工作人员符合从事职业所有必需的要求。

(二) 个人档案

所有日间手术单元和组织应当保存每个医务工作者的个人档案,包括离退休职工。档案内容涵盖所有的资格证书、专业培训、专业能力和工作经历的证明。需要采取必要手段保证所有个人资料的安全和保密,设置有关人员访问这些文件的权限。

(三) 医务人员的执业资格

所有人员应当在现有法律、法规的要求下,根据其不同的专业技术资格开展相应的执业活动。

日间手术单元一般需要以下类别的人员。

1. 日间手术单元负责人　一般由外科医师担任,总体负责以下工作内容。

（1）组织相关医护人员:和不同的专科达成共识和协议,合理使用所拥有的资源。

（2）组织管理日间手术单元的运作,使其适应现有的资源需求。

（3）控制日间手术的质量:日间手术单元负责人和当其不在时的负责人应该为全体员工所知晓,这点必须在相关规定中明确指出。

2. 手术医师　根据机器人辅助手术的准入制度,必须有机器人主刀资质的医师才能开展机器人辅助手术。而且鉴于日间手术的特殊性,既要求对于患者选择得当,也要求主刀医师是已经度过学习曲线的熟练医师。

3. 麻醉师　专门负责胸外科麻醉及麻醉后苏醒的熟练麻醉医师。

4. 护理工作人员　执业护士,包括手术室护士、麻醉后监护护士及负责术后恢复和提供咨询的专科护士。

5. 助理护士　在手术室、术后恢复和咨询区协助护士工作。

6. 医院工人　医院工勤人员。

7. 秘书　有相应资格的类似医院其他部门的行政工作人员(不是必需)。

（四）医疗主管

在日间手术单元向公众开放的所有时间,医疗主管或担当该角色的其他医务人员必须始终在场或者能随叫随到。

（五）工作人员的识别

所有日间手术单元应确保患者及其家属可以正确识别工作人员,可以区分不同的专业类别,以使他们能够知道谁对他们负责及谁能提供哪类服务。医务人员应根据他们的专业类别以身穿制服来区别,并通过标明有姓名和类别的个人识别码的标牌来确定。

（六）继续教育培训

日间手术单元应当采取必要的措施,使其医疗工作人员接受相关类别的继续教育培训,以及进行研究和教学活动。应当根据各自的职能,在安全和质量方面的问题上提供培训方案,使工作人员能了解最新进展。

（七）人员配置水平计算标准

工作人员人数将因提供的服务和每个日间手术单元组织和管理标准的不同而有所不同。因此,以下说明的计算标准,只是根据一个独立的在医院内运作的日间手术单元的示例。

1. 每个手术小组应至少有 2 名医师、1 名麻醉师和 2 名护士(1 名作为器械护士,其他作为巡回护士。每 2 台手术最少有 3 名护士和 1 名助理护士协助)。

2. 麻醉后监护区域(在某些情况下还包括术前区域)　建议每 3 例患者配有 1 名护士,每 4 例患者配有 1 名助理护士。麻醉后监护方面平均估计的停留时间是 1 小时。

3. 手术后日间病房(出院前恢复区域)　建议每 8 例患者配有 1 名护士,每 12 例患者配有 1 名助理护士。患者通常于术后次日上午出院,特殊情况可以放宽到 48 小时。

4. 非医疗的辅助人员　在机器人辅助胸外科日间手术体系中,一般 1 名全职秘书是足够的。医院工勤人员种类繁多,基本工作内容包括清洁、转运、运送标本,其人数可根据实际需要配置。

三、就诊流程

(一)入院前准备

入院前准备在整个日间手术的管理与运营中是极为重要的一环,关系到评价日间手术效率的诸多指标(如手术安全与质量、床位周转率、患者满意度等),这些指标将直接影响日间手术能否顺利开展。入院前准备应由专业的机器人辅助胸外科日间手术治疗团队负责,主要由开展手术的胸外科医师、麻醉医师、胸外科专科护士和医疗助理相互协调配合工作。在日间手术工作流程中应减少患者等待的时间,优化患者就医体验,充分体现日间手术"快速、高效、经济"的模式特点。为了将入院前准备工作更好地落实和普及,提升日间手术运转效率,切实为患者提供便捷、安全、优质的医疗服务,应当从以下几个方面分阶段、分步骤地落实日间手术患者的入院前准备工作,下面以机器人辅助胸外科日间手术(robot-assisted thoracic day surgery,RTDS)为例进行阐述。

1. 机器人辅助胸外科日间手术准入标准　中南大学湘雅医院胸外科通过丰富的临床实践,结合医院规定、医疗卫生制度规范,逐步建立和完善了日间手术的 3 个准入标准。

(1)医师准入标准:由于机器人辅助胸外科日间手术的特点,主刀医师必须由专业技术成熟、沟通能力强的胸外科专科医师担任。该医师应具备相应级别手术操作的资质,相关手术操作技能熟练,已完成一定数量的手术病例,并具备机器人辅助手术主刀资格证书。同时要求该医师熟悉日间手术的各个流程、日间病房及手术间的分配规则、日间手术所需的仪器设备特别是机器人辅助手术器械等。

(2)病种准入标准:中南大学湘雅医院胸外科根据本科室的实际情况,原则上胸外科各种微创术式都可由机器人辅助完成,但是考虑到日间手术时效性的特点,总体上,中南大学湘雅医院机器人辅助胸外科日间手术病种准入遵循以下原则。

1)临床诊断明确。

2)本科室目前已成熟开展的术式。

3)原则上手术预计 1 小时内完成,最长不超过 2 小时。

4)围手术期出血风险小,不需要输血治疗。

5)气道管理风险小。

6)术后疼痛可用口服药缓解。

7)能快速恢复饮食。

8）不需要特殊术后护理。

9）24 小时内能够达到出院标准。具体而言主要是：小的纵隔胸壁肿瘤切除术，适宜行肺部分切除术、中叶切除术及背段等优势肺段切除术的患者。

（3）患者准入标准：确定日间手术的患者是整个医疗过程中最为重要的环节之一，这一准入标准在很大程度上决定了治疗的成败。机器人辅助胸外科日间手术的患者一般要求身体状况好、没有合并症，或者有病情稳定的慢性疾病。我们从患者的生理标准、心理及家庭状况标准及禁忌证三个方面充分评估患者是否达到准入标准。

1）患者的生理标准：适合日间手术及麻醉的患者一般应符合下列条件。①美国麻醉医师协会（American Society of Anesthesiologists，ASA）Ⅰ级/Ⅱ级的患者；ASA Ⅲ级的患者如果所合并的疾病稳定，且经过严格的术前评估及充分的术前准备，亦可接受日间手术。目前不主张对全身状况尚不稳定的患者安排日间手术。②一般建议选择 65 岁以下的患者。但年龄本身不作为日间手术的独立禁忌因素，高龄患者应结合手术类型、全身情况、合并症严重程度和控制情况、可选的麻醉方式来综合判断，以决定是否适合日间手术。高龄患者，或者一些合并有多系统疾病的高危患者，原则上不适合进行日间手术。③预计患者围手术期生理功能变化小或者可控。④预计患者术后中重度并发症发生率低，如呼吸道梗阻、剧烈咳嗽及严重恶心、呕吐等影响患者出院的情况。

2）患者的心理及家庭状况标准：除生理标准外，患者的精神状态、文化程度、认知和接受新知识的能力也是能否纳入日间手术的重要考量标准。患者家庭状况的考量是为了确保全身麻醉患者出院后的安全，患者及其家属都应对手术流程和术后护理工作有充分了解，家属能够承担起进一步照顾患者的责任。

3）禁忌证：日间手术也存在禁忌证，下列情况不建议行日间手术。①全身情况不稳定的ASAⅢ~Ⅳ级、术后需较长时间监护和治疗的患者。②高龄患者，以及患有不稳定的呼吸系统疾病或心血管系统疾病的患者。③估计术中失血风险较大和手术创伤较大的患者。④近期出现急性上呼吸道感染未愈、有哮喘发作的患者。⑤困难气道。⑥估计术后呼吸功能恢复时间长的患者。⑦吸毒、药物滥用者。⑧有心理障碍、精神疾病及不配合的患者。

2. 术前准备

（1）术前评估：机器人辅助胸外科日间手术的术前评估是保障手术治疗成功的关键，全部在门诊完成。由具备日间手术准入资格的胸外科专科医师负责接诊患者。门诊专科医师对患者进行初诊、完善检查、明确是否符合日间手术标准后，与患者充分沟通，然后制订明确的手术方案。如果患者还需其他学科会诊，则由接诊医师指导患者到相关学科完成会诊。确定患者纳入机器人辅助胸外科日间手术计划的胸外科专科医疗团队应全程负责该患者的后续所有治疗和随访工作，门诊确定手术方案的医师应为该手术的主刀医师或手术负责医师。术前准备要求门诊专科医师按照日间手术中心的规定，对纳入治疗的患者进行各项术前常规检查，询问有无服用手术禁忌药物，指导患者手术前正确服用药物。对患有高血压、糖尿病等慢性疾病的患者仍可照常服药；若患者日常使用抗凝药物，应遵医嘱停用或进行桥接治疗，确保患者在手术当日符合日间手术的要求，使手术顺利进行。术前准备应当完备且规范，需制定详尽的术前检查规范，便于各门诊医师规范化操作，从而能在繁忙的门诊工作中快捷、完善地管理好每例日间手术患者,并确保患者所有的术前检查都能在门诊完成。根据日间病房"快速周转"的特点,胸外科专科医师在患者完善检查后,应在门诊制订明确的手术方案,以避免患者入院后等待。门诊专科医师根据患者的基本情况、既往病史、体格检查、辅助检查和家庭情况初步评估患者是否适合行日间手术,对确定能够收治的患者,门诊医师开具手术住院通知单,注明"收入日间手术中心",交由医疗助理协助完成后续流程。

(2)宣教:门诊医师在确定手术方案后,应对患者及其家属进行日间手术的初步宣教。日间手术患者的术前检查和术前准备提前至入院前,术后基本看护移至出院后,这对患者和陪护家属提出了较高的要求。让患者及其家属适当了解日间手术中的加速康复理念,有助于其接受日间手术,帮助患者尽快康复。健康宣教主要是向患者及其家属简要介绍日间手术,根据患者的文化水平和理解能力,为其讲解与手术相关的知识,包括手术方式、手术过程、手术时长、相关风险和注意事项等;还应介绍日间手术相对于住院手术更为快速便捷、经济成本低的医疗优势和一站式的优质服务,消除患者对于日间手术的担忧,指导患者接受日间手术治疗。

(3)麻醉评估:麻醉评估是整个术前评估的重要组成部分,拟行全身麻醉的日间手术均应由熟悉日间手术的麻醉医师进行术前麻醉评估,必要时现场联合胸外科医师会诊评估。麻醉医师与手术医师应充分知晓患者身体的综合状况,并对术中可能出现的突发情况有所准备。如果患者存在其他合并疾病(如心脏病、高血压、脑血管病、糖尿病等)或特殊身体情况,则应及时邀请相关专科医师会诊,进一步完善相关检查,制订并优化术前治疗方案,确保手术顺利开展。

3. 入院前信息登记与核对　入院前信息登记与核对的主要工作内容有:专科医师完成评估并制订手术方案后,向日间手术中心提交住院及手术申请;各类医疗信息核对;日间手术中心再次审核确认;为患者安排手术日程。由于入院前信息登记域核对涉及内容较多,且包含更多的是程序性审核,耗时、耗力,而日间手术又有"住院时间短、周转速度快、日患者流量大"等特点,因此必须在患者入院前做好一切准备工作。

具体流程:患者在门诊完成所有检查项目后,携带日间手术住院通知单、检查结果及其他病历资料至日间手术服务中心,由医疗助理确认患者的检查结果是否齐全、是否符合手术要求。根据病历系统上所登记的手术、麻醉信息与住院通知单,医疗助理再次核对患者的手术方式及麻醉方式。当患者不符合手术要求时,如检查不合格、存在其他合并症等,医疗助理应及时解释并引导患者返回门诊专科医师处再次进行评估。在确认患者手术信息无误及相关检查符合手术要求后,医疗助理在病历系统上填写手术申请表,正式向日间手术中心提出手术申请,及时与日间病房联系床位,现场确定患者的入院手术日期。确认入院手术日期后,医疗助理立即帮助患者及其家属完成入院预约等相关手续,安排患者或家属签署手术知情同意书等医疗文书。在医疗助理的所有工作中,不建议对患者进行任何诊断、治疗、操作或手术建议。

(二)住院期间管理流程

1. 预入院(术前工作日)管理

(1)相关人员(治疗组医师、日间病房和手术室护士、医疗助理)预先在系统内调阅患者资料,熟悉次日入院患者的基本资料,如诊断、既往史、过敏史、麻醉医嘱(注意事项及检验、影像学资料等),为次日工作预先做好准备。机器人辅助手术手术室护士预先了解患者情况后准备手术设备、器械,并进行工作人员调配等。

(2)用电话、短信、公众号等多种方式通知患者,根据患者的自身状况、手术时间段先后、日间病房床位、手术设备、器械调配及主刀医师、麻醉医师的时间安排等情况综合考量,按需通知患者禁食、禁饮时间。在保障手术麻醉安全的前提下尽量使患者禁食、禁饮的时间最短,缓解患者由于禁食、禁饮带来的生理不适及不安情绪。

(3)在患者入院后至手术前的等待过程中,护士可通过视频、纸版宣教单、口头宣教等多种方式做好入院须知介绍,宣教方式可根据患者不同的文化背景及需求进行选择,在沟通中进一步了解患者的社会支持系统情况(如认知能力、依从性、家庭支持度等),为后续工作打好基础。

(4)通过多种举措,综合保障医疗安全。

1)根据患者的不同生理、心理、社会支持等情况合理安排入住的床位,集中安排便于观察病情变化。

2)对患者姓名读音相近、字形相近等容易形成安全隐患的,尽量将患者安排在不同的楼层或同一楼层病房相隔较远的床位,同时医护之间做详尽的交班并随时相互提醒,力求做好细致的保障工作。

3)同侧手术尽量安排在同一时间段完成,既便于手术安全核对,减少安全隐患,又避免手术设备、器械频繁搬动,节约时间及人力资源。

4)根据手术设备、器械配置情况,统筹调配及洗消,最大化利用设备、器械及人力资源,合理安排手术顺序。

2. 住院(入院日、手术日)管理

(1)患者办理好入院手续后,由护士接待患者,同时通知病房内主管收治新患者的医师,护士收集患者的基本信息并及时录入系统。

(2)带领患者及其家属熟悉病区环境,如级别护理、逃生通道、入院宣教及疾病相关术前、术中、术后康复宣教等,特别着重介绍加速康复外科(enhanced recovery after surgery,ERAS)理念在本科室的实施情况。

(3)全面评估患者的全身情况,如自理能力、跌倒、皮肤、导管、营养、疼痛、深静脉血栓、心理等方面,将评估情况及时反馈给医师并根据医嘱落实各项护理措施。

(4)根据护士反馈评估情况,必要时医师至床边进一步采集患者信息后完善病史资料(末次门诊至入院时间段内)。

(5)根据医嘱执行术前准备,包括备皮、术中用物、影像学资料、术前补液等。

(6)按手术计划规范转运、交接手术患者,确保患者安全。患者的各类治疗、转运等,应全程闭环,使用个人数字助理(personal digital assistant,PDA)扫描腕带进行双向核对。

(7)手术开始前,医师、护士、麻醉医师三方共同认真执行手术安全核查、手术风险评估制度,并认真填写表单。配合手术医师规范、精准、高效地完成机器人辅助日间手术。技术与人文护理始终贯穿整个诊疗过程。

（8）手术顺利且无特殊及意外情况,返回日间病房后按临床路径执行医嘱。

（9）术中如遇特殊及意外情况,及时与日间病房护士沟通,返回日间病房时对术中情况详细进行床边交接班。

（10）对于术后观察到有异常情况的患者,"零时差"整理病情及实时监测进展情况,及时与治疗组医师汇报沟通,根据病情发展情况,必要时转至有更先进、齐全的设备及更多医护资源配备的相应病区,保障医疗安全。

（11）认真、仔细、及时观察患者术后全身情况并耐心倾听患者主诉,如有留置各类导管及引流管,则着重强调留置导管时活动的注意事项,减轻患者因留置导管而不敢下床活动的顾虑。充分重视疼痛评估,及时干预,必要时提前预见性使用镇痛药,确保患者在整个围手术期始终感觉无痛或仅有能够接受的微痛。

（12）再次评估患者及其家属的依从性及接受、认知能力等,确定居家延续护理的最佳接受者,并落实专科疾病相关宣教。

（13）在观察患者神志清醒、生命体征平稳后,即鼓励患者早期进水、进食,协助并指导患者早期下床活动。

3. 出院前管理 由于手术过程可能存在不确定性,因此,对于术后患者进行出院前评估也是保障日间手术顺利开展的重要方面。日间病房的管理采用主治医师带组的模式,在出院前需要进行查房,确保患者安全。与普通择期手术不同的是,机器人辅助日间手术术后患者的查房需要在术后 24 小时内完成。

（1）床位住院医师查房:需要对所管日间手术术后患者进行查房。查房时应针对所行术式详细询问患者术后的恢复情况,核对生命体征,检查引流情况,做好体格检查,并认真查阅患者的各种化验检查报告单,分析检查结果。主动征求患者对医疗等方面的意见,为患者或家属解答病情。对于部分术中发生手术方式变更或存在不确定性因素的患者,应着重关注。做好病历记录工作。

（2）带组主治医师查房:要求在出院前对日间手术术后患者进行系统查房。听取住院医师和护士的意见,倾听患者的陈述,了解患者病情变化,征求患者对医疗、护理等方面的意见。对于发生术后并发症或因特殊情况无法出院的患者,向主诊医师进行汇报。对于需要延长住院时间或转病区的患者,及时与普通病房进行沟通,协调安排。

(三) 出院后管理流程

由于日间手术患者周转快,尽管出院时医护人员对患者病情进行了评估,并在确保其出院安全的情况下,多数患者在手术后 24 小时内均顺利出院,但仍有部分患者术后可能存在围手术期或远期并发症,影响患者术后的生活质量,需及时进行医疗干预。因此,加强患者安全保障,建立有效的术后随访体系,密切关注日间手术患者出院后的病情转归显得尤为重要。

1. 出院随访管理 充分利用信息化平台,将快速康复、延续护理的理念融入术后随访中,建立一系列完善的术后随访体系。

（1）日间手术术后随访的目的

1）满足患者的医疗需求：对于患者可能存在的围手术期并发症，需要进行延续的观察，如导管情况、引流液颜色和量有无异常、术后有无疼痛等。对出现不良事件的患者进行医疗干预，甚至重新收治入院，以便及时处理。此外，对于出院后最终的病理结果也会第一时间告知主刀医师、患者/家属。

2）提供延续护理、健康咨询服务：向患者及其家属宣教有利于健康的行为和生活方式，增强出院患者自我护理的保健能力。

3）满足患者的心理需求：由于知识结构存在差异，有些患者在出院后对日间手术的治疗方法会存在疑惑，对临时出现的情况不认识、不了解，有效的医患随访和沟通能使患者消除恐惧，更好地进行自我康复。

（2）日间手术术后患者的随访档案：为了更好地对日间手术出院患者进行出院随访，保证随访信息的规范性、时效性和全面性，需要建立完善的出院随访档案及随访登记本。

1）随访人员和时段：随访人员需要有相关专业知识背景。中南大学湘雅医院已经设立并完善了全病程管理体系以满足手术后患者复查随访的需求，其由专科医师、专科护士、随访医疗助理及医院工勤人员组成。随访医疗助理协助专科医师利用患者及其家属相对空闲的时段进行随访，可以降低失访率，同时为临床医师提供了宝贵的临床信息和数据。

2）随访方式：①电话随访，电话随访是最基本，也是最便利的随访手段。病案系统中应该详细记录手术患者的电话联系方式，最好同时登记主要家属的联系方式以作备用，争取所有患者都能接受电话随访。随访人员在日间手术患者出院后的不同时间段，通过患者的电话号码联系患者，了解其出院后的情况。②网络随访，随着互联网技术的广泛普及，移动医疗客户端网络平台成为医师与患者交互的有效手段。通过网络平台，患者能直接与主管医师及随访助理交流，成为更加有效的随访方式。③门诊随访：对于需要进行延续治疗的患者，门诊随访是最有效的随访方式。随访时可以进行检查、检验，并制订下一步治疗方案。部分机器人辅助日间手术术后存在近期或远期并发症的患者，也需要通过门诊随访进行医疗干预。

2. 术后急诊绿色通道 随着机器人辅助日间手术的大量开展，部分患者出院后仍存在各种不适甚至出现并发症的可能。因此，建立有效的急诊绿色通道，让患者得到及时救治，成为日间手术顺利开展的重要保障。建立有效的急诊绿色通道主要通过以下几个方面。

（1）急诊现场的快速反应：不同于大多数医疗机构，应当建立独立于日常诊疗的独立急诊，并派驻专科医师 24 小时排班。因此，对于出现病情危重症的患者，值班医师可以直接联系手术主诊医师，第一时间掌握患者的信息、病情变化，完成即刻快速接诊、快速评估、快速开具检查或做出相应处理。

（2）人员配置：科室配备各级医师组成日间术后应急绿色通道团队。建立急诊一线班、总住院医师、二线主治班、主任咨询班等一系列责任制度。对于救治存在难度的患者进行逐级上报，给出综合性最佳治疗方案。

（3）硬件保障：包括日间手术室在内的医院各级手术室都可即刻联系，对急诊患者进行相应处理。患者可能会被安排到普通病房甚至监护病房。

（陈　椿　郭海周　张　恒）

第二节

机器人辅助胸外科日间手术的适用范围

一、适宜开展机器人辅助胸外科日间手术的手术类型

胸外科手术一般创伤较大,且手术范围通常涉及心、肺等重要循环器官,因此手术操作较复杂、手术时间较长。在机器人辅助手术技术普及之前,这些因素长期限制着日间手术在胸外科的应用推广。机器人辅助胸外科手术技术成熟后,多种胸部手术的手术时间大幅缩短,这给了更多术式进行日间手术探索的机会。

普遍认为,规划手术时间不超过 2 小时的胸外科手术有潜力进行机器人辅助日间手术实践。术式的开展应由简入繁,从手术时间短、创伤小、恢复快的二、三级手术,如肺大疱切除术及肺部分切除术等入手。在建立了相对完善的日间手术诊疗流程后,也可开展主刀医师掌握熟练的部分四级手术。根据已有经验,目前认为可以进行机器人辅助胸外科日间手术(robot-assisted thoracic day surgery,RTDS)探索实践的三~四级胸外科手术有:①机器人辅助纵隔肿瘤切除术;②机器人辅助肺段切除术;③机器人辅助肺叶切除术。

应选择位于优势肺段的肺小结节患者进行机器人辅助日间手术,如 RS1、RS2、RS6、LS1+2、LS1+2+3、LS4+5 和 LS6。目前认为,系统性淋巴结清扫会导致术后胸腔引流量大幅度增大,不利于在 RTDS 术后实现尽早拔除胸腔引流管,因此笔者团队认为目前的 RTDS 以术前拟定不需要进行系统性淋巴结清扫,或只需进行淋巴结采样的患者为主。针对肺部肿瘤患者,目前认为影像学诊断肺部肿块<3cm 者比较适合行 RTDS,更大的肿瘤可能产生更大的浸润范围,并提高淋巴结累及风险。同时,应结合术前影像学仔细评估肺门、淋巴结及肿块的关系,以预估手术难度。预计术中出血量在 200ml 以内、手术方式明确、手术方案变更可能性小的患者更适合进行 RTDS。

二、患者选择

患者的一般全身状况将对术后的快速康复产生决定性影响,因此选择一般状况良好的患者进行 RTDS 实践有助于快速度过学习曲线。根据美国麻醉师协会(ASA)分类将患者病情分为五级(表 2-2-1),Ⅰ级和Ⅱ级患者可被纳入日间手术范围,一些Ⅲ级病例可在个体化评估手术的利益与风险后考虑纳入日间手术。从绝对的标准来看,年龄因素不应该成为患者的排除标准,但由于存在手术康复困难及术后并发症较多的问题,患者年龄应控制在16~60周岁;有持续吸烟史的患者,应戒烟至少 2~4 周;有胸膜疾病史及慢性阻塞性肺疾病病史者将显著增大术中操作难度,并可能严重减慢患者的术后恢复,因此不建议这些患者施行 RTDS。对于合并严重全身性疾病的患者,

其在 RTDS 出院后仍持续存在疾病波动的风险,因此在开展 RTDS 的初期,应尽量避免选择。应建立类多学科会诊(multi-disciplinary team,MDT)的院内沟通机制,与各专科医师详细评估患者行 RTDS 的风险。需要谨慎考虑的合并症如下。

1. 高血压　规律服药并严格监测,如患者年龄≥60 岁,血压应控制在<150/90mmHg;如患者年龄<60 岁,血压应控制在<140/90mmHg;糖尿病或慢性肾脏病患者,血压应控制在<140/90mmHg。

2. 糖尿病　餐后血糖控制在 10.0mmol/L 以下。

3. 心脑血管疾病　近期无心绞痛发作;心肌梗死患者至少在发病 6 个月以后才可行择期手术;近期有脑卒中病史的患者择期手术应至少推迟 2~6 周;近期有心律失常发作的患者应由心内科医师详细评估手术风险。

4. 肝肾功能异常　有严重肝肾疾病的患者,由相应专科医师和手术医师共同商讨决定是否适合行日间手术。

5. 凝血功能异常　须请血液科医师与麻醉医师、手术医师共同评估手术风险,确定术前处理方案;对于正在使用抗血小板药物或抗凝药物的患者,需针对原发病请相应科室会诊,共同探讨是否能进行日间手术、术前停药时机、术中处理及术后用药方案等。

6. 下肢静脉血栓等　RTDS 患者预期手术次日出院,因此对于术前检查中发现存在下肢深静脉血栓等可能导致延迟出院疾病的患者,可能不适宜纳入拟行 RTDS 人群。

表 2-2-1　美国麻醉师协会(ASA)分类将患者病情分为五级

分级	标准	手术耐力
Ⅰ级	患者心、肺、肾、脑等重要器官及内分泌系统无器质性病变	能耐受麻醉和手术
Ⅱ级	有轻度系统性疾病,但处于功能代偿阶段	对一般的手术和麻醉能耐受
Ⅲ级	有明显系统性疾病,功能处于失代偿阶段	对麻醉和手术有顾虑
Ⅳ级	有严重系统性疾病,功能处于失代偿阶段	施行麻醉和手术有危险
Ⅴ级	无论手术与否,均难以挽救患者的生命	麻醉和手术异常危险

除了患者的胸部疾病与全身状况,心理情况与居家陪护情况同样是 RTDS 纳入的重要参考指标。由于 RTDS 患者常规术后第 2 天出院,因此有些患者会对过早出院的安全性产生疑虑。过于焦虑的患者不仅可能影响术后恢复,更会增大医患沟通风险,应避免进行 RTDS。而患者术后 1~2 周内需要家属 24 小时陪护,时刻观察患者病情变化,无法得到完善家庭护理的患者也应排除在 RTDS 患者之外。

(胡卫东　矫文捷　周卧龙)

第三节

机器人辅助胸外科日间手术围手术期管理及快速康复要点

一、入院前及入院检查要点

（一）常规检查

机器人辅助胸外科日间手术的入院前及入院检查主要根据常规机器人辅助胸外科手术的术前检查决定，其中包括外科手术的常规检查和胸外科手术的特殊检查。常规检查有血液学检查、心电图检查、胸部X线片。血液学检查又包括血常规、血生化、电解质、凝血常规及输血前四项等与手术有密切关联的检查项目。但是这些常规检查项目容易出现异常检查结果，从而导致手术时间的拖延甚至可能取消手术，因此完整的术前评估需要多学科协作，由不同的专科医师对患者的身体状况进行评估，进而评估其手术风险。同时，这些常规检查也会相应增加医疗费用，因此需要医师与患者及家属充分沟通，说明检查的必要性。

术前的实验室检查是保证手术顺利进行的重要医疗安全措施之一。例如，凝血常规及输血前四项是评估及预防术中出血风险的重要实验室检查项目。根据相关标准，手术前的活化部分凝血活酶时间（activated partial thromboplastin time，APTT）、凝血酶原时间（prothrombin time，PT）和血小板计数作为出血倾向的诊断指标，手术前止血功能的评估主要根据病史、体格检查和实验室检查结果来判断患者有无出血危险，而实验室检查对于评估手术前出血倾向具有重要作用。对于术前常规检查发现血小板、凝血四项、D-二聚体存在异常的患者需要重点评估其手术风险，可考虑延期手术。因此，通过术前常规检查，可以获得患者相应的临床信息，并据此筛选出适合做机器人辅助胸外科日间手术的患者，排除不适合手术的患者，从而避免取消或延迟手术，避免耽误患者病情，减少对患者治疗造成的不利影响。又例如在输血四项检查中，包括了乙肝五项、丙肝抗体、梅毒抗体及人类免疫缺陷病毒（human immunodeficiency virus，HIV）抗体。通过对这些项目的检查，能够及早发现患者的疾病，医务人员也能够及早得到提示并在诊疗过程中有针对性地进行严格消毒隔离措施，避免自身感染或交叉感染。同时对这些项目的检查还能为可能发生的医疗纠纷提供客观依据。

对于术前常规检查结果出现异常的患者，需要考虑取消或延迟手术，包括以下情况。

1. 血常规 对于血常规检查出现血红蛋白<70g/L；白细胞>10×10^9/L，且伴有发热、寒战等明显的感染症状；血小板计数<50×10^9/L，且既往有自发性出血病史的患者，一般应禁止手术。当患者血小板计数<20×10^9/L 时，需要预防性输入血小板，使血小板计数达到 50×10^9/L 以上，尽可能避免手术过程中出现明显出血。

2. 血生化 血生化检查中白蛋白<35g/L时,患者可能出现预后不良,因此不建议行日间手术。对于术前发现HbA1c>9%,或餐后血糖>10.0mmol/L或随机血糖>13.9mmol/L的血糖明显偏高的患者,其日间手术应取消或推迟,通常要求患者将餐后血糖控制在8~10mmol/L。尤其对于糖尿病酮症酸中毒、糖尿病高渗性昏迷的患者禁忌手术。同时,对于糖尿病患者术前血糖控制不宜太过严格,应强调个体化治疗,避免术中或术后低血糖。

3. 凝血常规 在凝血相关检查中,通常主要观察APTT、PT和纤维蛋白原(fibrinogen,FIB)等,APTT是检测肝素的首选指标。FIB是凝血过程中的主要蛋白质,其减少见于弥散性血管内凝血(disseminated intravascular coagulation,DIC)、重症肝炎等。这些凝血相关项目的检查是筛查患者凝血机制是否正常的重要指标。对于判断患者术前凝血功能是否正常至关重要。

4. 输血前四项 输血前四项包括检查乙肝表面抗原、丙肝抗体、梅毒抗体及HIV抗体等多种可经血液传播的疾病。在术前检查中这些检查项目出现有阳性结果的话,医护人员应做好自我防护,并进一步对相应疾病进行检查以确定诊断。初次确诊的患者应上报所在地卫生机构。这些情况不是日间手术的禁忌证,但在安排手术时需要注意手术顺序的安排,并做好手术室的消毒工作,避免发生交叉感染。

5. 心电图 心电图检查发现有严重的心脏疾病如存在重度房室传导阻滞,有近期或陈旧性心肌梗死心电图改变的患者,不适宜行日间手术。必要时可行心功能、超声心动图等相关辅助检查,结合患者的病史及体征综合考虑。

6. 胸部X线片 胸部X线检查发现有严重的肺部感染或胸腔积液的患者不宜手术,应充分进行抗感染治疗,待症状明显改善且胸部X线片提示感染病灶明显缩小甚至消失后,方可考虑手术。

7. 双下肢彩色多普勒超声 对于下肢深静脉有血栓的患者,需要行相关处理(如放置滤网)后方可安排手术。

(二)日间手术特殊检查

除了上述的常规检查外,机器人辅助胸外科日间手术患者术前还需要进行一些特殊的检查,包括肺功能检查、电子纤维支气管镜检查、胸部CT、全身骨扫描或PET/CT检查及肺部三维重建等。

1. 肺功能检查 对于拟行肺叶切除术的患者,患者术前肺功能检查PPO-FEV1(predicted postoperative forced expiratory volume in 1 second)和PPO-DLCO(predicted postoperative diffusion capacity for carbon monoxide)均>60%预计值,则认为可安全的进行手术切除治疗;若患者PPO-FEV1和PPO-DLCO在30%~60%预计值,则需要进一步采用运动功能试验对患者的肺功能进行评估;若患者PPO-FEV1和PPO-DLCO<30%预计值,则患者无法耐受肺叶切除手术,为手术禁忌。

2. 纤维支气管镜检查 据统计,纤维支气管镜对肺部占位的诊断阳性率达50%(肺癌43%,良性病变7%),可为胸外科的诊断及治疗方式提供重要的参考依据。

3. 胸部CT 胸部CT检查可评估患者病变范围及病变周围组织结构,为手术方案的制订提供影像学依据,评估患者行机器人辅助胸外科日间手术的可行性。

4. 全身骨扫描或 PET/CT　全身骨扫描或 PET/CT 主要用于评估肿瘤患者是否发生淋巴结转移或全身远处转移,以评估手术治疗的可行性,预估手术效果,为制订治疗方案提供客观依据。

5. 肺部三维重建　肺部三维重建是将新科技运用到临床治疗的典型案例,可通过肺部三维重建影像对患者个体化的肺部血管、支气管、肿瘤定位提供可视化的依据,为手术方案提供直接的证据,实现精准手术切除治疗。

6. 心理护理　心理指导是日间手术入院前健康教育重要的一部分,它贯穿于整个健康教育的全过程。专科护士应对具体情况做好每例患者的心理指导,使患者及家属消除思想顾虑,积极配合术前准备,保证手术的顺利进行,加速患者康复。

7. 健康宣教　通过开展多种形式的健康教育,使患者对护理工作的满意度大大提升,促使护理人员全面系统地掌握健康教育理论和实施方法,激发其工作的主动性和能动性。医务人员应全面评估患者疾病的不确定程度及主要来源,加强对疾病自然病程、预后、手术等方面的健康宣教,让患者充分了解疾病及手术相关知识,降低其疾病的不确定性。通过深入、细致的饮食指导,正确地术前用药指导等使患者了解术前准备的意义及重要性,从而保证手术的顺利进行。

术前检查是日间手术诊疗过程中重要的一环,为确保日间手术的顺利进行发挥着重要作用。外科医师、麻醉师及护士可通过术前检查获得关于患者最客观的临床资料,为后续进行精准的术前评估提供依据。

二、术后常规用药及诊疗原则

机器人辅助胸外科日间手术术后常规用药如下:使用一/二代头孢菌素抗感染治疗 3 天,同时使用倍氯米松混悬液缓解支气管痉挛,减少呼吸道分泌;使用钠钾镁钙葡萄糖注射液补充电解质,维持水电解质平衡;使用昂丹司琼注射液等药物预防术后恶心、呕吐;使用维生素 K_1、维生素 C 为患者补充维生素;使用地佐辛注射液、丁丙诺啡透皮贴等进行术后镇痛;使用氨甲环酸针剂等预防术后出血。

患者行机器人辅助胸外科日间手术后,可能会出现多种术后并发症,这是因为患者可能存在一些危险因素,如体液失衡、疼痛、排痰不畅、未早期下床活动等,这些主要与术后管理密切相关。

针对这些术后危险因素,机器人辅助胸外科日间手术的术后诊疗原则如下。

1. 术后输液　胸外科术后,特别是肺切除术后,需要严格管理液体摄入,同时防止补液过少,影响正常组织灌注,导致急性肾损伤。通常在术后第一个 24 小时内输入 500ml 晶体液,然后停止。随着术后开始恢复饮食和镇痛,术后 24 小时一般很少需要静脉输液。静脉输液通常在手术后 24 小时内终止,特殊情况除外。

2. 疼痛护理　由于镇痛不完善将影响患者的休息和睡眠,造成免疫力和体力下降,同时疼痛会使患者不敢深呼吸和用力咳嗽,影响呼吸道分泌物的排出;而镇痛过度又可能会降低呼吸道的敏感性,抑制咳嗽反射,容易发生误吸和吸入性肺炎(尤其是发生呕吐时),因此常规泵入地佐辛注射液或应用丁丙诺啡透皮贴等进行术后镇痛。

3. 呼吸道护理 痰液黏稠、咳嗽反射减弱或患者因疼痛或力量不足等导致咳痰能力下降,以及呼吸道纤毛运动障碍和支气管痉挛等因素,可导致排痰不充分、痰液阻塞呼吸道,易诱发肺不张、气道感染甚至呼吸衰竭。有效的呼吸管理可以改善术后呼吸困难,提高患者术后的生活质量。练习深呼吸可以增加肺活量,咳嗽、体位引流、拍背、机械振动等也有助于呼吸道的管理。

4. 术后康复 术后早期若患者未能下床活动,易引起肺不张、肺炎及静脉血栓栓塞症等并发症。因此术后 24 小时内移动和频繁的位置变化是术后恢复计划的重要部分,可以优化通气并清除呼吸道分泌物。在术后 4~6 小时后,鼓励患者坐在椅子上;术后 8~12 小时开始步行,或者在身体状况允许的情况下尽快开始步行。康复运动对胸外科患者术后恢复至关重要。

5. 术后恶心呕吐的处理 可采用多模式预防和治疗术后恶心呕吐,包括非药理学(术前禁食、禁饮)和药理学(常规使用昂丹司琼)的方法。

6. 术后引流管的管理 术后引流管的管理对缩短引流时间、提高护理质量、缩短住院时间、降低住院费用至关重要。胸腔引流管术后是否需要负压吸引需根据具体情况而定,通常可在术后 24 小时内使用负压吸引,之后常规引流。拔除胸腔引流管的标准为术后每天引流量在 50ml 以内。如有术后漏气,则在漏气结束 12~24 小时后拔管。有导尿管的患者通常在术后 24 小时内拔除。尽量减少管道的置入,将有助于患者术后的快速康复。

7. 血糖控制 糖尿病患者围手术期肺部并发症增加。研究表明,术后胰岛素抵抗与术后肺部并发症的发病率和病死率相关。积极控制血糖可以明显减少相关并发症,术后应将餐后血糖控制在 12mmol/L 以下。同时,低血糖也是一个非常危险的因素,需要警惕。

8. 防止误吸 术后可因麻醉药或插管损伤抑制呼吸道的保护性反射,另外患者的胃食管反流或术后呕吐也会造成胃内容物误吸,从而引起呼吸道阻塞、痉挛、缺氧和吸入性肺炎。食管癌手术因胸、胃的运动能力和排空能力下降造成胃潴留或胃扩张,还可因喉返神经或喉上神经损伤造成声带麻痹和咽喉部的廓清能力下降,更易发生误吸,因此术后的护理重点之一是需要防止患者发生误吸。

9. 胸腔积气、积液处理 少量(<30%)的胸腔积气和积液通常对通气功能影响不大,不需要特殊处理;中等量(30%~50%),甚至大量(>50%)的积气、积液则会限制呼吸运动的幅度,影响通气功能,需要穿刺排出气体或液体,或留置引流管密切观察。

10. 术后使用呼吸机辅助通气 术后应尽可能早地脱离呼吸机。因各种原因需呼吸机辅助通气者,特别是长时间应用机械通气的患者,肺部并发症明显增加。

11. 鼓励患者早期下床活动 避免使用或尽快移除患者监护设备如动脉留置导管、心电图电极、测量血压的手镯、术前皮肤针穿刺处的补丁、其他监护线、氧气面罩等。这不仅可以方便患者术后早期活动,还能预防术后血栓栓塞等并发症的发生。

12. 促进肠功能的早期恢复 早下床活动,可以采用润肠通便的药物。

三、常见并发症及针对性处理

机器人辅助胸外科日间手术的患者与常规住院手术的患者相比,其手术难度相对较低,麻醉时间相对较短,术后并发症通常较轻微。最常见的并发症包括术后疼痛、术后恶心呕吐、术后低血压、苏醒延迟、术后激越及寒战和低体温等,这些并发症是导致机器人辅助胸外科日间手术患者延迟出院和再入院的主要原因,所以应该针对相应的术后并发症采取积极有效的防治措施。

(一) 术后疼痛

术后疼痛是手术后即刻发生的急性疼痛,其不仅影响患者的术后康复,导致患者延迟出院,若未被有效控制,还可能发展为慢性疼痛,严重影响患者术后的生活质量。因此,对患者进行疼痛评估并给予个体化治疗,积极预防术后疼痛尤其重要。

1. 疼痛评估　可通过视觉模拟评分法(visual analogue scale, VAS),数字分级评分法、语言分级评分法及 Wong-Baker 面部表情疼痛量表法等对患者的疼痛程度进行评估,根据评估结果对术后疼痛给予积极有效的处理,并定期评估药物和治疗方法的效果。

视觉模拟评分法的具体做法是:在纸上画一条 10cm 的横线,横线的一端为 0,表示无痛;另一端为 10,表示剧痛;中间部分表示不同程度的疼痛。让患者根据自我感觉在横线上画一记号,表示疼痛的程度。轻度疼痛的平均值为 2.57 ± 1.04;中度疼痛的平均值为 5.18 ± 1.41;重度疼痛的平均值为 8.41 ± 1.35。

Wong-Baker 面部表情疼痛量表法见图 2-3-1。

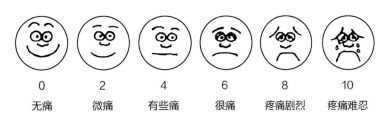

图 2-3-1　Wong-Baker 面部表情疼痛量表法

2. 镇痛药　阿片类药物因其显著的呼吸抑制作用,在日间手术患者的术后镇痛中通常不作为首选,除非发生中、重度疼痛或 VAS>7 分时。非阿片类药物已经成为预防性镇痛及多模式镇痛的重要组成部分,其在日间手术中的应用正在被逐渐推广。常用的非阿片类药物包括非甾体抗炎药(nonsteroidal anti-inflammatory drugs, NSAIDs)、环氧合酶-2(cyclooxygenase 2, COX-2)抑制剂、对乙酰氨基酚、氯胺酮及 α2 受体激动剂(可乐定、右美托咪定)等。所有 NSAIDs 均可用于患者术后轻、中度疼痛的镇痛,用法及用量见表 2-3-1、表 2-3-2。

表 2-3-1　常用口服非甾体抗炎药

药物	每次剂量/mg	次/日	每日最大剂量/mg
布洛芬	400~600	2~3	2 400~3 600
双氯芬酸	25~50	2~3	75~150
米洛昔康	7.5~15.0	1	7.5~15.0
塞来昔布	100~200	1~2	200~400
氯诺昔康	8	3	24

表 2-3-2　常用注射非甾体抗炎药

药物	剂量范围/mg	静注起效时间/min	维持时间/h	用法和用量
氯比洛芬酯	50~200	15	8	静脉注射:50mg/次,3~4 次/d,日剂量不超过 200mg
帕瑞昔布	40~80	7~13	12	肌内/静脉注射:首次剂量 30mg,以后 40mg/12h,连续用药不超过 3 日
酮咯酸	30~120	50	4~6	肌内/静脉注射:首次剂量 30mg,以后 15~30mg/6h,最大剂量 120mg/d,连续用药不超过 2 日
氯诺昔康	8~24	20	3~6	静脉注射:8mg/次,2~3 次/d,日剂量不超过 24mg

必须使用阿片类药物时,应从小剂量开始,慢慢给予。因大部分患者在全身麻醉后 1 小时内对阿片类药物特别敏感,应警惕并避免充分镇痛时的过度镇静与呼吸抑制。哌替啶 10~20mg 或吗啡 2~4mg 静脉注射,通常在 4~5 分钟内镇痛效果达到高峰,但是其对呼吸功能的最大抑制可能会在 20~30 分钟后出现。

曲马多为中枢镇痛药,用于术后镇痛,等剂量曲马多和哌替啶的作用几乎相当,与对乙酰氨基酚、COX-2 抑制剂合用效用可相加或协同。在术后镇痛中,曲马多的推荐剂量是手术结束前 30 分钟静脉注射 1.5~3.0mg/kg,术后患者自控镇痛每 24 小时的剂量为 300~400mg,冲击剂量不低于 20~30mg,镇定时间 5~6 分钟。

3. 局部麻醉　局部麻醉、神经阻滞、关节腔内麻醉和表面麻醉均可提供充分的术中和术后镇痛,减少阿片类药物用量,利于术后早期活动和尽早出院。切口局部浸润麻醉简单易行,可于切皮前或手术结束后实施。用稀释后的局部麻醉药行手术局部浸润是减轻术后疼痛最简便、安全的方法,并可能取得与神经阻滞相同的效果。外周神经阻滞在日间手术患者的麻醉与术后镇痛中仍然占有重要地位,尤其是随着超声技术在临床麻醉中被广泛应用,超声引导下的神经阻滞不仅可使麻醉阻滞更精准、减少局部麻醉药的用量,而且还可显著降低麻醉并发症。

因单次药物注射的周围神经阻滞麻醉或局部浸润麻醉后的镇痛时间局限于术后 12~16 小时或更短,所以必要时可通过在切口或神经周围置入导管持续注入低剂量的长效局部麻醉药以延长镇痛时间,但需要注意导管可能发生移位。另外,还需要注意外科医师联合应用镇痛药与麻醉科术后镇痛措施的叠加作用。

4. 多模式镇痛 目前多模式镇痛已经是日间手术患者术后镇痛的主要治疗策略。多模式镇痛技术是指联合应用不同作用机制的镇痛药或不同的镇痛方式,通过多种机制产生镇痛的相加或协同作用,使每种药物的用量减少、不良反应降至最小,同时取得最大的效果/副作用比。根据中华医学会麻醉学分会 2014 版《成人手术后疼痛处理专家共识》,日间手术后镇痛药的联合应用包括:①曲马多与对乙酰氨基酚酯联合;②对乙酰氨基酚和 NSAIDs 联合;③曲马多与 NSAIDs 联合;④氯胺酮、曲马多、加巴喷丁、普瑞巴林等也可与小剂量的阿片类药物联合使用。镇痛方式的联合使用是指局部麻醉药切口浸润、区域阻滞或神经干阻滞与全身性镇痛药的联合应用。多模式镇痛策略使患者镇痛药的需要明显降低,疼痛评分降低,药物不良反应发生率降低。

(二)术后恶心呕吐

近些年,针对术后恶心呕吐虽然采取了很多预防措施,但是在所有住院手术患者中术后恶心呕吐的发生率仍有 20%~30%。术后恶心呕吐主要发生于术后 24~48 小时内,但是仍然有相当数量的患者在出院后 24 小时内,在家中出现恶心呕吐,即出院后恶心呕吐,一项针对日间手术患者的不满意调查问卷显示,术后恶心呕吐是引起患者不适及不满意的第二大原因,仅次于术后疼痛。虽然术后恶心呕吐大多具有自限性,但会给患者带来不适感,还可能导致脱水、电解质紊乱、无法口服药物等不良后果。同时,剧烈的呕吐还可导致切口裂开、切口疝、血肿、误吸和吸入性肺炎等风险。呕吐症状还会导致患者出院延迟或计划外再入院。根据中华医学会麻醉学分会《术后恶心呕吐防治专家共识(2014)》,麻醉方法的选择、手术类型、手术时间和使用阿片类药物都可影响术后恶心呕吐的发生率。另外,患者术前的健康状况、性别、吸烟情况、术后低血压甚至年龄等因素也会影响术后恶心呕吐的发生率。对于具有术后恶心呕吐危险因素的患者,应给予有效的药物预防。对于术前被评估为术后恶心呕吐高危人群者应积极调整麻醉方案,如应用丙泊酚进行麻醉诱导与维持,避免应用吸入性麻醉药,使术中及术后应用的阿片类药物剂量最小化,并尽量选用短效阿片类药物如瑞芬太尼;术中给予患者足够的液体,避免脑缺血、缺氧,术后使用非甾体抗炎药(nonsteroidal anti-inflammatory agent, NSAIDs)镇痛等措施预防术后恶心呕吐。术后恶心呕吐常用的治疗药物包括 5-HT3 受体[5-hydroxytryptamine subtype 3(5-HT3)receptors]拮抗剂、NK-1 受体[neurokinin-1(NK-1)receptor]拮抗剂、丁酰苯类药物、类固醇类药物及抗组胺药等。昂丹司琼、格拉司琼、多拉司琼、托烷司琼、帕洛诺司琼都是高选择性 5-HT3 受体拮抗剂,无其他常用抗呕吐药物所致的镇静、焦虑作用或锥体外系反应,但可能引起头痛。NK-1 受体拮抗剂阿瑞匹坦通过与 NK-1 受体结合,阻断 P 物质的作用而发挥镇吐作用,术前 1~3 小时口服 40mg 阿瑞斯坦能有效预防术后 48 小时内的恶心呕吐。丁酰苯类药物氟哌利多具有 Q-T 间期延长和尖端扭转性室性心动过速的副作用,使它的应用受到限制。抗组胺药苯海拉明通过作用于中枢呕吐中心和前庭通路预防术后恶心呕吐。另外,非传统治疗及替代疗法如针灸、穴位按压和经皮神经电刺激、催眠、生姜及小剂量纳洛酮等措施也可有效辅助传统镇吐药的治疗。院外恶心呕吐与术后恶心呕吐的治疗原则相同。

（三）术后低血压

日间手术术后常发生轻度低血压。引起低血压的原因有：睡眠状态下交感张力降低或麻醉药的残余作用，一般不需要治疗。但若出现显著低血压（血压较基础值降低 20%~30%），则需要积极干预。显著低血压多由低血容量引起，如术中输液不足、组织液渗出、术后出血等。另外，低体温时血管收缩可掩盖血容量不足的症状，待麻醉恢复与体温回升后血管舒张会出现迟发性的低血压。对于术后低血压的治疗，可先给予一定的液体负荷（250~500ml 的晶体液或 100~250ml 胶体液），并积极寻找引起低血压的原因，若血压在补液后能够升高，通常可确定是血容量不足引起的。对严重低血压，有时需要使用血管活性药物或增加心肌收缩力的药物以提升血压，直至补充足够的血容量，这类患者往往需要延时出院。

（四）苏醒延迟

苏醒延迟一般是指全身麻醉结束后患者在 30~60 分钟不能恢复意识，导致苏醒延迟的常见原因包括麻醉药、镇静药和镇痛药的残留作用。日间手术的时间相对较短，绝对或相对的麻醉药过量均会导致苏醒延迟，术前应用可增强麻醉药作用的药物，也会导致苏醒延迟。在苏醒延迟的处理上，可使用阿片受体拮抗剂纳洛酮或纳美芬与苯二氮䓬受体拮抗剂氟马西尼，来逆转阿片类药物和苯二氮䓬类药物的作用。新一代阿片受体拮抗剂纳美芬较纳洛酮的作用时间更长，不良反应更少。接受机械通气但自主呼吸潮气量尚不够的患者，可通过肌肉松弛检测仪排除是否还有显著的肌肉松弛作用。另外还有一些不常见的原因可导致苏醒延迟，如低体温、明显的代谢紊乱等，临床处理上应注意加强保温，及时行血气分析等检查，调整患者机体内环境，纠正显著的代谢紊乱。

（五）术后激越

全身麻醉的患者在完全清醒前，容易出现激越。疼痛是导致患者术后激越的主要原因。严重的系统紊乱、导尿管相关性膀胱刺激征或手术并发症等都会导致患者苏醒期烦躁。其他影响因素还包括明显的术前焦虑和紧张及药物副作用，术后激越的处理首先应去除病因，如加强镇痛、纠正内环境紊乱等。若能排除严重的内环境紊乱和疼痛因素，对于发生持续激越者可能需要间断推注米达唑仑 0.5~1.0mg 镇静。另外，情绪安抚也是尤其重要的。

（六）寒战和低体温

临床常见患者在术后发生寒战。即使从简短的全身麻醉中苏醒，患者也可能发生寒战。寒战是麻醉苏醒期出现的非特异性神经体征的一部分，其最常见的原因仍然是低体温，目前最常见于吸入麻醉后，机体通过寒战增加产热，提高体温。当机体剧烈寒战时，其氧耗、CO_2 产量和心排血量均急剧增加，存在心肺疾病的患者通常难以耐受。在临床上，对这类患者应在术中进行加温处理（热风机、加热灯和加温毯），以促进其体温回升。必要时可采用药物治疗，如静脉使用小剂量的哌替啶或曲马多将有助于控制或终止寒战。另外,还应注意排除脓毒症、药物过敏反应或输液反应等原因引起的术后寒战,并从病因上进行治疗。

（李鹤成　金龙玉　周卧龙）

第四节

机器人辅助胸外科日间手术患者随访

一、机器人辅助胸外科日间手术患者的随访定义

机器人辅助胸外科日间手术患者的随访是指医疗机构对在本单位接受胸外科日间手术治疗的患者,指派专人在其出院后进行跟踪询问,以便了解其康复情况的医疗延伸服务,机器人辅助胸外科日间手术患者的随访应该是一项高度专业化、程序和标准极其严格的服务,不同于"回访"及"满意度调查"等。

第一,机器人辅助胸外科日间手术患者随访的主体是对患者实施了救治的医疗机构本身,如果这个医疗机构是综合性医院,那随访的主体应该是具体实施手术的科室,并且应指定专人,最好是主治医师或责任护士。一般而言,全院成立一个机构作统一随访,甚至委托第三方机构作随访是不适合的。

第二,机器人辅助胸外科日间手术患者随访的对象是患者本人,只有在特殊情况下才可以是患者的近亲属。因为身体康复情况是高度自我感知的,外人很难切身感受到他人身体情况的变化。只有在患者存在自我感知、表达能力缺陷(如精神病患者、聋哑人等)的情况下,才能以其直接护理人员为随访对象。

第三,机器人辅助胸外科日间手术患者随访的目的是了解患者的康复情况,针对康复不佳甚至出现危险的患者提出医疗护理建议,所以从时间上讲就不能太急,时间与出院时间太近,患者的康复情况与出院时不会有多大差别,看不出问题;当然也不能隔得时间太久,隔得太久,要么患者已经痊愈,要么患者已经出现严重康复问题,对医疗机构和患者而言,都已经太晚了,丧失了最好的补救时机。

二、机器人辅助胸外科日间手术患者的随访的重要性

机器人辅助胸外科日间手术患者随访的重要性是由胸外科日间手术的特点决定的。从日间手术发展的历程(见本书第一章第一节)可以看出,日间手术是随着人口的快速增长和科学技术特别是医疗技术的不断进步而出现的一种手术患者管理方式。一方面是日间手术可以为患者缩短住院时间、节省住院费用、减轻经济负担,从而提高床位利用率、使更多的患者得到诊治,极大程度上满足了患者的就诊需求;另一方面由于社会日益增长的医疗需求与有限的医疗资源之间的矛盾日益突出,迫切需要医疗机构提高效能,在既定的时间内加快病床周转率、救治更多的患者,而医疗技术的进步,特别是微创手术技术的进步又使得它成为可能。在微创技

术出现前,除了一些创口不大的体表手术可以采用门诊手术外,一些体腔内手术,特别是胸外科手术,需要开胸、开腹,这类手术不仅内脏创口的康复需要时日,即使是体表创口的愈合都很不容易,所以患者一般需要在医院住很长时间,直到基本康复才能出院。而微创手术出现后,不仅内脏的创伤减小,体表创口也可以做到很小,甚至不需要缝线闭合,这使得患者康复的难度大大减小。于是,就出现了日间手术方式,也就是患者做完手术,留院观察 24 小时后,如果没有出现术后问题,就可以出院,回家进行康复。这样就加快了医疗机构病床的周转速度,提高了医疗资源的使用效率,同时医务人员可以救治更多的患者,也大大减少了患者的医疗负担及家人的陪护成本。

由此可以看出,日间手术之所以能够提高医疗资源的使用效率,其关键在于将患者之前的住院康复变为了住家康复,由此也带来了一个问题,那就是患者住家康复的情况到底如何?毕竟医疗机构应该以患者的健康促进为目标,不能做完手术就放任不管,这不符合医疗机构治病救人的初衷。为了追踪、了解患者的术后康复情况,医疗机构采取随访的方式对患者进行术后的康复管理。

综上所述,随访在机器人辅助胸外科日间手术中具有极其重要的意义。

第一,对于患者而言,随访是医疗机构的责任,有助于增强其康复的信心。患者罹患疾病,特别是胸腔内部的疾病,其身心都会受到极大的折磨与煎熬,他们都希望能在医院中获得完全康复后再出院,对于手术后第一天就出院是有担忧的,也因此会对日间手术会有一定的心理抵触。有了随访制度,让他们知道接受日间手术,自己不仅能够得到精准的治疗,而且能在术后通过随访得到医疗机构的延续性服务,又能节省医疗费用,无疑能更加放心地接受日间手术,增强康复信心。

第二,对于医疗机构而言,可以增加医疗资源的利用效率,多救治患者,使医疗资源得到最大优化。由于随访能随时跟踪了解术后患者的康复情况,并且有针对性地采取措施,能大大提高患者的治愈率,实现治好每一例患者的初衷。同时,由于随访制度能增强患者接受日间手术的信心,随着日间手术的增加,医疗机构能加速病床的周转率,增强医疗资源的利用效率。随访还能收集到海量的康复案例,这些数据对于进行科学研究,不断提高和改进医疗和康复水平不无裨益。

第三,对于国家而言,有利于保护国民的身体健康。保护国民的身体健康,是国家的重要任务之一,所以世界上大部分国家都建立起了医疗保险制度。在人口增长、病患增加与医疗资源和医保经费有限的情况下,如何提高医疗资源的利用效率,减少医疗支出是每个国家都要研究的课题。日间手术和随访制度大大提高了医疗资源的利用效率,减少了患者的住院成本,对国家保障国民健康、减少医保支出具有重要意义。

日间手术的蓬勃发展,需要有规范的医疗护理管理流程,在保障医疗质量和患者安全的前提下,实现日间手术“多、快、好、省”的目标,随访是极其重要、不可缺失的一个环节。

三、机器人辅助胸外科日间手术患者的随访方式

(一) 门诊随访

门诊随访是目前我国最基本的随访方式之一,其可获得最可靠和最全面的临床资料,对发现肿瘤复发、转移有较大作用,同时可以对患者的生理、心理、家庭状况等进行面对面的整体评估,为患者提供个性化的医疗服务和健康指导。机器人辅助胸外科日间手术患者要求门诊随访的时间是术后1个月、3个月、6个月及1年四个时间段,需要患者的主动配合,并且受时间、地点及患者身体状况等因素的影响,导致门诊随访率不高。

(二) 信息平台随访

近年来,随着移动互联网及大数据挖掘技术的兴起和发展,我国部分大型医院利用日趋成熟的计算机技术、网络技术及数据库技术,构建术后患者随访信息化平台。随访信息表设在医院互联网站上,随访数据库与医院网站连接,随访系统可自动提取患者相关信息并具有定时提醒功能,提高了工作效率,动态记录随访患者的健康资料,完善了术后患者个人信息档案。我院使用"智医在线"APP对机器人辅助胸外科日间手术患者进行随访,取得了良好效果,具体操作如下。

1. 计划 责任护士对需要随访的患者依据其入院记录、手术记录、出院健康指导及各种检查结果等进行全面评估,评估患者现存或者潜在的健康问题,并使用规范化的语言记录评估结果,为患者做一份翔实的照护计划,建立个人专属健康档案,为后续的干预措施提供依据。

2. 实施 依据评估的结果,主管医师对于随访的患者通过运用信息平台中的"在线交流""视频交流""图文咨询""线上知识库""健康宣教推文""复诊信息""门诊住院申请"等功能模块发送个体化的指导措施,对有特殊需求的患者则需要进一步进行电话沟通、诊疗预约或进行视频访视。

3. 评价 责任护士定期随访,及时了解患者的病情变化、切口护理、服药情况、术后活动、饮食、并发症发生情况等,在提供康复指导的同时,对提供给患者的延续性护理措施进行效果评价。

通过信息平台随访,医护共同参与,能够明显提高患者的自我护理能力,降低并发症的发生率,提高患者满意率。

(三) 电话随访

针对年龄较大、文化程度较低、对信息系统操作有困难的患者,我院采取护士主导的电话随访。电话随访节省了去医院的交通成本,也避免了在医院候诊的时间成本,同时电话随访也可以使医疗服务提供者受益,这种随访方式可以让临床医师或护士花更多的时间与那些更需要治疗或护理的患者在一起;电话随访减轻了已不堪重负的医院患者就诊容量,缩短新患者及其他急症患者的候诊时间。机器人辅助胸外科日间手术患者要求电话随访的时间是术后1天、3天、10天、1个月。内容包括患者的呼吸状态、切口情况、疼痛、饮食、运动、大小便、心理活动等,并对现存的症状采取相应的康复指导。

(李　辉　曾　蔚)

第五节

机器人辅助胸外科日间手术患者心理干预与治疗

随着治疗水平的不断提升,微创、无痛理念成为外科手术的新要求。达芬奇机器人辅助手术系统自在胸外科手术中使用以来,机器人联合胸腔镜行胸部手术已得到广泛使用。机器人辅助手术系统具有 3D 立体高清视角、360° 旋转机械臂和防抖控制,在操作空间狭小、手术视野不佳、手术难度较大的手术中,优势突显,它可避免因呼吸导致手部生理震颤,手术视野更清晰,操作精准、稳定、灵活。但是对于新的医疗技术和医疗设备,绝大部分患者仍感觉比较陌生,多数患者及家属认为机器人辅助手术是机器人在做手术,而医师不参与手术,产生了观念上的绝对错误。且患者及家属普遍缺少对胸外科日间手术的认知,认为胸外科的手术都是大手术,而日间手术住院时间短(24~48 小时),出院快,易产生更多的不安、紧张、焦虑、恐慌等负面情绪,进而可能影响手术的顺利实施。因此,对患者进行心理干预,使患者能以积极的态度配合治疗,可以提高患者的治疗效果及生命质量。

一、心理干预的重要性

胸外科手术为大手术,易造成患者不良情绪。不良情绪会给患者身心造成严重创伤,导致患者的治疗依从性下降,不利于患者疾病的转归和康复。随着生物-心理-社会医学模式的发展,患者及健康人群均对提升健康水平、提高生活质量寄予较高期望。大量临床实践证实,个体心理状况的优劣对其自身健康具有直接和决定性的影响。故而心理干预越来越受到人们的重视。心理干预侧重于运用心理学的理论和方法,致力于帮助和解决患者的心理问题,调控患者的不良情绪状态。有研究表明,积极的心理干预(positive psychological intervention,PPI)可以增加患者的积极情绪、认知和行为,减轻患者的心理压力,改变对疾病原有错误的认知,采取更积极的方式面对疾病,从而增加患者的遵医行为,能提高患者的抗压能力和心理健康水平,为日间手术的顺利实施与患者快速康复打下良好的基础。

二、心理干预要点

(一) 心理评估

1. 基础评估 科内机器人专业小组在询问病史时,对患者及家属的心理、生理与家庭状况进行评估,可采用中文版自我管理效能感量表(strategies used by people to promote health,SUPPH),在入院后、手术前进行问卷调查,旨在评估患者自我管理疾病的自信心程度,包括正向态度、自我减压、自我决策三个维度,充分了解患者及家属对机器人辅助手术的理解与接受程度。自我效能感是个人对自己能够完成特定任务或达到特定目标的信心和信念。患者自我效能感的提升可促进其健康良性行为的改善。自我效能感较高的患者,生活质量更好,这能增加其自身对疾病的接受度,增加其依从性,改善其心理状态和健康行为。有研究表明,患者的自我效能感与术后引流管留置时间、住院时间、对疗效的期望水平、情绪波动等因素息息相关。而机器人辅助日间手术大大缩短了术后引流管留置时间、住院时长,且创伤小,康复更快,故而相比于接受胸腔镜手术的患者,其自我效能感更强。高自我效能感患者能以正向态度积极面对术后康复,符合外科倡导的快速康复理念。

2. 动态评估　患者的心理活动受疾病进程、环境等多方面因素影响而不断变化,临床评估必须因时而异,整个围手术期均应动态评估患者的心理状态,分析出其心理失衡的原因,采取个性化的心理干预措施,助其积极面对走出困扰。情绪较差者,积极鼓励其阐述内心的想法,缓解心理不适感,指导患者借助聊天、深呼吸、音乐疗法、阅读等形式,转移对疾病的注意力,缓解心理负担;鼓励家属、亲友及病友予以关心,使其获得更多关怀、温暖,缓解不安全心理;邀请疾病恢复良好者现身说法,帮助患者重建信心,提高治疗依从性。

(二) 心理干预实施形式

临床上心理干预的方式多种多样,可借鉴成熟的临床护理分级模式,根据患者的身心状态,分轻重缓急实施心理干预,既可以减少心理干预的盲目性,也可以使紧缺的医护人力资源使用更优化,显著增强心理干预的针对性和有效性。

1. 个性化与共性化心理干预

(1) 个性化心理干预:指目标较明确、针对性较强,解决特异性、个性化心理问题的心理干预方式。比如术后产生并发症的个别患者的心理干预。

(2) 共性化心理干预:指目标不太明确、针对性不太强,从满足患者需要的一般规律出发,解决患者同类性质或共同特征心理问题的心理干预方法。比如面对患者对于机器人辅助手术方式、手术费用、日间手术住院时间等共性问题进行的心理干预。

2. 有意识与无意识心理干预

(1) 有意识心理干预:指医务人员自觉运用心理学的理论与方法,根据患者的特殊需要,预先设计好语言和行为,进行访谈,从而减少患者焦虑、恐慌的心理问题。这就需要实施者接受过专业培训,要求比较高。

(2) 无意识心理干预:指客观存在的、在实施医疗护理的每个环节中随时可能影响患者心理状态的医护人员的一切言谈举止。故良好的言谈举止,可向患者传递慰藉,使者产生轻松愉快的情感体验,有助于患者保持适宜的身心状态。临床实践证明,职业微笑对患者普遍具有积极的暗示作用,故医务工作者应将正向的、积极的无意识行为转化为有意识心理干预。

3. 心理干预的实施程序

(1) 建立良好的医患、护患关系:贯穿整个诊疗、护理过程中,需遵循伦理三原则、运用有效的沟通技巧,与患者建立融洽的关系,促成患者适宜的身心状态。术前应积极主动多与患者及家属进行沟通,协助医师对患者及家属作相关介绍:介绍科室的医疗护理情况和技术水平,使其了解达芬奇机器人系统的组成和手术的大致流程,尤其是明确医师才是手术的主要实施者;使其了解机器人辅助手术的优越性、科技性和安全性;详细解答患者和家属的疑问,建立医患、护患之间的信任感,改善其心理应激反应。

（2）全方位采集患者心理信息:通过观察法、访谈法、调查法、测验法等心理测评工具了解患者的心理信息。

（3）客观量化的心理评估:依据共性规律、考虑个体特征,可通过量化评定获得相应的结果。

（4）确定患者的心理状态:区别良、中、差,明确性质和强度,再设法将级别调整到适宜范围,以确保心理干预促进患者的身心康复。

（5）分析主要的影响因素:通过耐心交流,从外因、内因两方面进行剖析,依据观察与评估患者存在的心理状况结果,采用健康宣教的形式逐步将胸部疾病的诱因、临床表现、治疗方式、手术方案、手术过程、大致费用、预期效果及近期成功的案例信息传递给患者及家属,可以此作为选择心理干预对策的重要依据。达芬奇机器人手术的费用虽昂贵,但先进的手术治疗手段可以为患者保驾护航,无疑增加了一道保险,能很大程度上减少患者对胸外科手术的恐惧和心理压力。相信随着科学技术的不断发展,研究者会进一步改良机器运行成本,降低手术费用。

（6）选择合适的干预方法:心理干预的目的是控制外来危害,调动内在潜力。有针对性地讲解病房中的相关设施及其使用方法,指导手术前检查注意点,并及时预约与安排检查;利用健康教育园地的展示资料对患者进行健康教育,手术医师可以利用模型辅助向患者及家属讲解包括机器人设备的基本构造、机器人辅助手术的过程与方法等内容,并介绍机器人辅助手术的优势在于其手术视野暴露清晰、操作精准、切口小、创伤小、疼痛轻、出血少、恢复快、住院时间短、并发症少的特点,消除患者术前紧张、焦虑心理,增强其手术信心。耐心解答患者关于疾病知识及手术治疗方式的相关问题。由于达芬奇机器人辅助手术是目前世界上外科治疗中较为先进的手术方式,其手术费用也颇高,势必会对患者产生一定的心理影响,因此需要积极与患者及家属进行沟通交流,使其明白手术的必要性和手术效果的肯定性,指导患者家属做好患者心理工作,使患者欣然接受手术,良好的社会家庭支持可有效促进患者术后恢复。同时也向患者讲解术后可能出现的并发症及不良反应,让患者及家属做好充分的心理准备。

（7）评估实施效果:评估患者的主观体验及身心的客观指标。

（8）巩固效果,完善方案:进行阶段疗效小结,并随时调整干预对策。

4. 目前常用的干预方法

（1）心理支持法:通过观察、沟通、健康评估、心理测验等途径和手段,收集患者的资料,包括情绪状况、疾病状态、生活条件、家庭状况、社会背景等,鼓励患者倾诉,必要时给予安慰、鼓励、肯定并表示同情和理解。

（2）心理疏导法:其意义旨在调动患者自身的潜能来解决自己的问题。首先,使患者能够客观了解自己的境况;其次,帮助患者了解自己应对困难的能力;再次,鼓励患者建立适当的心理宣泄途径;最后,引导和帮助患者培养稳定的情绪。

（3）认知行为疗法:认知行为疗法是目前应用比较普遍的心理干预疗法,通过影响患者的心理状况、社会支持状况和应对方式改善其生活质量。当患者认为疾病是不可自控的,其适应能力就会受到限制,当患者相信生活事件和结局是可管理的,就倾向于接受困境。因此可以在护理实践中通过早期行为和思想教育构建患者心理弹性干预项目。

干预分为自我认知、积极心理相关技能、应对技能3个模块。通过心理教育、正念干预、放松训练、社会支持干预增强自我认知;通过沟通技能训练、角色扮演、认知重构等技术提供积极心理技能;最后通过小组讨论、角色扮演、认知重构培养积极应对技能。每次干预结束后进行约20分钟的放松、冥想训练,帮助患者更好地运用所学技能。

认知行为疗法可以有效提高癌症患者的心理弹性,健康教育、信息支持、认知重构可以降低患者的疾病困扰。提高自我认知水平,而放松训练、沟通能力的培养可以帮助患者积极适应疾病。

（4）行为矫正训练法:①放松训练法。指导患者进行呼吸控制训练,包括深呼吸训练和叹气训练;指导患者运用沉思疗法。②系统脱敏疗法。

（5）音乐疗法:分为被动性和主动性两种形式。可以改善患者的身心状态,最终起到情感发泄、松弛交感神经紧张状态的作用。注意要以患者为中心,优先考虑患者喜好的音乐,治疗前最好排空大小便,取舒适体位,观察并记录患者的反应,评价其效果,及时调整方案,确保方法有效。

（6）正念疗法:又称心智觉知疗法,作为一种心理干预技术,主要包括正念减压、正念认知、接受和承诺疗法。正念的理论基础是禅宗思想,其操作性定义指个体觉察到自己的内心活动,再将注意力转移到当下,并采取接纳、开放、好奇的态度。正念疗法通过冥想训练、体验当下,使患者身心放松,感知到价值,从而减轻压力,成功适应环境,改善心理弹性。但是现行针对患者正念训练的效果评估侧重于心理测量,而忽略了癌症作为重大生理应激事件的生理学指标测量。

（7）关注和解释疗法:关注和解释疗法（attention and interpretation therapy,AIT）是梅奥诊所最近开发的一种减轻压力、增强心理弹性的结构化疗法。通过关注训练,引导个体转移对威胁事件本能的注意力,更多地关注新奇的世界,在培养感恩、同情、接受、宽恕等技能的同时,指导个体去解释,从而远离偏见,提高心理灵活性。

（廖永德　莫　靓　李小燕）

第六节

信息技术在日间手术中的应用与展望

一、新技术与大数据在国内外医疗领域的应用与展望

近20年来,信息化与互联网技术发展逐渐成熟,其在医疗健康领域的应用也逐渐广泛。目前,国内大部分医院已经普遍实现了电子化的病历医嘱系统,及以互联网为依托的门诊挂号、缴费与检查结果查询系统。对于库存的归档病历,也有更多的医院选择逐步将其电子化,以节省储存成本并提高查阅效率。在公共卫生领域,居民电子健康档案也逐步建立,这令各级公共卫生部门可及时掌握本地居民的健康状况,并为各类流行病学调查提供了极大便利。在此基础上,未来医疗领域的进一步信息化与互联网化将有助于疾病诊疗效率的进一步提高。

(一)病历系统的进一步无纸化

目前,国内医院广泛应用的电子化病历系统仍然依托于纸质媒介,以完成展示与签字等功能。因此患者的病历档案仍然需要先成为纸质病历,归档后再行电子化储存。这不仅将耗费大量的纸张资源,增加后续电子化归档的工作难度,且最后扫描归档的文档不利于查询病案细节。未来的病历系统将进一步提高电子化水平,应用已经在银行系统广泛使用的电子签名系统,以达到完全无纸化办公的目的。同时,在向患者说明病情时使用的各类告知书也可以进行多媒体化处理。这不仅可以提高宣教告知内容对患者的亲和力,还可以减轻医护人员的工作负担,提高疾病诊疗效率。

(二)互联网医院的兴起与发展

虽然国内医院的信息化水平在近年来取得了长足的进步,但患者就诊的基本流程仍然变化不大。目前国内仍存在医疗资源分配不均衡的问题,"看病贵,看病难"的问题仍广泛存在。因此,互联网医院应运而生。这种新型的就诊模式利用网络即时通讯平台与视频通话技术,将患者最初的问诊步骤改为线上进行。经过初步问诊后,医师可立刻为需要进行进一步检查检验或住院治疗的患者预约,而后患者再前往医院进行后续诊疗。这种新型的诊疗模式不仅提高了患者就诊的便利程度与就诊体验,而且提高了门诊医护的工作效率。

目前,国内的互联网医院仍处于发展的初期阶段,需依托大型医疗机构开展诊疗业务。由于远程交流的各种局限,目前的互联网医疗也主要集中于常见病与慢性病复诊领域。各大医疗中心开展互联网医疗的水平也因为重视程度不同而参差不齐。有研究指出,互联网医院的核心评价标准在于平台操作的便利性、平台网络的稳定性、医院服务质量及可选医师数量。针对这些关

键问题提供解决方案将进一步提升互联网医院的实用性,为更多患者带来便捷的医疗服务。

(三) 远程会诊

随着互联网基础设施建设的不断完善,诊疗机构之间的信息交互效率有了质的飞跃。从简单的检查结果互认,到建立共享医疗资源的医院联合体,不同诊疗机构间的合作交流逐渐增多。而远程会诊作为对患者意义更大的交流模式也因互联网技术的发展而逐步成熟。患者和所在基层医疗机构可借助视频会议等方式便捷共享国内外优质的专家资源,获得更优质高效的诊疗服务。

但是,在目前的远程会诊模式下,双方医院应具备相似的电子病案系统、医嘱库系统及影像阅片系统等,才能最高效地共享患者及诊疗信息,让会诊发挥最大的价值。这就让高效的远程会诊应用局限于已经完成网络基础设施同步的少数医院联合体单位之间。而近年来发展迅猛的区块链技术将为这一问题带来解决的契机。区块链技术系统具备去中心化、防篡改、保密、多层级隐私保护、可追溯性、可验证性等特点,其在诊疗系统中应用可令会诊双方跨越完全不同的电子病案系统,共享信息完成会诊交流。而区块链技术的应用也需要更底层的网络带宽及数据处理能力支持。相信在不远的未来其应用将为远程会诊技术带来新的突破。

二、信息技术的发展在日间手术诊疗中的应用与展望

日间手术具有入院前协调过程复杂、病床周转快及出院后随访过程复杂等特点。信息技术与互联网在诊疗中的应用将极大提高日间手术的执行运转效率。而胸外科手术难度大,手术范围涉及重要循环器官,因此术后出现严重并发症的概率较一般日间手术更高。因此,随访的全面性与便捷性将极大影响 RTDS 的安全高效开展。而信息技术与互联网在 RTDS 随访中的应用较一般日间手术更具重要意义。

(一) 互联网技术在机器人辅助胸外科日间手术入院协调过程中的应用

日间手术的收治模式一般分为集中式收治与分散式收治。如果开展 RTDS 的机构采取分散式收治模式,则日间手术患者的入院、出院管理通常遵循普通患者的接诊方式。而采取集中式收治的机构需建立完善的日间手术中心,因此配套的日间手术信息化预约系统将更好地配合日间手术中心患者的收治与管理。目前,大部分医院的日间手术预约系统仍然采取院前准备中心排队预约、日间手术中心收治管理的传统收治模式。这对于周转率极高的日间手术中心而言,将会产生极大的工作量,并需要大量人力物力完成预约排队及床位安排。因此,针对日间手术的收治特点设计专用的信息化预约系统是未来重要的发展方向。

目前已有医疗机构针对日间手术中心的信息化预约系统进行了开发应用尝试。其特点在于借鉴了电影院的座位分配预约系统。患者在预约手术时已经确定自己的入院时间与床位。同时,患者可在入院前填写个人资料,上传各种检查报告。这不仅使患者的体验明确直观,而且可

以极大地减少医院人员的工作量,提高预约与收治的效率。并且这种预约模式突破了物理场地的局限,使得分散式收治的日间手术也可以在线上统一进行床位预约,有利于日间手术工作的统筹规划与数据统计。

(二)互联网技术在机器人辅助胸外科日间手术住院诊疗过程中的应用

RTDS 的诊疗过程紧凑,不仅病案处理时间紧张,而且面对大量患者容易出现失误。目前,除了日间手术预约系统的信息化尝试,住院系统的信息化水平也在逐渐提高。除了常规住院系统与手术系统的信息化录入,患者手腕带的信息化也在逐步推广。这种患者信息化的随身标签可与诊疗场所中的各种传感器互动,令患者的诊疗流程清晰明了,并防止护理、麻醉与手术各环节出现错误,提高医护工作效率。

(三)互联网技术在机器人辅助胸外科日间手术出院随访中的应用

出院后随访在 RTDS 的开展中具有特别重要的地位。胸外科手术创伤大,术后严重并发症的发生概率相对高,因此胸外科日间手术患者出院后需进行严格全面的随访工作。目前,除了传统电话随访外,以微信等社交软件为基础的视频随访正在逐步推广开展。通过与随访医师的视频通话,患者可以第一时间反馈疼痛、发热、咳嗽等自觉症状,随访医师也可通过观察患者状态,有针对性地询问患者的症状、体征,以判断患者术后的恢复情况。但是,视频随访目前受到图像清晰度不足、沟通可提供材料有限等因素制约,患者依从性仍然不足,且随访医师很难在第一时间发现严重并发症并予以干预。

目前,针对日间手术的专用随访系统正在逐步研发。在专用程序中,患者信息将进入专用随访数据库,以便医师随访关注。患者可在系统中按程序定时上传体温、心率、血压、血糖等体征参数,方便随访医师掌握最新情况,并了解病情波动。随访系统也应在医师端提醒随访工作,标明目前患者的已随访次数及前次随访情况,以提高随访工作效率。同时,随访系统还可以根据不同的患者类型分时段推送家庭护理知识及疾病康复要点,以配合出院宣教及随访的进行。而患者也可以通过自动化的问卷评价系统对 RTDS 的满意度进行系统评价,帮助医疗机构改进相应环节,进一步提高医疗质量。

物联网是可通过蓝牙、各种传感器、无线保真(wireless fidelity,Wi-Fi)等无线互联技术,按照一定的网络协议将智能硬件与互联网连接,并进行信息通讯,以智能化识别、监测、管理传感信息的网络系统。随着物联网与可穿戴设备技术的进步,日间手术患者的出院后随访可进一步自动化、智能化。智能设备可将监测体征如体温、脉搏、血压等实时记录,并在超过一定数值后提醒患者联系医师,或直接在医师端进行提示。目前针对不同的手术类型,也有更多的专科穿戴设备面世。如骨关节手术相关的可穿戴设备,可监测患者术后关节活动度、功能锻炼次数、皮肤温度等指标,并在出现关节脱位风险及跌倒时报警。针对胸外科日间手术的随访特点,未来还应有针对性地开发进行呼吸功能训练的物联网设备,以提高患者术后康复训练的规范性与依从性。

近年来,机器学习算法与人工智能的相关技术进步迅速。随着胸外科日间手术的逐步开展,随访工作量将越来越大。因此如何从海量的日间手术患者中区分出需要重点随访的对象是未来需要解决的重要问题。目前已经被逐步成熟应用的人工智能电话答录系统可以应用于对患者随访的鉴别与初筛,初步筛选出具有潜在术后并发症风险的患者进入详细的人工随访阶段。

(范军强　李曦哲)

参考文献

［1］ 马洪升.日间手术［M］.北京:人民卫生出版社,2016:21-175.

［2］ 薛蔚.仁济泌尿日间手术管理手册［M］.北京:科学出版社,2021:23-73.

［3］ 顾硕.儿科日间手术:指南与实践［M］.北京:北京大学医学出版社,2010:17-77.

［4］ 陈亚玲,莫洋,谭亮,等.综合性医院日间手术中心的建设和运营管理［J］.华西医学,2019,34（2）:127-132.

［5］ 罗永,罗利,白会芳,等.日间手术两种管理模式的评价［J］.中国卫生事业管理,2016,33（9）:667-670,690.

［6］ 董映显,朱道君,车国卫,等.肺癌日间手术操作流程与临床应用效果分析［J］.中国肺癌杂志,2020,23（2）:77-83.

［7］ 刘蔚东,李萍,谭亮,等.日间手术的术式准入与挑战［J］.华西医学,2015,30（5）:820-823.

［8］ 戴燕,黄明君.日间手术护理管理的实践［J］.中国护理管理,2021,21（6）:951-956.

［9］ MOLINS L. Ambulatory chest surgery［J］. Arch Bronconeumol,2007,43（4）:185-187.

［10］ 杨晓宇,王健,孟彦,等.中国日间手术在探索中前行［J］.中国卫生经济,2020,39（4）:19-22.

［11］ GHOSH-DASTIDAR M B,DESHPANDE R P,RAJAGOPAL K,et al. Day surgery unit thoracic surgery:the first UK experience［J］. Eur J Cardiothorac Surg,2011,39（6）:1047-1050.

［12］ DONG Y,LI J,CHANG J,et al. Video-assisted thoracoscopic day surgery for patients with pulmonary nodules:a single-center clinical experience of 200 cases［J］. Cancer Manag Res,2021,13:6169-6179.

［13］ JIANG L,LEI T,ZHOU K,et al. Pivotal role of video-assisted thoracoscopic surgery in improving survival outcome of stage I non-small cell lung cancer in day surgery patients［J］. Thorac Cancer,2021,12（21）:2865-2872.

［14］ 中国心胸血管麻醉学会,北京高血压防治协会.围手术期高血压管理专家共识［J］.临床麻醉学杂志,2016,32（3）:295-297.

［15］ 中华医学会糖尿病学分会.中国2型糖尿病防治指南（2017年版）［J］.中华糖尿病杂志,2018,10（1）:4-67.

［16］ ANDERSON J L,ADAMS C D,ANTMAN E M,et al. ACC/AHA 2007 guidelines for the management of patients with unstable angina/non-ST-Elevation myocardial infarction:a report of the American College of Cardiology/American Heart Association Task Force on Practice Guidelines（Writing Committee to Revise the 2002 Guidelines for the Management of Patients With Unstable Angina/Non-ST-Elevation Myocardial Infarction）developed in collaboration with the American College of Emergency Physicians,the Society for Cardiovascular Angiography and Interventions,and the Society of Thoracic Surgeons endorsed by the American Association of Cardiovascular and Pulmonary Rehabilitation and the Society for Academic Emergency Medicine［J］. J Am Coll Cardiol,2007,50（7）:e1-e157.

［17］ GALLAGHER E J,BIJUR P E,LATIMER C,et al. Reliability and validity of a visual analog scale for acute abdominal pain in the ED［J］. Am J Emerg Med,2002,20（4）:287-290.

［18］ MARQUES A P,ASSUMPÇÃO A,MATSUTANI L A,et al. Pain in fibromyalgia and discrimination power of the instruments:Visual Analog Scale,Dolorimetry and the McGill Pain Questionnaire［J］. Acta Reumatol Port,2008,33（3）:345-351.

［19］ WONG D L,BAKER C M. Pain in children:comparison of assessment scales［J］. Pediatr Nurs,1988,14（1）:9-17.

［20］徐建国,吴新民,罗爱伦,等.成人术后疼痛处理专家共识［J］.临床麻醉学杂志,2010,26（3）:190-196.

［21］马冬花,丁萍.肿瘤患者延续性护理需求、方式及其影响因素研究进展［J］.现代临床护理,2019,18（7）:58-64.

［22］张佳媛,周郁秋,张全志,等.正念减压疗法对乳腺癌患者知觉压力及焦虑抑郁水平的影响［J］.中华护理杂志,2015,50（2）:189-193.

［23］王春霞,宋真,丁萍.达芬奇机器人辅助腹腔镜下泌尿外科手术患者心理体验的质性研究［J］.临床护理杂志,2015（6）:19-21.

［24］SUNG H,FERLAY J,SIEGEL R L,et al. Global cancer statistics 2020:GLOBOCAN estimates of incidence and mortality worldwide for 36 cancers in 185 countries［J］. CA Cancer J Clin,2021,7（3）:209-249.

［25］WEI L C,LI X,ZHANG Y,et al. Individualized pelvic lymphadenectomy should follow neoadjuvant concurrent chemoradiotherapy for locally advanced cervical cancer［J］. Medicine,2018,97（14）:e0331.

［26］CHEN H L,LIU K,YOU Q S. Self-efficacy,cancer-related fatigue,and quality of life in patients with resected lung cancer［J］. Eur J Cancer Care（Engl）,2018,27（6）:e12934.

［27］张春芳,高阳,张恒,等.机器人胸外科日间手术临床实践专家共识［J］.中国内镜杂志,2021,27（8）:10-20.

［28］李晓丹.心理护理干预措施对肺癌患者化疗期间生活质量的影响［J］.现代诊断与治疗,2018,29（8）:132.

［29］吴烨,周典,田帝,等.互联网医院评价体系与政策建议［J］.中国医院,2022,26（1）:13-16.

［30］王培安,文晓临.区块链技术赋能国际远程会诊［J］.医疗装备,2021,34（13）:13-15.

［31］樊翊凌,张继东,贾昊,等.人工智能语音系统在日间手术患者术后随访中的应用［J］.华西医学,2019,34（2）:164-167.

［32］卫荣,侯梦薇,盖晓红,等.物联网技术在日间手术管理中的应用［J］.中国卫生质量管理,2019,26（5）:86-88.

第三章

机器人辅助胸外科日间手术的麻醉管理要点

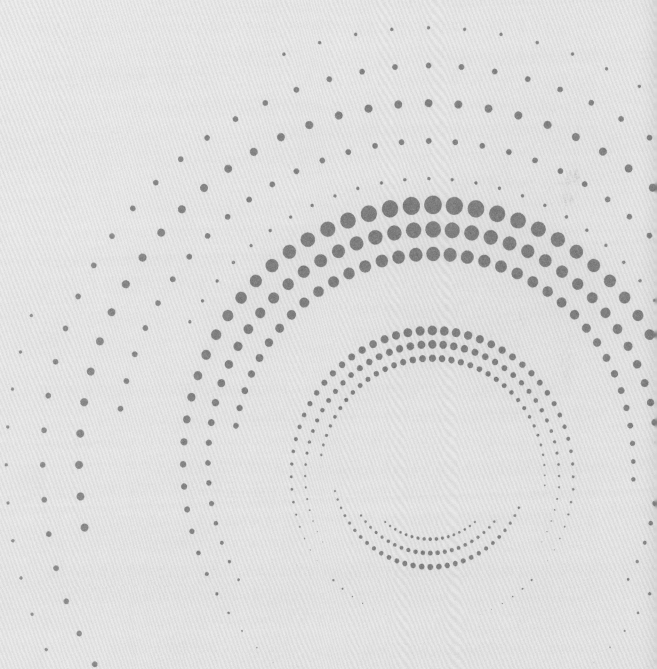

第一节

机器人辅助胸外科日间手术的麻醉特点与操作要点

预计手术时间<3小时的部分机器人辅助纵隔肿瘤切除术、机器人辅助肺段切除术、机器人辅助肺叶切除术可以考虑在机器人辅助下进行日间手术,具体的外科入选标准参考相应章节。机器人辅助胸外科日间手术的麻醉管理,以保障患者的安全、舒适为基本原则,遵循加速康复外科（enhanced recovery after surgery，ERAS）的理念,兼顾机器人辅助手术和日间手术的要求,对参与患者围手术期评估及管理的麻醉团队提出了较高的要求。

一、麻醉前评估

麻醉前评估可以分为入院前麻醉前评估和手术当日麻醉前评估两部分。胸外科医师对适宜行机器人辅助胸外科日间手术的患者进行筛查并完善基本术前检查后,患者必须在入院前完成首次麻醉前评估,明确是否适宜进行日间手术,此次评估即为入院前麻醉前评估。手术当天,麻醉实施团队将再次进行术前的麻醉前评估。

（一）入院前麻醉前评估

入院前的麻醉前评估一般在麻醉门诊进行,进行评估的麻醉医师可能并不为患者实施手术麻醉,但应根据患者的一般情况、麻醉前评估的一般原则对患者进行入院前的评估筛选。

机器人辅助胸外科日间手术应选择美国麻醉医师协会（American Society of Anesthesiologists，ASA）分级为Ⅰ~Ⅱ级、无严重心脑血管合并症、无明显肺功能异常、无肺部感染的成年患者。下列情况的患者不建议行机器人辅助胸外科日间手术:①预计术中失血多和手术时间较长的患者。②可能因潜在或已并存的疾病将导致术中出现严重并发症的患者(如神经肌肉疾病、恶性高热家族史、过敏体质、胃食管反流性疾病等)。③近期出现急性上呼吸道感染未愈者,合并哮喘的患者。④困难气道患者。⑤病理性肥胖者（BMI≥30kg/m^2）或阻塞性睡眠呼吸暂停综合征（obstructive sleep apnea syndrome，OSAS）患者,这类患者在术后呼吸功能恢复时间长,需要较长时间的严密监测。ASA推荐使用STOP-BANG工具(表3-1-1)对OSAS患者进行筛查。⑥吸毒和滥用药物者。⑦心理障碍、精神疾病及不配合的患者。⑧离院后48小时无成人陪护者。

1. 气道及心肺功能评估　除了常规评估,进行入院前评估的麻醉医师需要针对性地回顾患者胸部CT检查、纤维支气管镜检查、静态肺功能检查或运动心肺功能检查的结果,评估是否存在导致困难支气管插管的解剖变异,评估患者心肺功能对手术的耐受程度。

与常规肺切除手术的患者一样,机器人辅助胸外科日间手术患者常用的肺功能评估方法

表 3-1-1　阻塞性呼吸睡眠暂停综合征患者术前 STOP-BANG 筛查诊断

项目	回答
1. 打鼾（S）：您的鼾声大吗（高于谈话声或隔着房间门就能听到）？	是□　否□
2. 疲劳（T）：您经常在白天感觉疲劳、乏力或困倦吗？	是□　否□
3. 观察（O）：曾经有旁人观察到您在睡眠中有呼吸停止的情况吗？	是□　否□
4. 血压（P）：您患有高血压或目前正在进行高血压治疗吗？	是□　否□
5. BMI（B）：BMI>35kg/m^2？	是□　否□
6. 年龄（A）：是否超过 50 岁？	是□　否□
7. 颈围（N）：是否大于 40cm？	是□　否□
8. 性别（G）：是否为男性？	是□　否□

注：各条目回答"是"者计 1 分，"否"者计 0 分；OSAS 风险增高：3 个或以上问题回答"是"；中至重度 OSAS 风险：6 个或以上问题回答"是"。

包括：肺通气与弥散功能、运动心肺功能测试和低科技运动功能试验。对于拟行肺部手术的患者，目前国际指南均推荐同时使用 FEV1 和 DLCO 进行评估。对于肺切除患者：PPO-FEV1=术前检测 FEV1×（1−具有功能并将被切除的肺段数量/具有功能的肺段数量），PPO-DLCO=术前检测 DLCO×（1−具有功能并将被切除的肺段数量/具有功能的肺段数量）。PPO-FEV1 和 PPO-DLCO≥60% 预测值的患者为低危患者；如患者的 PPO-FEV1 或 PPO-DLCO<60% 预计值，且两者均>30% 预计值，则需结合低科技运动功能试验，如登楼试验、往返步行试验等来评估患者的手术风险；如患者的 PPO-FEV1 或 PPO-DLCO<30% 预计值，则推荐进行运动心肺功能试验，并最终根据运动心肺功能试验的结果确定患者的手术风险和肺切除范围。

2. 了解吸烟情况　是肺切除手术后肺部并发症最强的独立危险因素，也不利于患者的远期预后。因此有持续吸烟史的患者，术前应戒烟 4 周，并可以在相关科室（如呼吸科戒烟门诊）进行戒烟干预治疗，常见的戒烟干预治疗包括行为支持、药物治疗和尼古丁替代治疗。

3. 了解长期用药情况　有糖尿病、心脑血管疾病等合并症，但规律治疗、病情控制良好、无严重并发症的患者可以考虑进行机器人辅助胸外科日间手术，但麻醉医师在入院前评估时必须指导其围手术期用药方法，以降低手术风险和紧急改变围手术期用药的可能性（详见本章禁食、禁饮及围手术期用药相关内容）。

4. 了解贫血情况　贫血在肿瘤患者中很常见，与围手术期死亡、急性肾损伤、感染等发生率的增加相关，及时识别和纠正贫血能够改善患者预后。可通过口服或静脉补充铁剂 2~4 周，尽可能纠正缺铁性贫血。巨幼红细胞性贫血患者口服维生素 B$_{12}$/叶酸。促红细胞生成素治疗与肺癌和食管癌患者临床预后较差及长期存活率减少相关，不推荐作为贫血的首选治疗措施。

5. 术前宣教　与麻醉相关的术前宣教是入院前麻醉前评估的重要部分。术前紧张、焦虑、恐惧、悲观等不良情绪被认为与术后并发症的发生、疼痛、认知障碍、延迟恢复等相关，个体化的围手术期宣教是 ERAS 成功与否的独立预后因素。麻醉医师应当告知患者麻醉的大体方案（如神经阻滞或全身麻醉)和流程,指导其禁食、禁饮(详见本章禁食、禁饮及围手术期用药相关内容)。鼓励患者术后早期进食、早期活动,宣传疼痛控制及呼吸锻炼的相关知识,以缓解患者的不良情绪,增强其依从性,促进其快速康复。

(二) 手术当日麻醉前评估

手术当日,麻醉实施团队必须在术前再次确认患者身份信息及各项检查、检验结果,与患者进行充分沟通,告知麻醉方案,明确禁食、禁饮、用药及静脉补液情况,签署麻醉同意书等文件。麻醉实施团队要特别注意对患者的气道进行检查和评估,判断患者是否存在喉镜暴露困难的危险因素。并根据 CT 等影像学检查结果,测量气管和左、右支气管内径及左、右主支气管长度等,选择合适的肺隔离方法及工具,减少困难气管插管和支气管插管的发生率,避免反复插管造成的组织损伤(详见本章肺隔离技术相关内容)。

(三) 禁食、禁饮及围手术期用药

1. 禁食、禁饮 术前禁饮 8 小时或更长会增加患者脱水、恶心呕吐及术后疼痛的发生率,加重胰岛素抵抗和围手术期应激反应。由于胃排空功能正常患者在术前 90~180 分钟口服清水和清饮料并不增加围手术期误吸或吸入性肺炎的风险,因此根据 ERAS 的原则及日间手术指南,麻醉前 6 小时患者可进食少量淀粉类固体食物,但不包括油炸脂肪及肉类食物;术前 2 小时可口服含碳水化合物的清饮 200~400ml。

2. 围手术期用药 有糖尿病、心脑血管疾病等合并症,但规律治疗、病情控制良好、无严重并发症的患者可接受机器人辅助胸外科日间手术,麻醉医师应指导这类患者的围手术期用药,并注意告知患者禁食、禁饮期间可正常服药。

(1)降压药:对高血压或缺血性心脏病患者,考虑到停药可能带来的不良后果和围手术期用药的可能获益,术前不应停用 β 受体阻滞剂、中枢性交感神经阻滞药和钙通道阻滞剂,并应在围手术期继续使用(但不是新启用)这些药物。关于术前使用血管紧张素转换酶抑制药(angiotensin-converting enzyme inhibitors,ACEI)和血管紧张素受体阻滞药(angiotensin receptor blockers,ARB)的患者的用药管理,目前尚存在争议。根据现有的研究,针对使用 ACEI 和 ARB 降压且血压控制良好的患者,通常在手术当日早晨停用,但术后应尽快恢复使用。袢利尿剂和噻嗪类利尿剂值得注意的两大生理效应是低钾血症和血容量不足。低钾血症在理论上有增加围手术期心律失常的风险,可能会加强麻醉期间使用肌肉松弛药的药效;利尿剂所导致的静脉容量不足可能与麻醉药引起的血管舒张起协同作用,导致患者出现低血压,这些因素可能对机器人辅助胸外科日间手术患者的围手术期管理造成较为显著的影响。因此,推荐在手术当日早晨暂停使用袢利尿剂和噻嗪类利尿剂。

(2)降糖药:围手术期主要使用胰岛素控制血糖。二甲双胍、磺脲类、格列奈类在手术当日均应停药。术前 3~4 日应停用钠-葡萄糖协同转运蛋白 2(sodium-glucose co-transporter 2,SGLT2)抑制剂。每日使用胰高血糖素样肽-1(glucagon-like peptide-1,GLP-1)受体激动剂的患者在操作/

手术当日停药,每周用药的患者可考虑在操作/手术之前 1 周停药。

(3)阿司匹林:使用阿司匹林进行一级预防的患者,建议在手术前 5~7 日停止使用阿司匹林,度过围手术期大出血的危险期后,可在术后继续使用阿司匹林。长期接受阿司匹林用于心脑血管事件二级预防的患者,应当权衡出血和发生心脑血管时间的风险,决定是否停药。

(4)降血脂药物:由于 β-羟基-β-甲戊二酸单酰辅酶 A(β-hydroxy-β-methylglutaryl-CoA,HMG-CoA)还原酶抑制剂(他汀类药物)可预防围手术期血管事件,推荐高脂血症患者在围手术期继续使用他汀类药物(但不是新启用)。降血脂药物(如烟酸、苯氧酸衍生物)能引起肌病和横纹肌溶解,胆汁螯合剂可干扰口服药物的肠道吸收,围手术期使用依折麦布的获益或风险尚不明确。因此推荐高脂血症患者在术前 1 日停止使用这些药物,以使药物消除。

(5)镇静及抗焦虑药物:原则上术前不需要使用镇静及抗焦虑药物。

与常规住院手术患者不同,日间手术患者入院前麻醉评估和入院手术日期之间的间隔时间不定,评估的麻醉医师指导患者禁食、禁饮和围手术期用药后,应请患者准确复述,留存书面记录并打印给患者。医疗团队还要注意在患者就诊流程的各个节点上(外科门诊、麻醉门诊、日间病房等),给予患者一致的指导。

二、麻醉方法

机器人辅助胸外科日间手术的麻醉应遵循以下原则:①充分抑制手术和插管对患者身体和心理造成的应激;②保护患者心肺功能;③手术结束后使患者能快速、完全地从麻醉状态恢复;④避免麻醉相关的术后并发症。为了达到最优的麻醉管理,机器人辅助胸外科日间手术通常采用全身麻醉复合区域阻滞麻醉和气道表面麻醉的方法。

(一)全身麻醉

在手术期间,患者必须保持麻醉、肌肉松弛和机械通气状态,以提供最佳手术条件,因此,全身麻醉是机器人辅助胸外科日间手术麻醉的基础。目前尚无充分证据表明在电视辅助胸腔镜手术或机器人辅助胸外科手术中采用吸入麻醉药或基于丙泊酚的全凭静脉麻醉(total intravenous anesthesia,TIVA)技术孰优孰劣。在临床实践中,全凭静脉麻醉和静吸复合麻醉都是常用的全身麻醉方法。具体的全身麻醉诱导维持用药将在后文中进行详细探讨。

(二)区域阻滞麻醉

手术创伤等伤害性刺激会引起神经电冲动,神经电冲动经由神经细胞轴突向中枢传导,在局部麻醉药在神经周围注入后,可以与神经上的离子通道结合从而阻断 Na^+ 内流,阻断伤害性刺激向远处传导的通路,降低机体的应激反应。因此,区域阻滞麻醉能减少围手术期阿片类药物的用量,显著减少术后恶心呕吐的发生及其他阿片类药物相关副作用,例如镇静、睡眠障碍、尿潴留和呼吸抑制。

胸段硬膜外镇痛(thoracic epidural analgesia,TEA)曾被认为是胸外科手术镇痛的"金标准",胸段硬膜外输注局部麻醉药和阿片类药物的镇痛效果确切,有利于改善肺功能,促进肠排气并缩短下床时间,减少呼吸道并发症的发生,为胸外科高危手术患者首选的术后镇痛方法。但其存在低血压、硬膜外脓肿、硬膜外血肿、呼吸抑制、尿潴留等不良反应,而且胸段硬膜外操作和管理较难,存在穿刺难度高、导管脱落移位和镇痛不足的风险,同时对患者的凝血功能要求较高,这些都限制了 TEA 技术在日间手术的应用。

随着微创手术的发展,TEA 技术的临床应用已部分被区域阻滞麻醉技术所取代。常用于机器人辅助胸外科日间手术的区域阻滞麻醉技术包括胸椎旁阻滞(thoracic paravertebral block,TPVB)、竖脊肌平面阻滞(erector spinal plane block,ESPB)、前锯肌平面阻滞(serratus anterior plane block,SAPB)及肋间神经阻滞。在超声引导下,麻醉医师可在床旁实现阻滞部位的精确定位,成功率大幅提高,局部麻醉药误入蛛网膜下腔、硬膜外腔和血管及神经损伤的风险显著降低。符合机器人辅助胸外科日间手术入选标准的患者,一般不存在肥胖、穿刺部位畸形、凝血功能障碍等区域阻滞麻醉的禁忌证。术侧单次区域阻滞麻醉,配合术后患者静脉自控镇痛(patient controlled intravenous analgesia,PCIA),一般可以满足机器人辅助胸外科日间手术患者围手术期镇痛的需求,不需要留置连续给药的导管,以避免置管和拔管带来的额外风险。在手术开始前完成神经阻滞可抑制手术造成的应激和炎症反应,减少术中阿片类药物的用量、发挥超前镇痛的作用。如果患者术前未能进行神经阻滞,也可在术中由外科医师实施直视下胸腔内肋间神经阻滞或切口局部浸润麻醉,术后也可由麻醉医师进行神经阻滞。

1. 胸椎旁阻滞 TPVB 是将局部麻醉药注射到胸椎间孔的脊神经附近(椎旁间隙)从而阻滞该侧的运动、感觉和交感神经,达到同侧躯体镇痛效果的一种方法,是胸外科手术中最常使用的区域阻滞方法之一。TPVB 不仅能提供与胸段硬膜外阻滞相似的镇痛效果,而且患者血流动力学更平稳,恶心呕吐、头晕等不良反应的发生率低,安全性高。与单用全身麻醉相比,将 TPVB 用于胸腔镜辅助肺腺癌手术,虽然并不能提高术后 2 年无复发生存率,但能明显提高术后镇痛效果,减少阿片类药物的用量及副作用,加快术后早期恢复。根据局部麻醉药注射量的不同,其还可扩散至硬脊膜外腔、椎前间隙,以及相邻节段的椎旁间隙。目前机器人辅助肺癌手术的切口并无统一规定,实施 TPVB 麻醉时可根据患者的手术切口设计,采用 $T_{5/6}$ 间隙单点阻滞或选取手术切口皮区对应的 2~3 个穿刺点,注入 10~30ml 的局部麻醉药。在我们的临床实践中,通常在超声引导下在 $T_{3/4}$ 和 $T_{7/8}$ 椎旁间隙各注射 0.375%~0.500% 的罗哌卡因 10~15ml,可获得良好的镇痛效果。需要注意的是,由于交感神经阻滞,TPVB 的患者发生血压下降的情况较为常见,特别是在容量不足时和全身麻醉诱导后。因此,需要密切观察患者的循环变化,并准备好血管活性药物。

2. 竖脊肌平面阻滞和前锯肌平面阻滞 ESPB 和 SAPB 是通过局部麻醉药在筋膜平面内的扩散到达神经并发挥阻滞作用。ESPB 通过在横突水平将局部麻醉药注入竖脊肌深部筋膜层,当麻醉药阻断胸段脊神经背侧和腹侧支后,对支配胸壁前、外侧及后壁皮肤感觉神经发挥镇痛作用。SAPB 一般在腋中线第 5 肋间水平进行,穿刺时将局部麻醉药注射至前锯肌深面或浅面,阻滞前锯肌表面附着的肋间神经外侧皮支、胸背神经及胸长神经。与 SAPB 相比,ESPB 的镇痛效果更佳。这两类阻滞均适合 TPVB 穿刺困难的患者,对凝血功能的要求也较 TPVB 低,如在患者全身麻醉苏醒后进行神经阻滞,SAPB 对穿刺体位的要求较 TPVB 和 ESPB 低,减少了摆放患者体位时造成的疼痛。

3. 肋间神经阻滞　肋间神经是胸神经前支的分支,主要分布在肋间肌之间,临近腋中线时发出分支与肋间后动脉伴行。肋间神经阻滞是胸科手术后切口所在皮节镇痛的一种有效辅助方法,它可以经皮完成,也可以在术中直视下完成,不仅可观察到肋骨、神经、血管等结构,还能看到局部麻醉药的扩散区域,避免了误入血管和气胸的风险。肋间神经阻滞可以根据切口和疼痛部位应用局部麻醉药准确对相应的肋间神经进行阻滞,操作简单、效果确切、安全性高,但是不能有效缓解牵拉引起的内脏痛。肋间神经阻滞用于胸外科手术镇痛需要多点操作,且不能缓解胸腔引流管引起的术后疼痛。单次肋间神经阻滞仅在第 1 天镇痛效果较好,1 天后需要联合其他镇痛方法或者药物。

(三) 气道表面麻醉

咽喉和气管黏膜的表面麻醉可以抑制插管和拔管时的应激,减少麻醉诱导时阿片类药物的用量,减轻术后咽痛、声嘶。患者入室后,可尽早使用利多卡因喷雾喷喉,嘱患者深吸气吸入,并在气管导管或双腔管表面涂布薄层利多卡因乳膏。

三、全身麻醉诱导与维持

患者入室后,常规进行心电图、指脉氧饱和度、无创袖带压监测。在患者全身麻醉之后,进行有创动脉压、呼气末二氧化碳分压、体温、麻醉气体浓度和麻醉深度的监测。对大部分的机器人辅助胸外科日间手术患者,动脉穿刺置管是必要的,可进行连续动脉压测量和血气分析,超声引导可提高穿刺成功率,减少反复穿刺造成的损伤。对于行肺部分切除的日间手术患者,如果动脉穿刺困难,也可仅进行无创袖带压监测或使用无创连续血压监测。机器人辅助手术时,主刀医师缺乏触觉反馈,如患者术中发生体动而机械臂未能及时撤回,可能会造成严重的组织损伤、机器人报错停机等情况。因此术中应维持足够的肌肉松弛程度,严格避免体动。对机器人辅助胸外科日间手术的患者实施肌肉松弛监测,可以指导麻醉医师根据患者差异及手术进程个体化地使用肌肉松弛药,也可以在麻醉苏醒阶段,指导肌肉松弛拮抗和拔管。机器人辅助手术时,可能需要延长监护导线和麻醉管道。

机器人辅助胸外科日间手术患者的麻醉诱导和维持应当选择起效快、作用时间短、消除快、对肝肾功能影响小的药物,以达到术中充分抑制应激,术后迅速苏醒的目标。

全身麻醉中常用的镇静药物包括咪达唑仑、依托咪酯、丙泊酚。近年来新型短效镇静药物瑞马唑仑和环泊酚也可用于这类患者的诱导和维持。目前,临床上常用的阿片类药物如舒芬太尼、芬太尼、阿芬太尼和瑞芬太尼都可用于机器人辅助胸外科日间手术患者的麻醉。艾司氯胺酮具有较强的镇痛、镇静和快速抗抑郁作用,亚麻醉剂量的艾司氯胺酮用于全身麻醉和术后镇痛,能够减少阿片类药物的用量和副作用,缓解患者术后焦虑抑郁的不良情绪。如患者没有心动过缓,使用右美托咪定可以减少阿片类药物的需求,减轻患者术后疼痛。考虑到吸入麻醉药对缺氧性肺血管收缩的抑制作用和术后恶心呕吐的副作用,我们一般仅在手术进胸阶段使用低浓度的吸入麻醉药。由于在机器人辅助胸外科日间手术中一方面须严格避免患者体动,另一方面又需要在术后使患者尽快恢复肌力,避免肌肉松弛残余,因此应当使用中短效肌肉松弛药。插管时静脉注射 1mg/kg 利多卡因或 1mg/kg 的艾司洛尔,可以抑制插管时的心血管反应。

在维持阶段,需要根据麻醉深度监测结果及患者的循环波动情况调整患者镇静、镇痛药的用量。值得注意的是,由于艾司氯胺酮的脑电兴奋作用,诱导时使用艾司氯胺酮的患者脑电双频指数数值将上升,在一段时间内偏离患者的实际镇静深度,维持时间与剂量相关。如患者在术前成功实施了 TPVB,可使麻醉维持阶段阿片类药物的用量显著减少,手术操作特别是套管针进胸时引起的血压、心率波动明显减轻。肌肉松弛药代谢的个体差异较大,应当根据肌肉松弛监测结果指导药物追加。在机器人辅助手术中,深度肌肉松弛[强直性刺激后单刺激(post-tetanic count stimulation,PTC)计数为 1~2]的患者体动较中度肌肉松弛[四个成串刺激(train-of-four stimulation,TOF)计数为 1~2]患者明显减少,但深度肌肉松弛是否改善手术条件和患者预后仍存在争议。肺部手术在进行游离支气管和离断支气管的操作时,纵隔手术中游离靠近气管隆突和心包附近的肿瘤及在肺静脉周围的操作时刺激较强,容易引起患者体动,麻醉医师可在这些阶段有针对性地维持深度肌肉松弛。

四、肺隔离、肺萎陷与单肺通气

(一) 肺隔离技术

为了方便实施单肺通气(one-lung ventilation,OLV),机器人辅助胸外科日间手术需要使用肺隔离技术,这类手术中常用的肺隔离技术有双腔支气管导管(double-lumen tube,DLT)和支气管堵塞器(endobronchial blocker tube)。此外,人工气胸也可以在双肺通气的情况下为主刀医师创造操作空间,但无法实现肺隔离。

1. 双腔支气管导管　Robertshaw 型 DLT 用于临床已有半个多世纪,被认为是实现肺隔离的"金标准"。具有放置容易、吸引方便、移位少、可以两侧肺分别通气、低氧血症时非通气侧肺可以实施持续气道正压通气(continuous positive airway pressure,CPAP)、可以实现绝对的肺隔离等优点。但是 DLT 管径粗、管身硬,放置时对气道的刺激和损伤大,部分困难气道或支气管解剖异常的患者置入 DLT 困难。亚洲人身材较矮小,其身高并不是选择 DLT 大小和插管深度的良好指标。因此,我们常规在水平位切面和冠状面切面的 CT 影像中测量环状软骨至隆突的距离、环状软骨水平气管横径、左主支气管横径、右主支气管长度(隆突与右上叶支气管开口间的距离)及右中间段支气管横径。DLT 的支气管端外径应当较左主支气管横径或右中间段支气管横径小 1~2mm,气管端外径应当较环状软骨水平气管横径小 2mm 以上,这样才可以保证 DLT 的顺利置入。值得注意的是,有研究显示 CT 肺窗测量的气管及支气管径线值较实际偏小,而 CT 纵隔窗测量的气管、支气管径线较实际大。不同品牌的 DLT 外径和长度有差异,麻醉医师应当熟悉所在机构常用的 DLT 规格。仅凭听诊不能确定 DLT 放置是否正确,因此在置入 DLT 后,必须使用纤维支气管镜或支气管软镜明确其方位及置入深度,避免置入对侧、置入过浅或置入过深(可能导致单肺叶通气)。置入右侧 DLT 时,还需明确右上叶支气管起始部位与右侧 DLT 侧孔开口之间的对位关系。在摆放侧卧位时,DLT 通常会向外退出 1~2cm,因此必须重新检查其位置。随着可视化技术的进步,可视 DLT 也在临床普遍得到使用。可视 DLT 使 DLT 的定位更为简便,并可在术中持续观察 DLT 的位置及隆突附近结构内是否有分泌物,但由于摄像头只能观察到隆突附近的情况,必要时 DLT 支气管端仍需要使用纤维支气管镜进行检查。

2. 支气管堵塞器 支气管堵塞器采用堵塞一侧支气管的方法实现堵塞部位远端的肺隔离,必要时还可实现选择性的肺叶隔离。目前有多种类型的支气管堵塞器应用于临床,根据设计的不同可以在支气管镜的引导下置入,或者盲探置入一侧支气管后再通过支气管镜确认其位置。支气管堵塞器用于机器人辅助胸外科日间手术的最大优势在于置入时对气道的刺激和损伤较小。支气管堵塞器可以通过单腔管管腔内或在单腔管管腔外经声门置入,在成人患者中,以前者更为常见。利用喉罩+支气管堵塞器实施肺隔离在多个医疗中心也成为临床常用的技术。根据使用的喉罩类型的不同,可以先在喉镜辅助下放置支气管堵塞器再同轴置入喉罩,或者先置入喉罩,再沿喉罩放置支气管堵塞器。由于在大多数情况下,单腔气管导管或喉罩需要同时容纳支气管堵塞器和支气管镜,因此多使用直径<4mm 的支气管镜以保证足够的操作空间。需要注意的是,在摆放体位和手术的过程中,支气管堵塞器移位的风险较 DLT 大,特别是放置于右主支气管内的支气管堵塞器。由于右主支气管长度较短,支气管堵塞器移位更容易造成右肺或右上叶意外通气,干扰手术,因此,右主支气管长度过短(2cm 以下)的患者,不推荐放置支气管堵塞器。随着可视单腔气管导管的应用,尖端偏转(预塑形或可调节的)的支气管堵塞器也可在无支气管镜的情况下使用。

肺隔离设备的选择取决于个人经验、舒适度和患者气管支气管树的解剖情况。麻醉医师应熟悉各种可用设备,以便为每例患者做出最佳选择。与电视胸腔镜辅助手术或开胸手术相比,机器人辅助胸外科手术患者的头部距离麻醉医师较远,体位摆放和手术铺巾使得麻醉医师接触患者受限,因此,在机器人就位前要确认肺隔离装置的定位。可视 DLT、可视单腔气管导管和可视喉罩等可视化气道管理工具在这类患者中的应用可能具有独特的价值。

(二)肺萎陷

外科手术机器人的内镜为高分辨率 3D 镜头,对手术视野具有 10~15 倍的放大倍数,能为主刀医师带来患者体腔内 3D 立体高清影像,使主刀医师更能把握操作距离,更能辨认解剖结构,提升了手术精确度。由于放大倍数大、视野较小,膨胀肺组织对手术的干扰更为明显,因此机器人辅助胸腔镜手术对肺萎陷程度的要求更高。

可综合采用以下方法促进术侧肺萎陷:①使用纤维支气管镜或支气管软镜明确 DLT 和支气管堵塞器的位置正确,特别要注意 DLT 和支气管堵塞器的放置位置不宜过深,否则可能部分堵塞某一叶支气管开口,影响其萎陷。右侧 DLT 侧壁开口与右上叶支气管起始部位之间的对位情况也会影响右上叶的萎陷速度。通过支气管镜检查气管、叶、段支气管通畅程度,吸引、清理气道分泌物。②在 OLV 前纯氧通气或吸入 50% 左右 N_2O 有利于肺内气体经血流吸收。③采用断开呼吸回路暂停通气(disconnection technique)的方法实施肺萎陷,无论患者是置入的 DLT 还是支气管堵塞器,均可在主刀医师进胸前数秒断开麻醉机呼吸回路与人工气道之间的连接,暂停通气,待患侧胸膜被穿破后行 OLV。使用支气管堵塞器的患者暂停呼吸时要将堵塞器套囊放气,进行OLV 前再重新充气。研究表明,肺功能正常的患者纯氧通气后暂停呼吸 2min 内不增加患者低氧血症的风险。④如通过以上方法,肺萎陷效果仍然不佳,可采用间断吸引 DLT 的术侧管腔,或者间断吸引支气管堵塞器吸引通道的方法,促进肺内气体的排出。吸引时要注意控制吸引压力和时间。

除了 DLT 和支气管堵塞器,也可采用人工气胸进行手术,通过胸腔内吹入 CO_2 气体对术侧肺进行机械性的压迫从而实现肺萎陷。人工气胸用于机器人辅助胸外科日间手术适合交感神经切除术、纵隔手术、肺大疱切除术、肺部分切除术等时间较短的手术类型。其优点是患者仅需要插入单腔气管导管,术中对膈神经、喉返神经的暴露清晰,胸内正压可加速肺塌陷,使膈肌下陷,有利于纵隔内脂肪组织和淋巴结组织的清扫,在维持胸膜腔压力相对稳定的前提下,可以间断或持续将套管针开放,有利于术中烟雾的排出,小静脉受压使术中出血减少,这些都使得术野更清晰。由于 CO_2 气胸直接压迫纵隔,患者可能出现明显的气道压增高、低氧血症、高碳酸血症、血压下降、心率增快、心律失常及对侧气胸。循环的变化在年龄偏大、血容量不足和有心血管合并症的患者中更为明显,因此要谨慎使用。使用人工气胸时要特别注意控制 CO_2 气胸压力(充气后胸膜腔内压<10mmHg)及充气速度(≤2L/min),避免患者循环的剧烈波动。如术中出现较大静脉的出血,还需要警惕 CO_2 气体栓塞的形成。

(三)单肺通气

OLV 期间,每例患者都有一套个体化的最佳呼吸参数组合,这些参数包括潮气量、呼吸频率、吸呼气时间比和压力或容量控制通气。在 OLV 阶段如何设定呼吸参数,以实现保护肺功能的目的,麻醉医师一直在寻求更好的组合方案。

OLV 阶段如采用与双肺通气时同样的大潮气量,会使通气侧肺不张部位反复复张,虽然会减少低氧血症的发生率,但反复肺不张和肺复张可能增加通气侧急性肺损伤的风险。近年来,随着OLV 阶段低氧血症发生概率的大幅下降和对机械通气相关肺损伤的研究,小潮气量加呼气末正压通气(positive end expiratory pressure,PEEP)的应用成为趋势。接受机器人辅助胸外科日间手术的患者没有肺气肿或慢性阻塞性肺疾病(chronic obstructive pulmonary disease,COPD),我们通常按患者理想体重设置 4~6ml/kg 的小潮气量及 $5mH_2O$ 的 PEEP 作为初始设定,这对大多数患者是合理的。潮气量设定的目标是使气道峰压<$35cmH_2O$,气道平台压<$25cmH_2O$。近年来的研究发现,以实现最小驱动压(驱动压=平台压–呼气末正压)指导 PEEP 的调定有利于制订个体化的通气策略,并可以更好地发挥肺保护作用。

OLV 时可采用容量控制通气（volume control ventilation，VCV）模式、压力控制通气（pressure control ventilation，PCV）模式、压力控制-容量保证（pressure control ventilation-volume guaranteed，PCV-VG）模式。有部分研究显示采用 PCV 模式或 PCV-VG 模式通气时，在潮气量相同的情况下气道峰压、平台压较低，动脉血氧分压较高。但得出 PCV 模式优于 VCV 模式的结论仍为时尚早。PCV 模式可以避免手术操作时气道峰压的突然增加，但这也意味着，使用 PCV 时，必须密切监视潮气量的变化，而 PCV-VG 模式则避免了这个弊端。

在 OLV 阶段，呼吸频率的调节目标是维持动脉血二氧化碳分压（partial pressure of carbon dioxide tension，$PaCO_2$）在正常范围。OLV 时，$PaCO_2$ 与呼气末二氧化碳分压（end-tidal carbon dioxide，$PetCO_2$）之间的差值常常增加 1~3mmHg，并且个体差异很大。这使得 $PetCO_2$ 监测的可靠性下降。在 OLV 期间，动脉血氧分压（partial pressure of oxygen，PaO_2）PaO_2 会下降，一般在 OLV 后 20~30 分钟降至最低点。多数患者的脉搏血氧饱和度（pulse oxygen saturation，SpO_2）在 OLV 开始后的前 10 分钟变化较明显，因此我们通常在 OLV 开始时将吸入氧浓度设置为 100%，10 分钟后使用空氧混合气体，降低吸入氧浓度，维持可接受的氧饱和度。在双肺通气期间，纯氧通气和通气暂停常常会使通气侧肺发生肺不张。执行通气侧肺的复张手法是有用的，在整个 OLV 期间，定期肺复张对于维持 PaO_2 水平十分重要。在手术结束双肺通气连接胸腔引流瓶后，也应当执行肺复张手法，促进非通气侧肺的肺复张。已有研究显示，使用人工气胸进行手术的患者，双肺通气较 OLV 对患者肺内分流率及氧合的影响更小。

在 OLV 期间可能发生低氧血症，如果氧饱和度突然急剧下降，那么在手术允许的情况下，应当恢复双肺通气，待氧饱和度恢复后再寻找可能的原因并予以纠正。如果氧饱和度逐渐下降，在机器人辅助胸外科日间手术患者通常可以采取以下措施进行处理：①应用纤维支气管镜检查 DLT 或支气管堵塞器的位置；②确保最佳心排血量，降低挥发性麻醉药至<1 最低肺泡有效浓度（minimum alveolar concentration，MAC）；③通气侧肺使用复张手法（这会暂时加重低氧血症）；④增加通气侧肺 PEEP（除非患者伴有肺气肿）。一般而言，使用这些针对通气侧肺的措施可以有效改善患者的氧饱和度。只有极少数的患者需要通过对非通气侧肺吹入氧气或通气来纠正低氧血症。即使是低流量的氧气吹入、1~2cmH₂O 的 CPAP 或低压力的部分通气技术都会对手术造成明显的干扰。

五、输液管理与体温管理

（一）输液管理

过度严格的输液限制或自由输液方案都不利于肺部手术患者的预后，但总体而言，在机器人辅助胸外科日间手术的过程中，建议采取限制性输液策略。术前缩短禁饮时间有助于防止患者脱水、减少静脉补液量。机器人辅助胸外科日间手术患者术前 2 小时仍可口服含碳水化合物的清饮 200~400ml，静脉补液以维持和补充液体丢失为主，不用补充"第三间隙"丢失液。根据各日间手术中心或病房的管理流程和手术台次的安排，机器人辅助胸外科日间手术患者入院的时间可能从清晨至接近中午,大部分患者在进入手术室之前没有建立静脉通路进行静脉补液。日间手术出血量较少,我们按照多数胸外科手术 ERAS 研究中的推荐,术中以低于 6ml/(kg·h) 的速度输注晶体液(生理盐水、林格液、醋酸钠林格液等),输液总量不超过 1.5~2.0L。如果患者存在导致血容量不足的高危因素(如禁饮时间较长、夏季大量出汗、手术候台时间较长而未静脉补液),可以考虑输注胶体液。术前行 TPVB 的患者如出现低血压,我们通常予以去氧肾上腺素等血管收缩药予以纠正,而不是大量扩容。有研究显示,实施目标导向的液体管理策略有利于改善胸外科手术患者术中氧合的情况,降低术后并发症的发生率,并缩短住院时间,但每搏输出量变异度(stroke volume variation,SVV)、脉压变异度(pulse pressure variation,PPV)等指标在机器人辅助胸外科日间手术患者中的应用价值仍有待进一步探索,判断血容量不足的界限值也存在争议。

(二)体温管理

围手术期低体温可导致麻醉苏醒延迟、凝血功能下降、心血管不良事件、切口感染风险增加等诸多不良结局。术中应连续监测患者体温,在测量患者鼻咽温的过程中应充分润滑温度探头,且置入动作应轻柔,以避免损伤鼻道。术中采用加温垫、压力暖风毯、液体加温等方法可避免患者低体温。

六、麻醉苏醒

因为机器人辅助胸外科日间手术所选择的麻醉诱导和维持药物是起效快、作用时间短、消除快的药物,大部分机器人辅助胸外科日间手术的患者可以在手术间苏醒拔管。我们根据麻醉深度监测及时调整患者镇静药物用量。但由于机器人辅助手术中肌肉松弛程度较深,虽然我们选择的是中短效的肌肉松弛药,手术结束时仍存在术后肌肉松弛残余(residual neuromuscular blockade,RNMB)的可能。RNMB 可引起上呼吸道梗阻,增加反流误吸风险,导致肺通气量降低和呼吸功能障碍,增加肺部并发症的发生风险。在没有药物禁忌证的情况下建议常规使用新斯的明或舒更葡糖钠等药物拮抗,促进患者呼吸功能恢复。传统的乙酰胆碱酯酶抑制剂新斯的明可用于拮抗术后 RNMB,但可能引起迷走神经张力增加,导致心率减慢、腺体分泌过多、支气管收缩等一系列不良反应,常需要与抗胆碱能受体(如阿托品、格隆溴铵)一起使用。这些药物本身可能产生心动过速、视力模糊、催眠镇静、轻度意识混乱等副作用,尤其在老年人和心血管疾病的患者中值得注意。舒更葡糖钠是一种新型的选择性氨基甾类肌肉松弛药拮抗剂,其 γ-环糊精结构能特异性包裹氨基分子甾类肌肉松弛药如罗库溴铵,并形成紧密结合的复合体,使神经肌肉接头内烟碱型乙酰胆碱受体的罗库溴铵浓度迅速下降,从而快速逆转其诱导的神经肌肉阻滞作用。逆转中度神经肌肉阻滞(从 T2 恢复到 TOF 比值>0.9)应给予舒更葡糖钠 2.0mg/kg,逆转所需时间平均为 1.96 分钟。逆转深度神经肌肉阻滞(从 PTC 1~2 恢复到 TOF 比值 0.9)应给予舒更葡糖钠 4.0mg/kg,中位逆转时间为 2.7 分钟。有研究发现对于老年人、合并心血管疾病的患者,舒更葡糖钠不会增加心血管事件的发生风险。有一些个案报道显示舒更葡糖钠可能引起患者心率明显减慢,以及有引起过敏反应的可能,在使用时应当注意观察。

应根据肌肉松弛监测和麻醉深度监测的结果决定拔管时机。麻醉深度监测常用的监测方法有脑电双频指数(bispectral index,BIS)、听觉诱发电位指数(a-line ARX index,AAI)、麻醉伤害趋势指数(narcotrend index,NTI)和SEDline镇静监测。BIS 40~65为麻醉状态,达到80基本可以唤醒。SEDline患者状态指数(patient state index,PSI)25~50为理想的麻醉状态,达到90时基本清醒。患者的苏醒一般建议在麻醉深度监测恢复到苏醒水平时,再根据肌肉松弛监测的结果予以拮抗。关于肌肉松弛监测,即使患者的肺活量和吸气力正常,TOF比值为0.9或更低也可能影响患者维持呼吸道通畅的能力,造成患者的不愉快,产生复视、视物模糊及面部肌肉无力等。建议用肌机械描记法(mechanomyography,MMG)或肌电描记法(electromyography,EMG)记录的TOF比值必须超过0.90,用加速度描记法(acceleromyography,AMG)记录的TOF比值必须超过1.0才能确保无残余的神经肌肉阻滞。

术前使用胸段硬膜外或区域阻滞有利于减少阿片类药物的用量,避免疼痛引起的苏醒期躁动和自主呼吸抑制,促进患者早期苏醒。拔管后仍需在手术间或者麻醉后监测治疗室(post anesthesia care unit,PACU)观察患者情况,直至改良Aldrete评分(表3-1-2)9分以上方可转回病房。

表3-1-2　改良Aldrete评分表

	离院标准	评分/分
运动	能够自主或根据指令移动四肢,肌力4级	2
	自主或根据指令移动两个肢体,肌力2级	1
	不能自主或根据指令移动肢体,肌力0级	0
呼吸	可深呼吸和随意咳嗽	2
	呼吸窘迫或呼吸受限	1
	无呼吸	0
循环	血压波动±20%以下	2
	血压波动±(20%~49%)	1
	血压波动±50%以上	0
意识	完全清醒	2
	嗜睡但可被叫醒	1
	对刺激无反应	0
氧饱和度	吸空气SpO$_2$>92%	2
	须吸氧才能维持SpO$_2$>90%	1
	吸氧条件下SpO$_2$仍<90%	0

注:总分为10分,9分以上可以回病房。

（王　锷　翁莹琪）

第二节

机器人辅助胸外科日间手术的围手术期疼痛管理与术后恶心呕吐的干预要点

一、围手术期疼痛管理

胸外科手术创伤大,涉及皮肤、肌肉、肋骨、胸膜、肺等多个器官脏器组织及躯体和内脏感受器,胸外科手术术后急性疼痛发生率高、疼痛强度大,影响患者的康复。优化镇痛是 ERAS 方案中的一个关键因素。良好的围手术期疼痛管理可减少术后早期并发症(如肺炎、肺不张、低氧血症)及晚期并发症(如胸外科术后慢性疼痛)的发生。尽管机器人辅助胸外科手术对肋间隙的牵拉、撬动较电视辅助胸腔镜手术轻,但目前的研究尚未发现两者在术后急慢性疼痛的发生率和严重程度上存在区别。

开胸术后有多个感觉传入神经传递伤害性刺激,其中包括切口(肋间神经 $T_4 \sim T_6$)、胸腔引流(肋间神经 $T_7 \sim T_8$)、纵隔胸膜(迷走神经,心交感神经)、中央隔胸膜(膈神经,$C_3 \sim C_5$)和同侧肩部(臂丛)。仅靠单一的镇痛技术难以阻断所有的疼痛传入,因此应当采用多模式镇痛技术。多模式镇痛是指联合作用于中枢或外周不同机制的镇痛药和/或镇痛方法的组合,可增强镇痛效应、减少不良反应、加速患者康复,是目前临床上较为倡导的疼痛健康管理方案。目前,对机器人辅助胸外科日间手术的患者,推荐在单次区域阻滞麻醉的基础上,采用术前口服对乙酰氨基酚、加巴喷丁或 NSAIDs;术中合理使用阿片类药物,并联合使用 NSAIDs、右美托咪定和 N-甲基-D-天冬氨酸受体(N-methyl-D-aspartic acid receptor,NMDA receptor)拮抗剂;术后患者静脉自控镇痛(patient controlled intravenous analgesia,PCIA)及补救镇痛;出院后桥接口服镇痛药的全流程疼痛管理方案。

(一)术前疼痛干预

手术患者由于对自己病情的担心和睡眠环境的改变,普遍存在睡眠障碍。术前睡眠质量下降会导致术后疼痛的发生率增加,疼痛程度也更重。日间手术的患者由于手术当日才入院,所以术前可以在自己家里休息,睡眠质量会较在医院休息有明显提高,有利于减少术后疼痛。良好的术前宣教通过减轻患者的心理负担,提高患者的心理承受能力,也能改善患者的睡眠,减少术后并发症,从而促进患者在短时间里恢复健康。褪黑素是一种由松果体合成与分泌的吲哚类神经内分泌激素,围手术期患者的褪黑素水平分泌节律容易发生紊乱,外源性补充褪黑素能缩短入睡时间,改善睡眠质量,但不建议长期使用,因为长期服用外源性褪黑素会抑制自身褪黑素的分泌,形成依赖,还可能导致内分泌系统的紊乱。

超前镇痛可以通过提高患者对伤害性刺激的承受力,抑制伤害性刺激的传导,减少致痛因子的产生,从而减少阿片类镇痛药的用量,提高镇痛效果,减少药物刺激的不良反应。机器人辅助胸外科日间手术的患者,建议术前采用超前镇痛策略,手术开始前使用镇痛药,并进行区域阻滞麻醉。

(二) 患者静脉自控镇痛

患者静脉自控镇痛(PCIA)是目前临床上最常用的术后镇痛方式,它的优点是患者可以根据自身疼痛耐受程度调节镇痛药的剂量。但由于胸外科手术产生的疼痛强烈,阿片类药物仍然是PCIA 中的基础药物。为了减少阿片类药物的不良反应,建议联合使用非阿片类药物,如 NSAIDs、NMDA 受体拮抗剂(氯胺酮或艾司氯胺酮)、α2 受体激动剂(可乐定和右美托咪定)和 α2δ 受体激动剂(加巴喷丁和普瑞巴林)等。根据手术、患者、药物、镇痛泵器材、术后急性疼痛管理的人员安排和流程的不同,PCIA 的参数设定不同:如长效阿片类药物羟考酮作为基础的 PCIA 药物用于配合良好的患者时,可以采用无背景剂量的设定方法;如采用舒芬太尼作为基础阿片类药物,或患者及家属可能配合不佳时,则应当设定持续输注背景剂量。

(三) 院外疼痛管理

机器人辅助胸外科日间手术较传统开胸手术创伤小,能显著降低患者术后疼痛,而且住院期间采用多模式镇痛,大部分患者感觉疼痛控制可,总体呈现为轻度疼痛水平。但患者出院后 5~7 天仍存在切口疼痛,疼痛部位以引流口居多,这意味着出院后仍然需要对患者的急性疼痛进行评估和控制。

有研究显示,胸外科手术患者出院后采用药物镇痛的比例较低,分析产生这一结果的原因有两个方面:一方面是患者存在镇痛"误区",对镇痛药认识不足,过度担心不良反应,导致出院后不愿意继续使用;另一方面是医务人员对患者出院后镇痛计划关注不够。因此,应在患者围手术期的各个环节加强疼痛教育,帮助患者提高认识,走出误区,主动参与疼痛管理,并制订个体化的出院后镇痛计划。考虑到胸外科患者出院后的疼痛水平多为轻度,可以出院后开具 NSAIDs,比如布洛芬缓释胶囊、对乙酰氨基酚片、塞来昔布等,既具有镇痛和抗炎作用,又无成瘾性。如果患者表现为中度疼痛,可选用弱阿片类药物联合应用 NSAIDs 等药物,如曲马多联合对乙酰氨基酚。出院后的镇痛处方应当明确用药剂量、用药频率及治疗时间,根据随访时的疼痛评估指导患者停药。

(四) 常用镇痛药

1. 阿片类药物　阿片类药物镇痛效果确切,是目前治疗急性重度疼痛和癌症相关慢性疼痛最有效的药物。单独全身使用阿片类药物能有效控制背景疼痛,但若要控制与咳嗽和运动相关联的急性疼痛,则需要较高的血浆浓度,而此浓度可能使大部分患者呈现镇静状态或通气不足。即使患者使用静脉自控镇痛装置,疼痛控制也不理想,当阿片类药物的血浆浓度降至治疗水平以下时,将影响患者的睡眠。此外,静脉注射或者口服阿片类药物往往会造成恶心、呕吐、便秘等全身性不良反应。因此,通过联合非阿片类药物、使用局部麻醉药进行神经阻滞在保证满意的镇痛效果的同时减少阿片类药物用量,是近 10 年来术后疼痛管理领域的一致共识。舒芬太尼是一种高选择性的阿片 μ 受体激动剂,镇痛效果好,但是单剂应用剂量较大时,容易诱发恶心呕吐、呼吸抑制等不良反应。羟考酮是一种新型的阿片 μ 和 κ 双受体激动剂,对内脏痛的镇痛效果好,对呼吸影响小,安全性高,可单独使用,也可与其他镇痛药联合使用。氢吗啡酮是一种吗啡的半合成衍生物,主要作用于阿片 μ 受体,对阿片 δ 受体有较弱的作用,它的镇痛作用是吗啡的 5~10 倍,不良反应较少。

2. 非甾体抗炎药 胸外科手术中使用 NSAIDs 可以减少超过 30% 的阿片类药物用量,对治疗同侧肩部疼痛非常有效。NSAIDs 可逆性抑制环氧化酶,减少前列腺素(prostaglandin,PG)的合成,发挥抗炎和镇痛作用,但是也可能引起血小板功能降低、胃黏膜损伤、支气管反应性增加及肾功能减退。因此,对于有消化道疾病的机器人辅助胸外科日间手术患者,使用 NSAIDs 镇痛要警惕其胃肠道副作用。目前临床常用的静脉用 NSAIDs 有氟比洛芬酯、帕瑞昔布钠和酮咯酸氨丁三醇;口服 NSAIDs 有布洛芬和塞来昔布。

(1)氟比洛芬酯:氟比洛芬酯是一种以脂微球为载体的非选择性 NSAIDs,通过抑制脊髓和外周前列腺素的合成,减少炎症反应,提高疼痛阈值而发挥镇痛作用。脂微球作为新型药物载体,可以使包裹的药物在炎症部位聚集,控制药物的释放,使药效持续时间延长,脂微球易于跨越细胞膜,缩短起效时间。

(2)酮咯酸氨丁三醇:酮咯酸氨丁三醇是异丁芬酸类非甾体药,镇痛效果与氟比洛芬酯相比差异不大,但术后恶心呕吐的发生率低于氟比洛芬酯。

(3)帕瑞昔布:帕瑞昔布是高选择性的环氧合酶 2(cyclooxygenase-2,COX-2)抑制剂,通过选择性抑制 COX-2,阻止花生四烯酸(arachidonic acid,AA)转化为 PG 和血栓素 A2(thromboxane A2,TXA2)进而发挥抗炎、镇痛及解热的作用。与其他传统的 NSAIDs 相比,帕瑞昔布对 COX-2 的作用比 COX-1 大 100 倍,因此抗炎作用更强,对胃肠道、肾功能、凝血功能的影响则很小,用于手术患者的术后镇痛具有更高的安全性。此外,选择性 COX-2 抑制剂还可通过减少脊髓后角 COX-2 表达,抑制中枢 PG 的合成,从而剂量依赖性地抑制 NMDA 和 α-氨基-3-羟基-5-甲基-4-异恶唑丙酸(α-amino-3-hydroxy-5-methyl-4-isoxazole-propionic acid receptor,AMPA)受体激活,减轻外周疼痛刺激所引起的脊髓伤害性反应。

(4)塞来昔布:塞来昔布胶囊是一种口服的选择性 COX-2 抑制剂,服药方便,镇痛效果好,安全性较好,目前也是胸外科手术术前和术后常用的镇痛药。

3. 对乙酰氨基酚 对乙酰氨基酚是一种解热镇痛药,环氧化酶抑制作用较弱,可口服或直肠给药,它能有效治疗肩部疼痛,其毒性低于环氧化酶抑制作用更强的 NSAIDs。对乙酰氨基酚可以应用于儿童,常规剂量对肝肾功能的影响小,安全性高。

4. 氯胺酮 氯胺酮是一种 NMDA 受体拮抗剂,作为多模式镇痛的一部分,近年来越来越多地被用于胸外科手术的术后镇痛。术中使用亚麻醉剂量的氯胺酮静脉注射或持续输注,可以减少术中镇静和镇痛药的用量。术后也可用于 PCIA 辅助镇痛,并发挥缓解患者术后不良情绪的作用,有利于患者的康复。使用氯胺酮时,要注意其麻醉恢复期谵妄、分泌物增加及颅内压、眼压增加的副作用。近年来新上市的右旋氯胺酮,与 NMDA 受体和阿片 μ 受体的亲和力更高,故较氯胺酮具有更强的镇痛效力,使用剂量仅为氯胺酮的 1/2,且具有更高的体内清除率和理论上更低的副作用发生率。

5. 右美托咪定　右美托咪定是一种选择性肾上腺素 α₂ 受体激动剂,具有镇静、镇痛、抗焦虑、保护神经的作用,且无明显的呼吸抑制作用,其镇静机制类似于生理性睡眠。由于术中、术后应用右美托咪定可以明显改善胸外科患者围手术期的焦虑情绪,协同镇痛效果明显,从而可以缩短术后住院时间,因此比较适合胸外科日间手术的患者。有研究认为其还有保护肾功能的作用。右美托咪定的给药途径多样,常用静脉注射给药,但也可以通过血管外给药以避免因静脉注射引起的心血管不良反应,比如经鼻黏膜吸收也是一种方便有效的给药途径。

6. 加巴喷丁类似物　加巴喷丁和普瑞巴林是治疗慢性疼痛综合征的常用药物。有研究认为术前和术后使用加巴喷丁在开胸术后镇痛方面有显著疗效。

(五) 其他减轻疼痛的方法

除了镇痛药,围手术期降低患者的焦虑情绪、改善患者睡眠、安放直径较小的引流管、早期拔除引流管、术中体位安放时注意避免手臂过度上举引起肌肉拉伤等措施也有助于减轻患者的术后疼痛。

二、术后恶心呕吐的预防与治疗

术后恶心呕吐(postoperative nausea and vomiting,PONV)是一种发生于术后的胃肠功能紊乱,是延长日间手术患者住院时间的第二大因素,主要发生在术后 24~48 小时内,少数患者可以持续 3~5 天。PONV 的发生率为 20%~37%,高危患者可以达到 80%。PONV 轻者影响患者的术后休息与康复,重者可导致切口裂开、术后出血、电解质紊乱、反流误吸等。PONV 是影响患者术后快速康复的重要因素,亟待解决和改善。

PONV 发生机制复杂,影响因素众多,患者自身因素、手术因素及麻醉因素等都与其密切相关。2020 年术后恶心呕吐管理的共识性指南指出,PONV 的危险因素包括:女性、PONV 病史或晕动症病史、非吸烟、年轻患者、全身麻醉、使用挥发性麻醉药或氧化亚氮、术后使用阿片类药物镇痛、较长的麻醉时间、某些类型的外科手术(如腹腔镜手术)。

机器人辅助胸外科日间手术的患者 PONV 的管理应采取多模式预防的方法,尽可能避免 PONV 导致患者延迟离院或回家后再次出现症状的情况。首先,围手术期可以采用多种措施降低 PONV 的基线风险。这些措施包括:尽量缩短手术麻醉的时间;术中尽量减少吸入麻醉药和笑气;采用区域阻滞麻醉;采用多模式镇痛以减少术中、术后阿片类药物的用量;充足地围手术期补液等。

术前须重视评估 PONV 的发生风险,有 1~2 个 PONV 危险因素的患者,考虑给予以下措施中的 2 种进行预防,有超过 2 个 PONV 危险因素的患者,给予 3~4 种措施预防。目前防治 PONV 的措施包括:①多巴胺受体拮抗剂,代表药物为甲氧氯普胺。②5-HT3 受体拮抗剂,如昂丹司琼、阿扎司琼、托烷司琼、帕洛诺司琼等,均能选择性抑制外周神经系统突触前 5-HT3 受体,阻断呕吐反射。③神经激肽-1 受体拮抗剂,如阿瑞吡坦、卡索吡坦、罗拉吡坦等。阿瑞吡坦的半衰期为 40 小时,预防呕吐作用在术后 24 小时与昂丹司琼类似,但是在术后 24~48 小时的作用优于昂丹司琼。④糖皮质激素,如地塞米松、甲强龙等。麻醉诱导前(而不是手术结束时)使用地塞米松 4~10mg 可有效预防 PONV。有研究显示,地塞米松的使用可以减少镇痛药的用量,而单次使用并不增加术后感染等风险,对糖尿病患者的血糖影响也较轻微。⑤抗组胺药,如苯海拉明。⑥丙泊酚维持麻醉。⑦针刺或按摩穴位(内关、合谷或足三里)。⑧抗胆碱能药物,如东莨菪碱皮贴。对于发生 PONV 的患者(未预防性用药或预防性治疗失败者),应提供止吐治疗。

(王　锷　翁莹琪)

参考文献

［1］ 罗清泉,王述民,李鹤成,等. 机器人辅助肺癌手术中国临床专家共识［J］. 中国胸心血管外科临床杂志, 2020,27(10):1119-1126.

［2］ 欧阳文,李天佐,周星光,等. 日间手术麻醉专家共识［J］. 临床麻醉学杂志,2016,32(10):1017-1022.

［3］ SEO J H,BAE J,PAIK H,et al. Computed Tomographic Window Setting for Bronchial Measurement to Guide Double-Lumen Tube Size［J］. J Cardiothorac Vasc Anesth,2018,32(2):863-868.

［4］ 马正良,黄宇光,顾小萍,等. 成人日间手术加速康复外科麻醉管理专家共识［J］. 协和医学杂志,2019,10 (6):562-569.

［5］ 姜格宁,张雷,朱余明,等. 肺切除手术患者术前肺功能评估肺科共识［J］. 中国胸心血管外科临床杂志, 2020,27(1):1-9.

［6］ YEAP Y L,WOLFE J W,BACKFISH-WHITE K M,et al. Randomized prospective study evaluating single-injection paravertebral block,paravertebral catheter,and thoracic epidural catheter for postoperative regional analgesia after video-assisted thoracoscopic surgery［J］. J Cardiothorac Vasc Anesth,2020,34(7):1870-1876.

［7］ BAIDYA D K,KHANNA P,MAITRA S. Analgesic efficacy and safety of thoracic paravertebral and epidural analgesia for thoracic surgery:a systematic review and meta-analysis［J］. Interact Cardiovasc Thorac Surg, 2014,18(5):626-635.

［8］ BATCHELOR T J P,RASBURN N J,ABDELNOUR-BERCHTOLD E,et al. Guidelines for enhanced recovery after lung surgery:recommendations of the Enhanced Recovery After Surgery(ERAS®)Society and the European Society of Thoracic Surgeons(ESTS)［J］. Eur J Cardiothorac Surg,2019,55(1):91-115.

［9］ ELSAYED H H,MOHARRAM A A. Tailored anaesthesia for thoracoscopic surgery promoting enhanced recovery:The state of the art［J］. Anaesth Crit Care Pain Med,2021,40(2):100846.

［10］ YOSHIMURA T,UEDA K,KAKINUMA A,et al. Bronchial blocker lung collapse technique:nitrous oxide for facilitating lung collapse during one-lung ventilation with a bronchial blocker［J］. Anesth Analg,2014,118(3): 666-670.

［11］ LI Q,ZHANG X,WU J,et al. Two-minute disconnection technique with a double-lumen tube to speed the collapse of the non-ventilated lung for one-lung ventilation in thoracoscopic surgery［J］. BMC Anesthesiol, 2017,17(1):80.

［12］ CHENG Q,HE Z,XUE P,et al. The disconnection technique with the use of a bronchial blocker for improving nonventilated lung collapse in video-assisted thoracoscopic surgery［J］. J Thorac Dis,2020,12(3):876-882.

［13］ PU J,LIU Z,YANG L,et al. Applications of pressure control ventilation volume guaranteed during one-lung ventilation in thoracic surgery［J］. Int J Clin Exp Med,2014,7(4):1094-1098.

［14］ YEOM J H,SHIN W J,KIM Y J,et al. Comparison of volume-control and pressure-control ventilation during one-lung ventilation［J］. Korean J Anesthesiol,2009,56(5):492-496.

［15］ 迈克尔·格鲁伯. 米勒麻醉学［M］. 邓小明,黄宇光,李文志译. 9 版. 北京:北京大学医学出版社,2021:1630.

［16］ XU H,SHU S H,WANG D,et al. Goal-directed fluid restriction using stroke volume variation and cardiac index during one-lung ventilation:a randomized controlled trial［J］. J Thorac Dis,2017,9(9):2992-3004.

［17］MURPHY G S,AVRAM M J,GREENBERG S B,et al. Neuromuscular and clinical recovery in thoracic surgical patients reversed with neostigmine or sugammadex［J］. Anesth Analg,2021,133（2）:435-444.

［18］GERACI T C,SASANKAN P,LURIA B,et al. Intraoperative anesthetic and surgical concerns for robotic thoracic surgery［J］. Thorac Surg Clin,2020,30（3）:293-304.

［19］FERAY S,LUBACH J,JOSHI G P,et al. PROSPECT guidelines for video-assisted thoracoscopic surgery:a systematic review and procedure-specific postoperative pain management recommendations［J］. Anaesthesia,2022,77（3）:311-325.

［20］GAN T J,BELANI K G,BERGESE S,et al. Fourth Consensus Guidelines for the Management of Postoperative Nausea and Vomiting［J］. Anesth Analg,2020,131（2）:411-448.

［21］KWON S T,ZHAO L,REDDY R M,et al. Evaluation of acute and chronic pain outcomes after robotic,video-assisted thoracoscopic surgery,or open anatomic pulmonary resection［J］. J Thorac Cardiovasc Surg,2017,154（2）:652-659.e1.

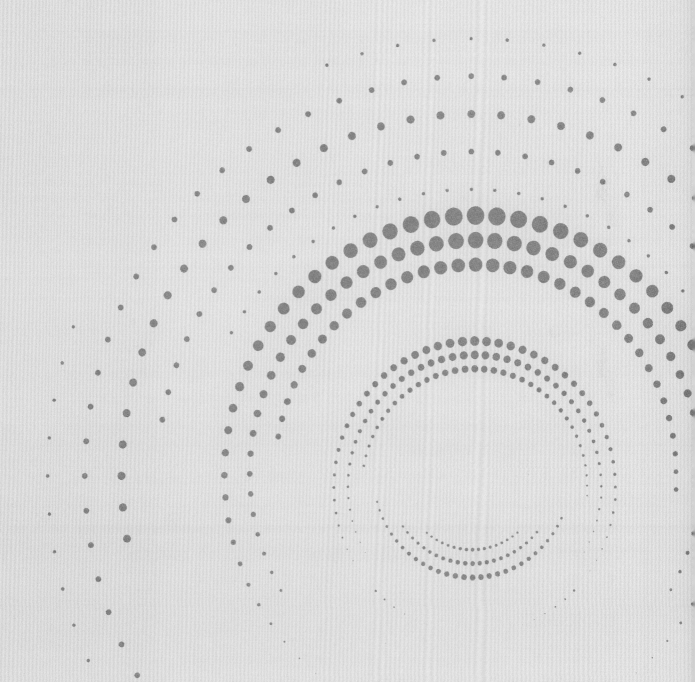

第四章

机器人辅助胸外科日间手术护理

第一节

入院前护理

日间手术模式下患者的术前检查、术前准备、手术评估等工作均需在入院前完成,完善术前准备和全面评估是机器人辅助胸外科日间手术能够顺利开展的基础。日间手术护理团队与手术医师、麻醉医师、营养医师、康复医师、手术室护理团队等成立多学科团队,团队成员在日间手术全流程中分工合作,相互配合,确保机器人辅助胸外科日间手术的医疗质量和安全。

一、预约评估与安全核查

日间手术的目标是为患者提供高效、安全的医疗服务,医疗质量和安全是日间手术的基本要求。准确的术前评估是开展日间手术的首要条件,充分的术前评估可以避免手术取消、延期等问题。由于日间手术患者需在 24 小时内完成入出院,这就要求手术医师、麻醉医师、日间手术预约护士各司其职、密切配合,在入院前对患者进行全面的评估及核查。

(一) 预约评估

1. 一般情况 包括年龄、性别、婚姻和职业、有无吸烟和被动吸烟史、吸烟的时间和数量等。

2. 既往史 了解有无传染病史,如肺结核等;有无其他伴随疾病,如糖尿病、高血压、冠状动脉粥样硬化性心脏病(简称冠心病)、脑梗死、阻塞性睡眠呼吸暂停等。

3. 过敏史 评估患者有无药物过敏史。

4. 用药史 评估患者是否正在服用抗凝药物、抗血小板聚集药物、抗高血压药、降血糖药、抗抑郁类药物。

5. 心理-社会状况 评估患者有无紧张、焦虑情绪;患者对机器人辅助胸外科日间手术的接受程度;同时评估患者的生活自理能力、出院后恢复期的固定居住环境及社会支持系统等。

6. 其他 了解患者有无急性上呼吸道感染、女性患者是否处于生理期。

(二) 安全核查

1. 手术信息核查 核查患者的手术方式、麻醉方式、手术部位及手术时间等。

2. 术前检查 核实患者是否完善术前相关检查、检验,检查结果是否正常。

3. 麻醉评估 核查患者麻醉评估结果是否正常,是否可以接受日间手术。

二、健康教育

在日间手术围手术期内，与患者的沟通是短暂且紧张的。由于住院时间短，与医院环境及医务人员直接接触的时间相对减少，因此日间手术患者面临更多的心理应激反应，典型的临床表现便是焦虑反应。由于日间手术患者的焦虑情绪主要来源于手术模式的改变、围手术期知识的缺乏、害怕出院后得不到良好的护理等，因此对于日间手术患者焦虑的应对方式，国内外研究更多强调的是对患者进行围手术期信息支持。健康教育不充分可能会导致患者术前准备不充分、基础疾病控制不理想及紧张焦虑等心理应激反应，从而导致患者爽约、手术临时取消等事件的发生，造成医疗资源的浪费及患者满意度的下降。过度告知也可能会引起患者不必要的焦虑和恐惧，也可能导致患者犹豫不决甚至取消手术。因此，在进行健康教育时，日间手术预约护士需把握好度，通过结构化的健康教育路径和多模式、多途径的健康教育形式及方法，向患者告知全面翔实的健康教育内容，让患者清楚地知道自己应该怎么做才能保证手术安全开展。

(一) 健康教育内容

1. 一般信息　包括为来院咨询 RTDS 的患者及家属介绍术前预约流程、住院流程、医院的交通及停车场位置、住院日常生活必需品、必须携带的药品、日间手术对患者的要求（如勿佩戴珠宝首饰、术区勿涂抹护肤品等）、病历资料、身份证、医保卡等。

2. 手术信息　介绍机器人辅助胸外科手术流程，阐明机器人辅助手术与传统胸腔镜手术及开放手术对比的优势，手术时长及手术前后需配合的事项等，让患者可以更好地配合医务人员完成手术。

3. 饮食指导　手术应激会影响患者的消化吸收功能，减慢切口愈合，因此在等候手术期间鼓励患者进食含高蛋白、丰富维生素、易消化的饮食。嘱患者手术前 1 日进食清淡饮食、手术前 6 小时停止进食固体食物、手术前 2 小时进食少量（不超过 400ml）清流质饮料（含碳水化合物），以缓解术前患者饥饿、口渴、烦躁、紧张等不良反应，以减少术后胰岛素抵抗，缓解分解代谢，缩短术后的住院时间。

4. 药物指导　对于有基础疾病的日间手术患者，如高血压患者，手术日晨仍按照常规服用抗高血压药物；合并糖尿病患者，手术日晨应停止口服降血糖药物或注射胰岛素；正在使用抗凝药物或抗血小板聚集药物的患者遵医嘱选择停药时间。

5. 皮肤准备　外科手术必然会带来手术部位皮肤和组织的损伤，当手术切口的微生物污染达到一定程度时，会发生手术部位的感染（surgical site infection，SSI）。为降低 SSI 的发生率，指导患者在手术前一晚使用抗菌/非抗菌肥皂或其他抗菌剂进行淋浴或全身沐浴，清洁手术部位；为防止毛发对手术术野和缝合时造成异物干扰，手术前应剪除手术部位的毛发，注意不要损伤皮肤。

6. 呼吸道准备　吸烟会大大增加 RTDS 患者术后呼吸道并发症的发生率，咳嗽和咽喉部不适会影响患者术后康复。为预防患者术后发生肺部并发症，提高肺功能，促进术后肺复张，手术前应积极采取相应措施进行预防干预：①吸烟患者指导术前戒烟 2~4 周；②预防和控制感染：注意口腔卫生,如发现患者有龋齿等口腔疾病时,及时报告医师给予相应处置;③指导患者进行呼吸训练、咳嗽、排痰及运动训练,如腹式呼吸训练、吸气训练器训练、爬楼梯、步行等。

7. 心理指导　手术作为一种应激源,会导致 RTDS 患者出现焦虑情绪。预约时进行系统化的术前评估和健康宣教,可以提高患者的依从性,缓解患者的紧张情绪,减少其心理应激反应,助力术后加速康复。心理指导是日间手术入院前健康教育尤为重要的一部分,它贯穿于整个健康教育的全过程。日间手术护士应针对每例患者的具体情况对其做好心理指导,使患者及家属解除思想顾虑,积极配合术前准备,保证手术的顺利进行,使患者早日康复出院。

(二)健康教育形式

预约工作一般在门诊进行,由于门诊人流量大,患者停留时间相对较短,需要针对患者的职业、性别、年龄、文化程度、生理及心理状态等方面因人而异地正确选用最有效的形式开展健康教育。日间手术预约时一般采用一对一个别指导的形式,也可在手术前一天组织机器人辅助胸外科日间手术患者和家属进行集体讲解和座谈会,为其提供系统、连续、个性化的健康教育服务。

(三)健康教育方法

通过口头教育、书面指导、视频、图片、短信、二维码等多种方式向患者及家属进行健康教育,内容包括入院时间、住院地点、手术时间、医疗文书资料的准备、机器人辅助胸外科日间手术目的、术前注意事项、术后并发症预防及康复指导等,目的在于缓解患者紧张焦虑情绪,使患者及家属充分了解需要配合的要点,以便更好地进行手术。在进行口头教育时,可以采用回授法提升健康教育的效果。

(四)健康教育时机

可在患者预约时、手术前 1 天、入院时、手术前、手术后、出院时、出院后采取阶段性宣教的方式,分时段帮助患者接受并理解相关信息。

三、术前确认

预约时由于每例患者与医护人员交流沟通的时间有限,从预约到入院,在等候手术的整个过程中,患者可能会出现焦虑、烦躁和不安的情绪,甚至会遗忘医护人员交代的事项,从而影响手术顺利实施,因此在手术前 1 天预约护士应该与患者或家属进行电话确认,评估患者的身体状况,是否有发热、咳嗽、急性上呼吸道感染、女性患者是否处于生理期等,确认患者能否按照约定时间来院进行手术。同时,在沟通过程中预约护士应评估患者的心理状况及手术前需要配合的事项的知晓情况,包括饮食指导、药物指导、呼吸道准备、皮肤准备、入院流程等,如患者对上述配合要点掌握不佳,需再次进行针对性指导,并做好心理护理,让患者能对手术有清晰的认识和充分的术前准备,以保证手术顺利进行,尽快康复出院。

(刘蔚东　王述民　莫　洋)

第二节

住院中护理

一、术前护理

1. 入院后再评估 为保证机器人辅助胸外科手术的安全开展,患者入院时需再次确认患者最后一次进食、进饮的时间;使用抗凝药物或抗血小板聚集药物的患者是否有充足的停药时间;患者生命体征是否正常;术前检查及麻醉评估是否完善;有无急性上呼吸道感染;女性患者是否处于生理期;是否做好皮肤清洁及准备;全身麻醉手术患者有无家属陪同;医保手续办理是否完善。

2. 健康教育 采用口头教育、书面指导、视频、图片等多种方式向患者及家属介绍病室环境、相关人员、手术流程和术后康复过程,针对术前、术后护理知识及配合要点进行健康指导。

3. 术前准备 遵医嘱予以交叉配血、抗菌药物皮试等,接台手术予以输液治疗。

4. 心理护理 主动向患者介绍病房环境、负责医师及责任护士,对患者的提问进行认真耐心地回答,以减轻其焦虑或恐惧程度。指导患者正确认识和接受疾病,向患者及家属详细说明各种治疗护理和手术的意义、方法、大致过程、配合要点与注意事项,并介绍手术成功的实例,以增强患者的信心。

5. 其他准备 协助医师完成医疗文书签署,患者入手术室前,责任护士应核查患者术前准备完成情况,并与手术室工作人员交接带入手术室的药品、医疗文书、影像学资料等。

二、术中护理

(一) 手术日患者的准备

手术日患者由手术医师做好手术部位标识,除去身上的贵重物品,带齐手术资料,包括:胸部X线片、MRI、CT、支气管镜检等影像学资料;患者及家属签署的各项知情同意书;术中用药(包括抗生素、显影剂)等。

(二) 器械护士配合要点

训练有素的器械护士是机器人辅助胸外科日间手术开展的重要保障。

1. 物品准备 手术前充分了解患者的手术方式、套管针位置、患者手推车对接方向、主刀医师和一助医师的器械使用要求和操作习惯,准备齐全手术所需无菌物品。

(1)普通器械:机器人辅助手术器械包、胸腔镜特殊器械包、肺叶切除包、长柄超声刀、各种型号结扎夹钳和推结器。

（2）布类包：一次性使用无纺布手术包和衣包。

（3）高值耗材：切割闭合器、各种型号吻合钉、12mm 穿刺器、一次性切口保护套、各种型号结扎夹、各型号缝合线、胸腔引流管。

（4）低值耗材：45cm×45cm 无菌切口膜、各种型号外科手套、抽吸器管 2 套、11 号刀片、0 号丝线、一次性无菌纱条、一次性无菌医用保护套。

（5）机器人耗材：中心立柱保护套、机械臂保护套、永久电凝钩、有孔双极镊、卡蒂尔钳、单极电凝线、双极电凝线、套管针套件、一次性密封帽（图 4-2-1，图 4-2-2）。

（6）备用物品：机器人辅助下胸外科手术有中转开胸手术的可能性，提前预备好中转开胸手术所需要的无菌物品，如 3/0、4/0、5/0 血管缝合线、长柄电刀、切取肋骨器械、各型撑开器等。

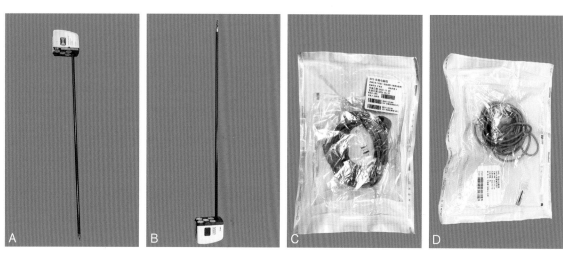

图 4-2-1 机器人电外科器械
A. 永久电凝钩；B. 有孔双极镊；C. 双极电凝线；D. 单极电凝线。

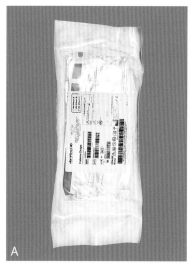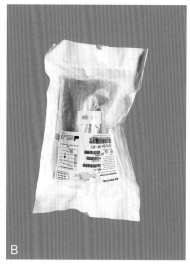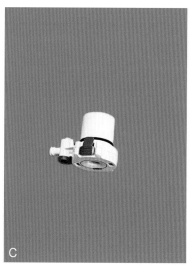

图 4-2-2 机器人一次性耗品
A. 中心立柱保护套；B. 机械臂保护套；C. 一次性密封帽。

2. 手术无菌区域的建立　正确娴熟地铺置机器人中心立柱保护套及各个机械臂铺置无菌臂套(图4-2-3),协助医师铺置手术区域无菌巾单。在机器人辅助手术前铺置无菌巾单时,于麻醉头架左右两边夹持住无菌巾单,巾单高度超过机械臂套蓝色色带标识(无菌区与非无菌区的隔离标识),宽度超过1号与4号机械臂的外侧,洗手护士全程管理好无菌手术台及机器人患者手推车无菌区域,保持其不被污染,一旦发现污染或可疑污染,立即更换无菌巾单或者加铺无菌巾单。铺单装机技术要求娴熟,以控制患者麻醉下非手术时间。

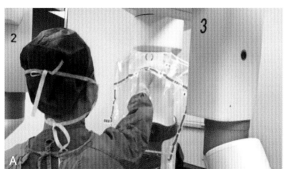
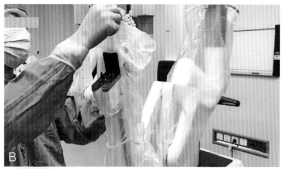
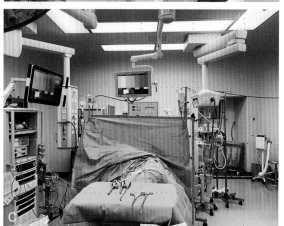

图4-2-3　为机器人手推车铺置无菌巾单
A.铺置机器人中心立柱保护套;B.铺置机械臂无菌臂套;C.铺置麻醉头架巾单。

规范器械台车的区域布局,布局应符合无菌原则、符合无瘤隔离技术要求、预防职业暴露和方便器械护士传递管理器械的需要(图4-2-4)。

正确固定各管路和线路。预留合适的线路长度,妥善固定,防止线缆扭曲(图4-2-5)。

3. 手术进行中的配合　根据手术需要,利用现有资源制作手术工具,节约成本,安全高效。无菌包装袋做成标本袋,指套收取淋巴结等小号标本,弯钳钳头带丝线用作引导,卵圆钳钳夹小纱布块可用于肺组织的牵引、组织分离或紧急情况下的压迫止血,无菌切口膜纸片用于绘制切取下的分区淋巴结存放图纸(图4-2-6)。

了解手术步骤,关注手术进程,做到心中有数,配合默契,有效沟通,正确、迅速传递器械(图4-2-7、图4-2-8)。

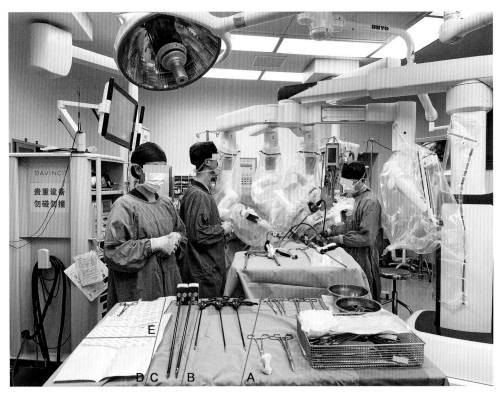

图 4-2-4　器械台车区域布局

A-基础器械区域；B-腔镜器械区域；C-机器人器械区域；D-标本区域；E-淋巴结区域。

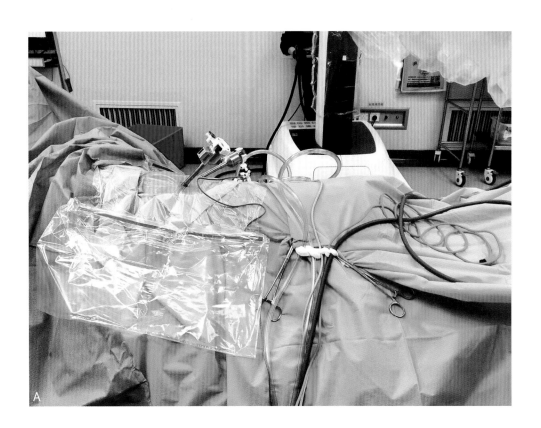

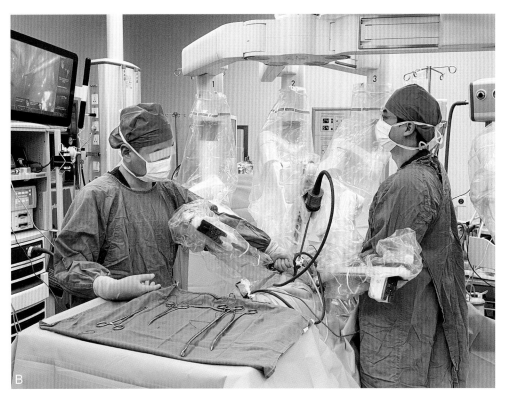

图 4-2-5　手术台面无菌线缆布局
A. 各线路固定；B. 镜头线的管理。

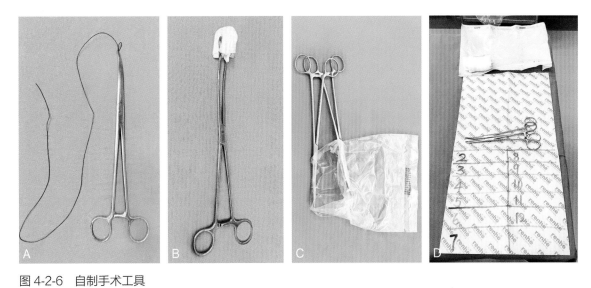

图 4-2-6　自制手术工具
A. 弯钳钳头带丝线用作引导；B. 卵圆钳钳夹纱布块；C. 无菌包装袋做成标本袋；D. 无菌切口膜纸片用作淋巴结标本存放图纸。

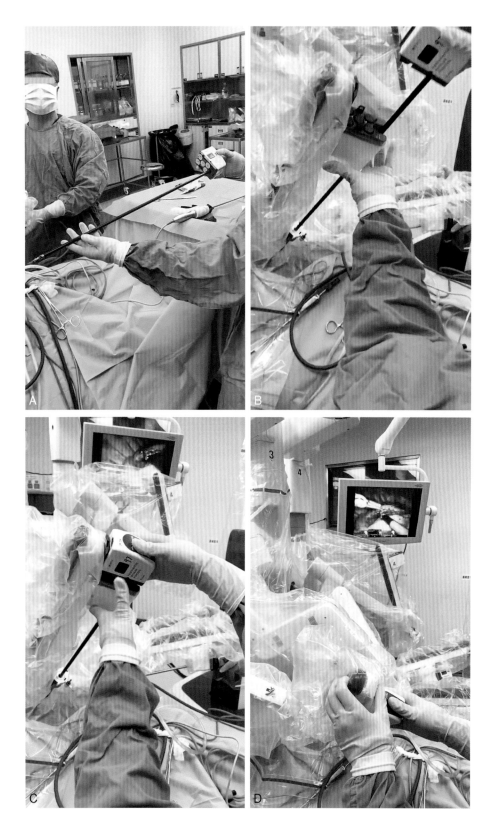

图 4-2-7　机器人器械的安装

A. 钳口闭合, 关节伸直; B. 插入器械; C. 壳体嵌入适配器; D. 器械送入手术野。

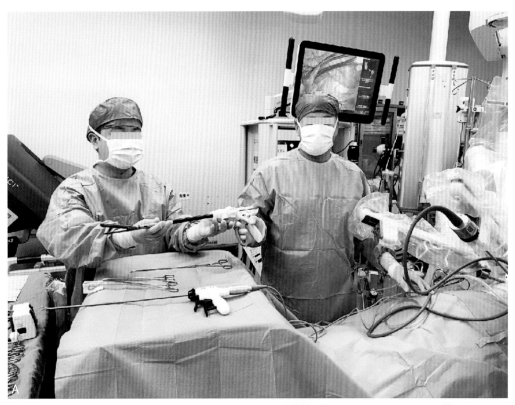

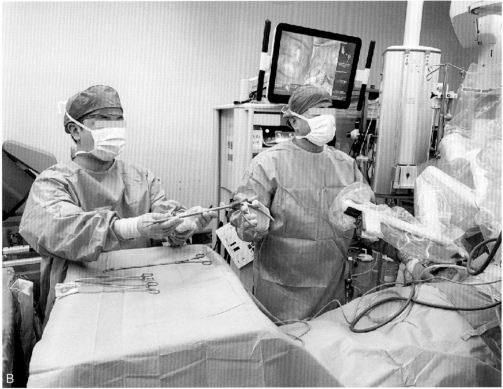

图 4-2-8　器械的传递

A. 传递切割闭合器；B. 传递施夹钳。

全程关注机械臂之间的距离,及机械臂器械与患者身体的距离(距离要求为一拳),及时提醒主刀医师调整仪器设备位置,防止造成器械相关性压力性损伤。能够及时、正确识别和处理机器人辅助手术设备及器械故障,保证手术的流畅和手术效率。机器人镜头、器械工艺精细复杂,手术中注意检查器械及镜头的完整性,防止细小零件遗落在患者体腔内。

4. 手术结束后的清查工作　手术后应仔细清查手术用物,配合手术伤口的缝合与包扎。按要求分类处理各类手术器械及用物。

(三)巡回护士配合要点

巡回护士为机器人辅助下胸外科日间手术顺利开展保驾护航。

1. 仪器设备准备与评估　机器人辅助胸外科日间手术患者全程体温的维持是关系手术后复苏和康复、24 小时顺利出院的重要因素。全身麻醉后患者肌肉松弛,自身产热和保温能力下降,手术体位安置和术野消毒加剧了散热,因此采取措施维持患者的体温是非常重要的。可以采用鼻咽温度、直肠温度等核心体温的监测直观准确地反映患者实时温度的变化,从而采取相应的护理措施。洁净手术部要求手术间室温设定在 21~25℃,湿度设定在 30%~50%,尽可能将温度设置在接近规定温度的上限;输液加温装置的使用可保证输入患者体内液体的温度,还可以根据患者个体情况使用暖风机和加温毯等仪器为患者保温(图 4-2-9)。

由于机器人辅助外科手术系统昂贵且精密,许多医院都只有一台设备,一旦设备出现问题,将无法顺利实施手术,也无法协调其他设备替代,只能更改手术方式,因此在手术前巡回护士要全面检查手术系统的外观、线路,连接系统中各个组件,开机自检确认正常后方可对手术患者实施麻醉。之后依次评估与机器人手术系统配套使用的电外科能量设备,如单极电刀、双极电凝和超声刀等。医用影像学设备是记录手术资料、用于教学和科研的重要工具,手术前要确保其功能良好。

负压吸引装置是手术必备的抢救设备,机器人辅助胸外科日间手术需要准备三套功能良好负压吸引装置。第一套负压吸引装置准备给麻醉医师使用,需要随时抽吸患者气管内的分泌物,保证患者血氧浓度、膨胀和萎陷肺组织;第二套负压吸引装置准备给手术台上的一助医师使用,将其连接非置入镜头穿刺套管阀门,排除烟雾,保证术野清晰,减轻烟雾和气溶胶在空气中的扩散,降低职业暴露的风险。

2. 手术患者的准备　手术安全核查是确保患者在正确的麻醉方式下,在正确的手术部位做正确的手术的步骤,是在麻醉实施前、手术开始前和患者离开手术室前对患者身份、手术部位、手术方式等进行多方参与的核查,以保障患者安全的制度。胸外科手术中的肺是左右侧器官,应严格执行手术部位标识和核查。手术部位标识是《患者安全目标》的主要内容之一,是避免手术部位错误的有效手段。手术安全核查是确保患者手术安全的首要环节。手术开始前由具有执业资质的手术医师、麻醉医师和手术室护士三方,分别在麻醉实施前、手术开始前和患者离开手术室前,共同对患者身份和手术部位等内容进行核查的工作,逐项认真填写《手术安全核查表》并签名。麻醉实施前、手术开始前和患者离开手术室前对患者身份、手术部位、手术方式等进行多方参与的核查,以保障患者安全的制度(图 4-2-10)。

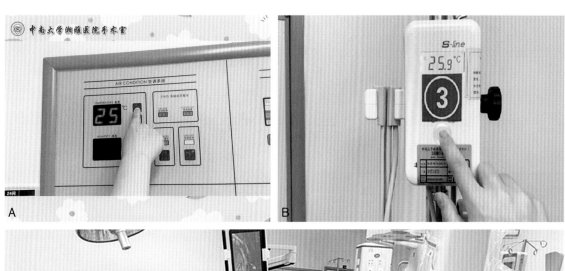

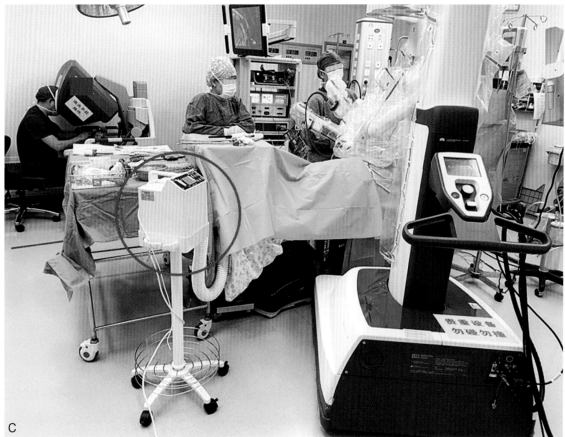

图 4-2-9 术中患者体温管理
A. 调节温湿度；B. 静脉输液加温；C. 暖风机保温。

　　由于机器人辅助手术是新开展的微创尖端技术，加之日间手术住院时间短等原因，导致患者进入手术室后，充满了紧张和焦虑，担心自己的安全、手术治疗的效果等。因此，要以热情的服务、耐心地解释让患者感受到被理解和尊重，告知患者我们成功治疗了许多类似的患者，医疗团队技术精湛、配合默契，以缓和并消除患者的不安情绪，从而积极配合，以最佳的心理状态接收手术治疗。

　　有效的外周静脉通路是保障手术患者生命安全的门户。机器人辅助胸科胸外科日间手术也可能遇到意外情况，如麻醉意外、手术中意外大出血等风险，因此手术前需要建立有效的静脉通

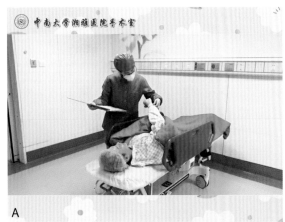
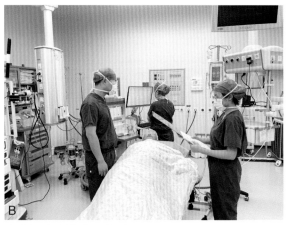
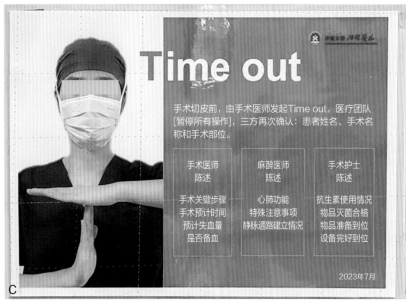

图 4-2-10 手术安全核查
A. 入室前核查；B. 医、护、麻
三方核查；C. 安全核查内容

路，建议使用 20G 及以上型号留置针。必要时建立中心静脉通路或增加一条外周静脉通路。

3. 体位安置　机器人辅助胸外科日间手术体位多是患侧朝上的侧卧折刀体位(图 4-2-11)。患者入手术室后，于麻醉预备室先行椎旁神经阻滞麻醉，再行全身麻醉插管。患者取健侧卧位，肾区对准手术床背板与腿板折叠处，调节手术床呈头低脚低，使患者胸部略微降低约 5°~10°，髋部及下肢降低平于胸部，利于扩大术侧肋间隙及镜头和器械臂运动。术侧上肢屈曲呈抱球状置于可调节托手架上，远端关节低于近端关节，尽量靠近患者头端，上侧肢体外展于托手板上，远端关节高于近端关节。双下肢呈约 45° 自然屈曲，前后分开放置，四肢用约束带固定。

4. 手术进行中的配合　根据套管针位置和布局、手术台上医师的站位，巡回护士在移动患者手推车准备对接前应再次确认患者手推车整体运行和定位处的高空、手术床面附近和手术床基座地面没有障碍物，运行时，前方一人(手术台上的任一位医务人员)引导方向，建议使用患者头侧、脚端、麻醉机方向等作为引导词，避免两人同时指挥和使用左边、右边等词语引导，以防止仪器设备碰撞等意外事故的发生。障碍物一般指的是无影灯、天花板悬吊副屏、麻醉吊塔、输液架、麻醉撑单架、电外科能量设备的脚踏开关面板等。患者手推车基座的位置在保证其吊杆和套管

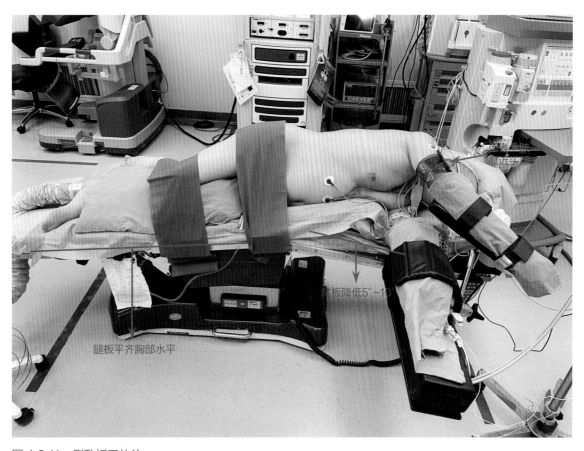

图 4-2-11　侧卧折刀体位

针匹配的前提下,留给手术台上医师尽可能足够的空间,以便于手术操作和观察副屏手术画面。对接后,连接单极线路、双极线路,调节合适的功率,根据手术需要供给无菌物品(图4-2-12)。在医师控制台处,主导医师夹钳匹配后,做好器械使用寿命的登记。

观察患者生命体征,特别是患者体温和血氧饱和度,若发现问题及时处理。由于机器人辅助胸外科日间手术体位要求更特殊、手术医师操作时没有应力的反馈、机械臂对患者身体的意外挤压、机械臂套蓬松遮挡等因素使得手术护士要给予更多的关注。除了常规压力性损伤的潜在风险外,在安置体位后,还应做到以下几点:检查患者头部,防止耳朵和眼部受压;确保患者身下的布巾平整,充分释放受压部位的剪切力;对接机械臂时,密切关注其与患者身体的距离(机械臂和患者身体表面的距离以至少一横拳为宜)(图4-2-13)。一旦发现问题应及时和手术台上一助医师沟通,调整对接方式;机械臂在手术运行中有压伤患者的可能,因此手术中需要密切关注机械臂的运行,发现问题及时和主刀医师沟通、及时调整,避免患者发生器械相关的压力性损伤;如发生压力性损伤,立即解除压迫,评估受伤情况并给予相应处理。

机器人辅助手术对机器设备的依赖性非常高,机器运行过程中可能会出现各种故障,因此配合手术的护士需要掌握常见机器故障的识别和处理(图4-2-14),保证机器人系统能正常平稳运行、维护手术的流畅性、减少手术中的意外失误,防止对患者的损伤,使得手术在尽可能短的时间内顺利完成,这是影响日间手术患者顺利出院的重要因素。

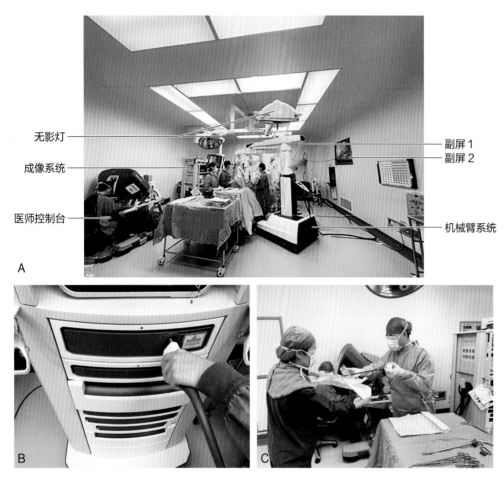

无影灯

成像系统

医师控制台

副屏 1
副屏 2

机械臂系统

A

图 4-2-12　术中巡回护士的配合

A. 设备布局；B. 机器人镜头连接；C. 供应机器人器械。

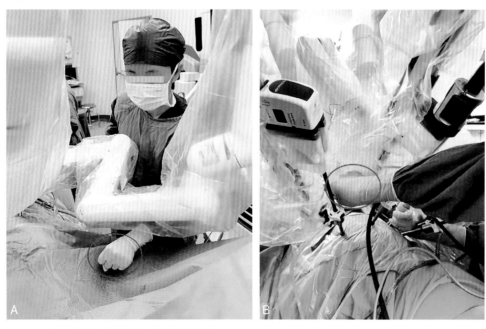

图 4-2-13　器械相关性压力性损伤的预防

A. 机械臂距离患者身体至少一横拳；B. 机械臂间距离至少一横拳。

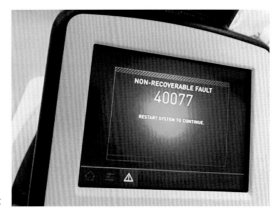

图 4-2-14　机器人故障显示

5. 手术结束后的清查工作　手术结束后应手术结束后撤离患者手推车,清点手术用物和交接机器人器械。手术台上医师依次取出器械和镜头,松开所有对接,手术医师和巡回护士双方确认后,巡回护士安全撤离患者手推车。机器人器械的构造精细,细小零件多,使得在用品清点时需要特别注意其完整性,以免异物遗留在患者体腔内。手术用物清点结束后,通知消毒供应中心接收镜头、器械及附件进行再处理。手术患者伤口缝合包扎后安全转运至接收部门,要求仔细做好交接班。与手术医师沟通机器人手术计费事宜。没有连台手术时,将设备归位、登记和清洁(图 4-2-15)。

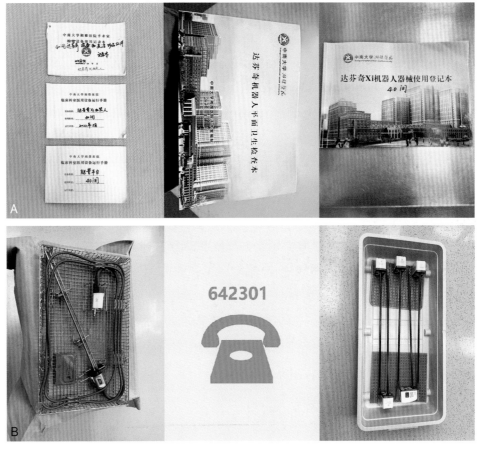

图 4-2-15　手术后机器人器械的交接
A. 机器人设备和器械登记;B. 与消毒供应中心交接机器人器械。

外科手术已经进入了机器人手术时代。相应的也改变了手术护理配合的模式,手术室护士需要不断学习、刻苦钻研,跟上医学发展的步伐。机器人辅助胸外科日间手术操作与传统胸腔镜手术相比,具有更为显著的独特优势,从而使得患者从入院到出院在 24 小时内得以实现,未来机器人手术将为越来越多有需要的患者带来获益。

三、术后护理

手术结束后,责任护士应与麻醉医师、手术室护士重点交接患者手术中相关情况及手术麻醉后的注意事项,密切观察病情变化,运用加速康复理念落实患者机器人辅助胸外科手术的术后护理。

(一)生命体征监测

术后予以心电监护,根据病情监测患者心率、血压、呼吸、血氧饱和度等生命体征。注意观察有无呼吸窘迫,若有异常,立即通知医师;应严密观察肢端温度,甲床、口唇及皮肤色泽,周围静脉充盈情况等。若血压持续下降,应考虑是否存在心功能不全、出血、疼痛、组织缺氧或循环血量不足等情况。

(二)体位护理

1. 一般情况　患者未清醒前取平卧位,头偏向一侧,以免呕吐物、分泌物吸入导致窒息或并发吸入性肺炎。清醒且血压稳定者,可改为半坐卧位,以利于呼吸和引流。

2. 特殊情况　①接受肺段切除术或肺部分切除患者,尽量选择健侧卧位,以促进患侧肺组织扩张。②接受一侧肺叶切除者患者,如呼吸功能尚可,可取健侧卧位,以利于手术侧残余肺组织的膨胀与扩张;如呼吸功能较差,则取平卧位,避免健侧肺受压而限制肺的通气功能。

(三)呼吸道护理

1. 吸氧　常规给予鼻导管吸氧 2~4L/min,根据病情调节氧流量。

2. 观察　术后观察呼吸频率、幅度及节律,观察有无气促、发绀等缺氧征象及血氧饱和度情况,若有异常及时通知医师。

3. 咳嗽训练　由于术中气管插管,易导致患者术后咳嗽和咽喉部不适,应鼓励并协助患者进行有效咳嗽训练。咳嗽前先由下向上、由外向内叩背,使肺叶、肺段处的分泌物松动移至支气管,而后嘱患者做 3~5 次深呼吸,深吸气后屏气 3~5 秒,再用力咳嗽将痰咳出。患者咳嗽时,可固定胸部切口,以减轻震动引起的疼痛。

4. 肺康复训练　手术会导致患者肺功能下降,出现呼吸困难的症状,进而降低患者生活质量。术后进行肺康复训练可降低术后肺部并发症发生率,提高运动耐量及生活质量。麻醉完全清醒后循序渐进地指导患者的指导进行综合呼吸功能训练,如腹式呼吸、缩唇呼吸、呼吸训练器、呼吸操等运动训练。术后肺康复训练的时间和强度根据康复医师制订的个性化康复计划进行。

5. 雾化吸入　呼吸道分泌物黏稠者,可遵医嘱行氧气雾化或超声雾化,以达到稀释痰液、解痉、抗感染的目的。必要时予以负压吸痰。

(四) 切口护理

观察切口敷料是否清洁干燥,妥善固定,当切口敷料出现渗血、渗液等异常情况时应及时通知医师。

(五) 引流管护理

1. 胸腔引流管　妥善固定导管,注意引流管内水柱的波动情况,定期挤压、防止堵塞,保持引流管通畅;注意引流管连接是否紧密,如有漏气等情况及时通知医师。观察引流液的颜色、性状和量,术后 24 小时内引流量一般不超过 500ml;术后第 1 天行胸部 X 线检查,确认无漏气、肺复张良好的情况下予以拔除胸腔引流管。

2. 导尿管　术中留置导尿管,手术结束后,在手术间气管导管拔除的同时拔除导尿管。若患者由于体位不适应、环境改变、精神紧张及可能的泌尿系统基础疾病等因素导致尿潴留,可采取改变体位、改善环境、热敷、温水冲洗外阴、听流水声等措施诱导患者排尿,必要时可进行导尿,避免膀胱长时间过度充盈。

(六) 营养支持

营养科医师为患者制订个性化的营养治疗方案,根据耐受情况尽早恢复正常饮食。当患者意识恢复且无恶心现象,即可开始试饮少量清水,如无呛咳,可少量多次饮水,术后 4 小时可进食清淡流质饮食,若进食后无任何不适可改为半流质饮食。手术当天饮食以流质和半流质饮食为主,术后第 1 天建议以半流质、软食等易消化饮食为主。应选择高蛋白、丰富维生素、易消化饮食,以保证营养,提高机体抵抗力,促进切口愈合。

(七) 控制输液量和速度

胸外科手术输液过多可导致术中或术后肺水肿,而限制性输液可导致低血压、器官灌注不足。术后应维持患者出入液量平衡,避免过量输液,输液速度宜慢,以 20~30 滴/min 为宜。

(八) 活动

手术后原则上应该早期活动,早期活动有利于增加肺活量,减少肺部并发症,改善全身血液循环,减少静脉血栓栓塞症的发生。

1. 早期下床活动　根据患者的耐受程度,逐步增加活动量,鼓励患者术后早期下床活动。麻醉清醒后,鼓励患者进行床上活动,如四肢主动活动、抬臀及间歇翻身、踝泵运动等。术后第 1 天,生命体征平稳后,鼓励并协助患者在床上坐起,坐在床边双腿下垂或在床旁站立移步。从术后第2天起,可扶持患者围绕病床在室内行走3~5分钟,以后根据患者的情况逐渐增加活动量。在活动期间,应妥善保护患者的引流管,严密观察患者的病情变化,一旦出现头晕、气促、心动过速、心悸和出汗等症状时,应立即停止活动。高龄(>70岁)、冠心病、高血压患者不宜早期下床活动,以免因缺氧出现心肺并发症。

2. 手臂和肩关节的运动　目的是预防术侧胸壁肌肉粘连、肩关节僵直及失用性萎缩。待患者清醒后,指导近亲属为患者行肩臂部轻柔按摩,并协助其进行术侧肩关节及手臂的抬举运动,时间频次以患者舒适为宜。术后进行肩、臂的主动运动。术后第1天做上肢平举、上举运动;从术后第2天开始进行梳头运动;术后第3天将一侧手越过头顶,触摸对侧耳朵,同时要求患者颈部不要倾斜;术后第4天以后可以进行扇臂运动:双手十指在脑后叠加,两肘在面前开合,保持两肘高度一致,并向后大范围展开,每日锻炼3次,每次5~10分钟。手臂和肩关节运动的目的是使肩关节活动范围逐渐恢复至术前水平,防止肩下垂。

(九) 血栓预防

近年来静脉血栓栓塞症(venous thromboembolism,VTE)成为医院质量管理的一项重要指标。早期识别VTE高危患者,及时采取措施预防,可以显著降低VTE的发生率。机器人辅助胸外科日间手术后应鼓励患者早期下床活动,通过Caprini血栓风险评估量表进行VTE风险评估,对高风险患者进行基础预防和机械性预防以预防并降低深静脉血栓甚至是肺栓塞的风险。

(十) 疼痛管理

胸部手术后的疼痛会使患者不愿意深呼吸,导致肺膨胀不全。疼痛还会导致患者拒绝早期活动,可能会导致静脉瘀滞、下肢静脉血栓和肺栓塞。术后疼痛是导致日间手术后恢复延迟及出院延迟的一个重要原因,有效的镇痛可促进患者术后康复。虽然机器人辅助手术创伤较小,但由于胸壁肋间神经丰富,且受到术中机械臂的挤压刺激,容易造成不同程度的疼痛现象。术后可通过视觉模拟评分(visual analogue scale,VAS)等方法动态对患者进行疼痛评估,并根据评估结果予以积极处理,根据医嘱采取个性化全程多模式镇痛,最大限度减轻患者术后疼痛。

(十一) 恶心呕吐管理

术后恶心呕吐是日间手术最常见的并发症,是延长日间手术患者住院时间的第二大因素,严重者可影响进食及切口愈合,甚至延迟出院。术后应评估患者恶心呕吐的风险等级,制订个性化的预防策略,尽早预防,及时处理。一旦患者发生呕吐,应评估呕吐物的颜色、量及性状,并立即告知医师,遵医嘱给予镇吐药或补液治疗,并对于呕吐发生的原因进行针对性护理。

(十二) 并发症护理

1. 胸腔内出血

（1）临床表现：当胸腔引流量多（每小时>100ml）、呈鲜红色、有血凝块，患者出现烦躁不安、血压下降、脉搏增快、尿少等血容量不足的表现时，应考虑有活动性出血。

（2）护理：①密切观察患者生命体征，检查切口敷料及引流管周围的渗血情况，注意胸腔引流液的颜色、性状和量。②一旦出现，立即通知医师，加快补液速度，注意保温，遵医嘱给予止血药，保持胸腔引流管的通畅，确保胸腔内积血及时排出。必要时做好开胸探查止血的准备。

2. 重度皮下气肿

（1）临床表现：用手按压患者手术切口同侧或对侧胸壁、头面部、颈部皮肤，出现捻发感或握雪感。

（2）护理：如发现患者出现广泛性皮下气肿，应嘱患者采取半卧位。如果是轻度皮下气肿，可用双手轻压皮肤，并将皮下气体引向放置引流管的切口处，以助气体排出；如果是严重皮下气肿者，可行皮下穿刺排气，或切开排气。

3. 肺漏气

（1）临床表现：通过患者深呼吸、咳嗽时胸瓶内水柱波动、气泡溢出的多少，判断某时间点是否存在肺漏气及其严重程度。①无气泡提示胸膜腔内不存在空气或积气较少；②有气泡提示胸膜腔内存在空气；③反复咳嗽时有相同强度的气泡，提示存在肺漏气；④气泡强度随每次咳嗽减少或停止，提示可能存在肺漏气。

（2）护理：严密观察患者呼吸、血氧饱和度及水封瓶水柱波动情况，保持胸腔引流管引流通畅；密切观察患者有无憋气及胸廓起伏是否正常；加强呼吸功能锻炼，促进肺复张。

4. 肺炎和肺不张

（1）临床表现：患者出现心动过速、体温升高、哮鸣、发绀、呼吸困难等症状，血常规、血气分析、胸部影像学检查等可协助诊断。

（2）护理：肺炎及肺不张重在预防。鼓励患者咳嗽、咳痰，痰液黏稠者予以氧气雾化或超声雾化，必要时行鼻导管吸痰或协助医师行支气管纤维镜下吸痰，病情严重时可行气管切开，确保呼吸道通畅。

5. 支气管胸膜瘘

（1）临床表现：多发生于术后1周。术后3~14天仍可从胸腔引流管持续引出大量气体，患者出现发热、刺激性咳嗽、痰中带血或咯血、呼吸困难、呼吸音减低等症状。支气管胸膜瘘可引起张力性气胸、皮下气肿、脓胸等，如从瘘孔吸入大量胸腔积液会引发窒息。

（2）护理：一旦发生，应立即报告医师；嘱患者患侧卧位，以防漏液流向健侧；使用抗生素预防感染；继续行胸腔闭式引流；小瘘口可自行愈合，但应延长胸腔引流时间，必要时再次行开胸手术修补。

6. 乳糜胸

（1）临床表现：手术后发现胸腔引流管引流液逐渐增多，未正常进食时乳糜液混在引流液中不易发现，引流液初为透明淡黄色，继为乳白色牛奶状。

（2）护理：一旦发生，应立即报告医师，保持胸腔引流管引流通畅，记录24小时胸腔引流量；密切观察患者病情变化，观察患者有无胸闷、气促、呼吸困难等表现；嘱患者取半坐卧位，鼓励患者早期下床活动，促进肺复张；指导患者进食高热量、高蛋白、低钠、低脂肪饮食，必要时可禁食，给予肠外营养。

7. 肺栓塞

（1）临床表现：患者突然发生不明原因的呼吸困难、咳嗽、咯血、虚脱、面色苍白、出冷汗等，通过心电图、D-二聚体、动脉血气、肺血管造影等检查可协助诊断。

（2）护理：对存在肺栓塞高危因素的患者应鼓励其早期下床活动，促进血液回流，增强血液循环，避免深静脉血栓的发生；对于高风险患者采取基础预防+机械性预防的方式预防下肢深静脉血栓；一旦发生肺栓塞，应绝对卧床休息，给予高浓度吸氧；遵医嘱给予抗凝治疗或溶栓治疗，注意监测患者凝血功能，观察皮肤黏膜有无出血征象。

四、出院前护理

（一）出院标准

日间手术患者术后经过短暂的康复出院，但出院并不代表完全康复。制订量化的临床出院标准和延续护理措施是保证日间手术患者安全的重要手段。为保障医疗质量和安全，减轻医务人员和患者及家属的顾虑，出院当日责任护士需与医师一起结合患者的专科情况、麻醉后出院评分系统（post-anesthesia discharge scoring system，PADS）及改良早期预警评分（modified early warning score，MEWS）等结果共同判断患者是否达到出院标准。PADS评分≥9分，MEWS评分单项<2分或总分<3分，且无专科手术后并发症或不良反应可予以出院。

（二）出院评估

1. PADS评估　指标包括：①生命体征；②活动能力；③恶心呕吐；④疼痛；⑤手术部位出血。每项评分为0~2分，总分10分（表4-2-1）。

表4-2-1　PADS评分量表

指标	评分/分
生命体征：生命体征平稳，且与术前基线值一致	
血压和心率与术前基线值比较<20%	2
血压和心率与术前基线值比较 20%~40%	1
血压和心率与术前基线值比较>40%	0

续表

指标	评分/分
活动能力:患者能在预期水平内活动	
步态平稳,无头晕	2
需要帮助才能活动	1
无法活动	0
恶心呕吐:出院前必须达到最小程度恶心呕吐	
轻度:无或轻度恶心呕吐,经口服药治疗有效	2
中度:中度恶心呕吐,经药物肌注治疗有效	1
重度:重度恶心呕吐,需连续反复治疗	0
疼痛:出院前应无痛或轻度疼痛,疼痛程度患者可以接受	
能耐受疼痛	2
不能耐受疼痛	1
手术部位出血:术后出血与手术预计失血一致	
轻度:不需要换药	2
中度:最多需要每 3 天换药 2 次	1
重度:需要多于每 3 天换药 3 次	0

注:满分 10 分,≥9 分可以出院。

2. MEWS 评分　是从体温、心率、呼吸、收缩压、意识水平五个方面进行评分,每个指标根据评估所得数值不同数值分别赋予 0~3 分,各项相加得出总分,得分越高表示病情越危重(表4-2-2)。

表 4-2-2　MEWS 评分表

指标	分数/分						
	3	2	1	0	1	2	3
体温/℃		≤35.0	35.1~36.0	36.1~38.0	38.1~38.5	≥38.6	
心率/(次·min⁻¹)		≤40	41~50	51~100	101~110	111~129	≥130
呼吸/(次·min⁻¹)		≤8		9~14	15~20	21~29	≥30
收缩压/mmHg	≤70	71~80	81~100	101~199		≥200	
意识水平				清醒	对声音有反应	对疼痛有反应	无反应

3. 专科情况评估　主要评估有无术后并发症或不良反应:①呼吸困难;②出血,术后每小时血性引流液在 200ml 以上并持续 3 小时;③重度皮下气肿;④肺部感染;⑤胸腔积气、积液;⑥心律失常。

（三）出院指导

外科手术术后恢复需要一个过程，大部分患者担心手术安全及发生出院后并发症得不到专业人员的支持，因此出院后患者如何在家中得到有效的照护，使之身体达到最佳状态，早期识别和处理并发症就显得非常重要。出院指导能使患者对出院后可能出现的问题有一定的认识，并采取有利的健康行为和生活方式，消除或降低危险因素，降低并发症的发生率，提高生活质量。因此全面而详细的出院指导就显得尤为重要。

1. 心理护理　RADS 患者出院时可能仍存在切口疼痛、咳嗽等术后并发症，患者和家属对于回家后的病情观察、照顾、护理会出现担忧，心理护理就显得尤为重要。出院前护士应关心体贴患者，认真倾听患者及家属的陈述，及时疏导其情绪，告知患者出院后医院仍会为其提供的延续性服务，并提供科室的联系方式，方便患者咨询，并针对其顾虑予以针对性的指导。

2. 饮食指导　选择高蛋白、丰富维生素、易消化饮食，以保证营养，提高机体抵抗力，促进切口愈合。同时应注意观察腹胀等情况。

3. 切口护理　指导患者出院后正确观察和护理切口，正常情况下，3~5 天更换敷料并观察切口，切口如发生感染或其他情况，应就近前往社区或医院进行处理。

4. 用药指导　应详细告知患者出院带药的作用、服用方法、时间、剂量、注意事项及其副作用。

5. 活动指导　嘱患者出院后注意休息，保持规律的生活起居，早期活动，多活动。康复运动应结合患者实际情况遵循活动适量的原则循序渐进地进行。可通过操作示范、视频等方式指导患者如何进行腹式呼吸、缩唇呼吸、呼吸操、踝泵运动、手臂和肩关节的运动等，并对健康教育效果进行评估，直到患者完全掌握。每日保持充分的休息与活动，出院后半年不得从事重体力活动。

6. 并发症预防　保持良好的口腔卫生，如有口腔疾病，应及时治疗；避免出入公共场所或与上呼吸道感染者接近，避免居住或工作于布满灰尘、烟雾及化学刺激物品的环境；注意康复运动，避免肺不张或术侧肩关节僵直。

7. 复诊及延续性护理　出院 1 个月后应进行复诊，指导患者复诊前提前预约挂号，复诊时需携带相关病历资料，如病理检查结果、出院记录等。同时告知患者出院后医院将提供延续护理，追踪其出院后康复情况并予以针对性指导，以取得患者及家属的配合。如采取电话随访，须告知医院随访电话号码，以免患者拒接导致失访；如采取短信、微信或人工智能随访应指导患者和家属如何配合，以保证随访的效果。告知患者出现下列情况需及时就医：寒战或发热（体温超过38.5℃）、切口局部红肿加剧、切口异味、胸闷气促、心率加快、心慌、大汗淋漓、皮下气肿进行性加重、剧烈咳嗽、痰中带血或咯血、呼吸困难等症状或有进行性倦怠情况，同时致电病房，必要时启动绿色通道和应急预案。

第三节

出院后护理

日间手术患者出院并不代表完全康复,RATS 患者出院后仍存在切口疼痛、咳嗽等不适症状,胸部手术的严重并发症常在术后 72 小时内才出现显著症状,而此时的病情观察及护理工作已转移到家中或社区进行,因此出院后随访和个性化康复指导是保障 RTDS 安全的重要手段。日间手术中心应组建由专科医师、护士、康复师组成的出院随访团队,为 RTDS 患者的出院管理提供安全保障。

出院后随访要点详见第二章第四节机器人辅助胸外科日间手术患者随访。

(刘蔚东　王述民　干小雷　莫　洋　王宝嘉)

参考文献

[1] BAILEY C R, AHUJA M, BARTHOLOMEW K, et al. Guidelines for day-case surgery 2019: Guidelines from the Association of Anaesthetists and the British Association of Day Surgery [J]. Anaesthesia, 2019, 74(6): 778-792.

[2] 国家老年疾病临床医学研究中心(湘雅), 中国日间手术合作联盟. 直肠肛门日间手术临床实践指南(2019版)[J]. 中国普通外科杂志, 2019, 28(11): 1322-1335.

[3] 王季芳, 洪怡莉, 周行涛, 等. 眼科日间手术术前管理的循证实践[J]. 中华护理杂志, 2018, 53(3): 267-271.

[4] 胡燕华, 周会兰, 梁杨, 等. 日间手术患者焦虑情绪管理研究现状[J]. 中国护理管理, 2019, 19(7): 1054-1057.

[5] 杨宇蝶, 贾科. 胸外科手术围术期的加速康复外科研究进展[J]. 实用临床医药杂志, 2021, 25(10): 119-123.

[6] 支修益, 刘伦旭. 中国胸外科围手术期气道管理指南(2020版)[J]. 中国胸心血管外科临床杂志, 2021, 28(03): 251-262.

[7] 杨一枭, 冀洪峡, 赵娜. 围手术期肺康复训练在肺癌患者中的研究进展[J]. 护理实践与研究, 2020, 17(19): 49-51.

[8] 覃梦霞, 潜艳, 陈英. 肺康复在肺癌患者治疗中的应用进展[J]. 护理学杂志, 2019, 34(10): 101-104.

[9] 都菁, 马玉芬, 蔡梦歆, 等. 术前功能锻炼对胸部手术后患者肩部疼痛和肩关节活动度的影响[J]. 护理学杂志, 2016, 31(22): 75-77.

[10] 彭博, 黄雨滟, 黄厚强, 等. 术后肺康复训练对肺癌患者影响的系统评价及 meta 分析[J]. 现代医药卫生, 2021, 37(22): 3836-3841+3880.

[11] 王晨, 吴安石. 加速康复外科理念在胸科手术围术期肺保护的应用[J]. 北京医学, 2019, 41(8): 633-634.

[12] 戴燕, 黄明君. 日间手术护理管理的实践[J]. 中国护理管理, 2021, 21(6): 951-956.

[13] 沈诚, 常帅, 周坤, 等. 加速康复外科和日间手术模式在胸外科中的应用现状及发展前景[J]. 中国肺癌杂志, 2020, 23(9): 800-805.

[14] 中华医学会外科学分会外科感染与重症医学学组, 中国医师协会外科医师分会肠瘘外科医师专业委员会. 中国手术部位感染预防指南[J]. 中华胃肠外科杂志, 2019, 22(4): 301-314.

[15] 张春芳, 高阳, 张恒, 等. 机器人胸外科日间手术临床实践专家共识[J]. 中国内镜杂志, 2021, 27(8): 10-20.

[16] 曹晖, 陈亚进, 顾小萍, 等. 中国加速康复外科临床实践指南(2021版)[J]. 中国实用外科杂志, 2021, 41(9): 961-992.

[17] 袁秀群, 杨艳, 吴晓蓉, 等. 日间手术患者出院准备评估研究进展[J]. 中国实用护理杂志, 2016, 32(24): 1917-1920.

[18] 杨艳, 吴晓蓉, 胡潇泓, 等. 出院准备评估表在日间手术病房的运用效果评价[J]. 上海护理, 2016, 16(5): 80-83.

[19] 莫洋, 瞿宏颖, 吴思容, 等. 全程管理模式在日间手术病房管理中的应用[J]. 中华现代护理杂志, 2018, 24(15): 1748-1752.

[20] 黄沙, 何哲浩, 王志田, 等. 人工智能时代机器人外科手术诊疗进展及展望[J]. 中国胸心血管外科临床杂志, 2019, 26(3): 197-202.

[21] 谢博恒,隋天一,秦毅,等. 机器人辅助与电视辅助胸腔镜肺段切除术治疗早期非小细胞肺癌短期效果比较[J]. 中国肺癌杂志,2019,22(12):767-771.

[22] 蒋丽莎,詹丽莉,沈诚,等. 日间手术模式下胸腔镜手术治疗肺结节的安全性分析[J]. 华西医学,2020,35(2):152-155.

[23] 车国卫. 加速康复外科:肺癌手术日间化现状与策略[J]. 中国肺癌杂志,2020,23(1):1-4.

[24] 陈凛,陈亚进,董海龙,等. 加速康复外科中国专家共识及路径管理指南(2018版)[J]. 中国实用外科杂志,2018,38(1):1-20.

[25] 胸外科围手术期出血防治专家共识[J]. 中华胸心血管外科杂志,2018,34(6):321-330.

[26] 洪祎纯,蔡南,杨晓瑜,等. 加速康复外科应用于肺癌手术患者的术后效果及安全性分析[J]. 临床肺科杂志,2019,24(4):610-613.

[27] 马正良,黄宇光,顾小萍,等. 成人日间手术加速康复外科麻醉管理专家共识[J]. 协和医学杂志,2019,10(6):562-569.

[28] 中国健康促进基金会血栓与血管专项基金专家委员会,中华医学会呼吸病学分会肺栓塞与肺血管病学组,中国医师协会呼吸医师分会肺栓塞与肺血管病工作委员会. 医院内静脉血栓栓塞症防治与管理建议[J]. 中华医学杂志,2018,98(18):1383-1388.

[29] 朱云柯,林琳,廖虎,等. 中国胸外科围手术期疼痛管理专家共识(2018版)[J]. 中国胸心血管外科临床杂志,2018,25(11):921-928.

[30] 李重武,黄佳,李剑涛,等. 连续1 000例机器人辅助胸腔镜肺部手术回顾性分析[J]. 中国胸心血管外科临床杂志,2019,26(1):42-47.

[31] 张丽青,蒋碧媛,许多,等. 日间手术患者术后护理需求的调查[J]. 解放军护理杂志,2015,32(10):52-53+65.

[32] 李华胜,梅建东,赵珂嘉,等. 肺手术后持续性漏气的现状及相关进展[J]. 中国胸心血管外科临床杂志,2016,23(8):832-836.

[33] 滕艳华,马宁. 胸腔镜下肺部肿瘤切除术后合并持续性肺漏气患者心理体验的质性研究[J]. 护士进修杂志,2021,36(21):2012-2015.

[34] 陈春丽,吴冬梅. 胸腔镜手术后并发症的观察和护理[J]. 河北医学,2009,15(2):218-220.

[35] 薛志强,温佳新,刘毅,等. 肺癌切除术后乳糜胸的早期诊断和治疗[J]. 中华肺部疾病杂志(电子版),2017,10(4):395-397.

[36] 刘德宇,许世广,徐惟,等. 达芬奇机器人与电视辅助胸腔镜肺癌根治术后乳糜胸的危险因素分析:一项倾向性评分匹配研究[J/OL]. 中国胸心血管外科临床杂志:1-8[2022-11-30]. http://libdb.csu.edu.cn:80/rwt/CNKI/http/NNYHGLUDN3WXTLUPMW4A/kcms/detail/51.1492.R.20220120.1146.003.html

[37] 张旭,张娜,曾骐,等. 儿童先天性肺囊性病胸腔镜手术的围手术期并发症[J]. 中华小儿外科杂志,2022,43(1):1-5.

[38] 董映显,朱道君,车国卫,等. 肺癌日间手术操作流程与临床应用效果分析[J]. 中国肺癌杂志,2020,23(2):77-83.

[39] MELFI F M,MENCONI G F,MARIANI A M,et al. Early experience with robotic technology for thoracoscopic surgery[J]. Eur J Cardiothorac Surg,2002,21(5):864-868.

[40] MARCHETTI G P,PINELLI V,TASSI G F. 100 years of thoracoscopy:historical notes[J]. Respiration,2011,

82（2）:187-192.

[41] LESCHBER G. Videoassistierte Thoraxchirurgie [J]. Der Chirurg,2018,89（3）:185-190.

[42] 瞿田星. 手术室护士掌握达芬奇机器人基础操作技能的学习曲线 [J]. 中华护理教育,2021,18（8）:681-685.

[43] 田禹,黄伟,陆佩吉,等. 机器人辅助与胸腔镜辅助右肺上叶切除术治疗非小细胞肺癌的回顾性队列研究 [J]. 中国胸心血管外科临床杂志,2020,27（10）:1134-1139.

[44] 郭莉,何丽,徐梅,等. 手术体位 [M]//中华护理学会手术室护理专业委员会. 手术室护理实践指南. 北京:人民卫生出版社,2021:51-53;61.

[45] 高阳,李曦哲,张兰军,等. 机器人胸外科日间手术热点问题探讨 [J]. 中华医学杂志,2021,101（29）:2271-2275.

[46] 王莺,孟迪,孙新星,等. 胸壁外敷护理干预在达芬奇机器人肺癌手术后的应用效果 [J]. 中国肺癌杂志,2020,23（6）:487-491.

第五章

机器人辅助胸外科日间手术方案

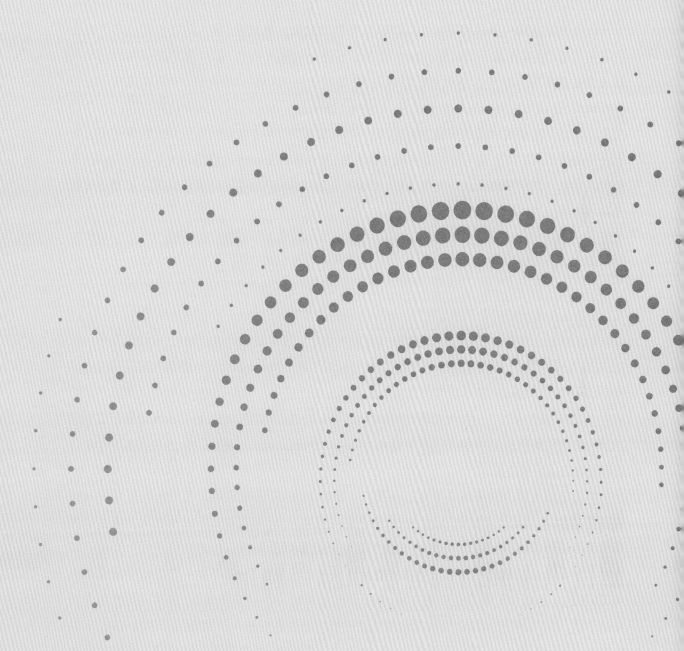

第一节

机器人辅助胸外科日间手术操作原则

机器人辅助胸外科日间手术应在严格选择合适病例的基础上,最大限度发挥机器人辅助手术的优势,尽量控制手术时间并减少患者不可避免的手术创伤,如打孔穿刺损伤和机器人器械钳夹损伤等。对于术中无意造成的损伤,如最常见的肺组织钳夹伤,不建议仅使用能量装置烧灼,建议使用缝线进行缝合修补,减少术后漏气的可能性,从而缩短住院时间。术中应注意尽量减少不必要的肺部牵拉,减少肺组织的直接损伤,也可避免血管脆性大的老年患者发生血管撕裂伤。游离血管时应尽量裸化显露清楚,避免在没有清晰入路的情况下强行钝性分离引起的损伤。切断肺部血管与支气管时,在暴露清楚的前提下,尽量使用切割缝合器和血管闭合器。

一、减少肺部牵拉

无论是传统胸腔镜手术还是机器人辅助胸腔镜手术,保证精确的手术视野暴露是必需的,也是非常关键的。在狭小的胸腔内,主刀医师及助手难免需要对肺组织进行钳夹、推拉等操作。然而,对肺组织的钳夹、推拉都会损伤健康肺组织,从而导致肺挫伤、术后支气管肺泡漏等并发症的发生,很多患者术后 CT 显示局部炎症渗出可能就是由此造成。另外,对肿瘤所在周围肺组织的钳夹、压榨等操作有潜在引起癌细胞转移的风险。因此,我们推荐无论是机器人辅助胸腔镜手术还是传统胸腔镜手术,术中都应该尽量使用无抓持技术进行单向式切除手术,并且在术中选取合适的器械完成手术过程。

常规机器人辅助胸腔镜手术在三孔或四孔操作下进行,借助机器人灵活的可多角度旋转的手臂,使用抓钳配合单极电刀、电钩、双极电凝或超声刀,比起现在普及的单孔胸腔镜手术有更方便的操作模式,即使很小的空间也能保证清晰的术野及器械工作的极佳条件。助手可以通过长为 2~3cm 的辅助孔使用吸引器将能量器械产生的烟雾、分离过程中产生的渗血或渗出液及时吸走,从而保证手术视野的清晰,并保证能量器械的良好工作效能,使其不受出血或渗液的干扰。同时,吸引器特别是前端带细磨纹的吸引器头具有钝性分离及部分推拉作用,不钳夹肺组织、血管、淋巴结等组织可以最大限度地减少其破裂、损伤和出血的可能。但是需要注意,吸引器前端在推拉暴露手术目标的过程中,由于部分患者肺脆性大(多见于女性患者)及肺组织顺应性差(多见于肺气肿患者),仍可能造成肺组织的损伤,主要是裂伤。使用圈钳纱布或者类似的器械推拉肺组织,可以在很大程度上避免钳夹伤和裂伤,也可以满足手术的组织暴露要求。

对于淋巴结清扫，无抓持技术可减少因钳夹动作导致的淋巴结破碎，并减少由此导致的出血及肿瘤播散的可能。淋巴结无抓持暴露和整块切除的方法，应根据不同解剖特点及结构，充分发挥腔镜器械的一专多能，建议吸引器和能量器械（电凝钩或超声刀）交替配合使用。在操作过程中，边切边吸边凝，可保证术野清晰，切除各组区淋巴结及脂肪组织，解剖骨骼化，符合肿瘤外科完整切除原则；避免淋巴结破损，符合肿瘤无瘤原则。该方法避免了过多的器械进入胸腔相互干扰，机器人场景下多机械臂配合使淋巴结清扫更加容易操作。

经过长期的临床探索，我们认为肺部分切除术及小的纵隔、胸腔肿瘤切除术应用无抓持技术相对容易，且也符合机器人辅助日间手术的适应证，如没有基础疾病或者基础疾病轻的患者的肺部分切除术、纵隔胸腔内小肿瘤切除术、肺中叶切除术、部分优势肺段切除术。而肺叶、肺段切除术加上纵隔淋巴结清扫相对困难，即使在手术医师具备娴熟的内镜操作技巧和丰富的常规肺段及肺叶切除手术经验的条件下仍有相对多的并发症发生，故不适合机器人辅助日间手术。对于极少数需要行肺中叶切除术、背段切除术等的病例也应尽可能采用单向式切除的方式，即按照肺静脉—支气管—肺动脉的方向顺序递进，减少肺的反复翻动及反复牵拉，有利于视野暴露和操作方便。

对于解剖结构相对不清晰、预计手术难度较大的手术，时间稍长（一般手术从开胸到关胸大于 2 小时）不应选择日间手术。术中若无法避免钳夹牵引肺组织，应尽量远离肿瘤所在位置从而避免手术器械对肿瘤的压迫引起潜在癌细胞转移的可能，同时尽量选择需切除的肺组织牵拉。当牵拉不需切除的健康肺组织时，选择合理的器械能够有效减少对肺组织的损伤，机器人胸腔镜手术中常用的肺钳及前端抓齿特点见图 5-1-1。

一般来说，抓钳抓齿越密，齿深度越浅，损伤越小；抓齿接触面积越大，抓持力越强。我们常用的双关节长条形钳就很适合在机器人辅助胸腔镜手术中使用。

二、减少能量器械使用

近年来，能量器械得到快速发展，其广泛应用和不断改进，极大地推动了胸外科微创手术的发展和普及。目前在肺癌微创手术中，常用的能量器械包括单极电钩、双极电凝和超声刀等。能量器械在肺癌手术中的作用主要包括血管、支气管及肺裂游离、淋巴结清扫和止血。术野出血常导致气管、血管、神经等难以辨认，增加手术难度。能量器械的最大优势是可迅速止血，保持术野干净，降低气管和神经损伤的概率，在提高手术安全性的同时，缩短手术时间。然而，能量器械也是一把"双刃剑"，使用不当容易引起组织、器官的损伤，甚至导致严重后果。为了降低并发症的发生率，外科医师须慎重选择和使用能量器械。不同的能量器械，工作原理和操作方式存在较大差异。如何正确使用能量器械，并根据不同手术场景的需求，准确、快速地更换能量器械，是每个胸外科医师应该熟练掌握的基本技能。在此，就目前的机器人辅助胸外科手术中常见的能量器械做一个简要的分析和说明。

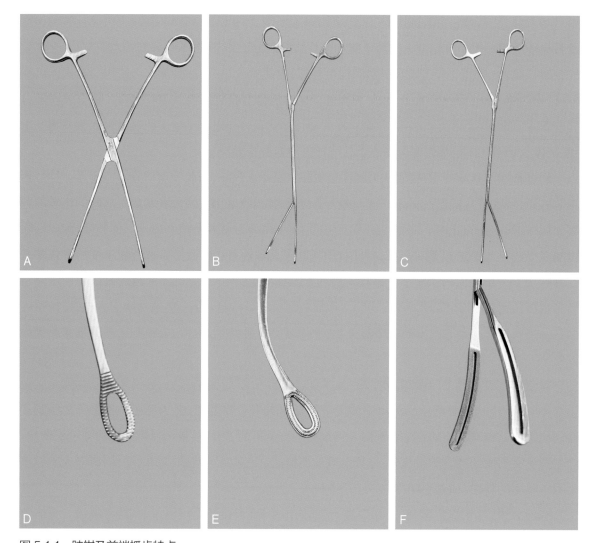

图 5-1-1　肺钳及前端抓齿特点

A. 单关节圈钳；B. 双关节圈钳；C. 双关节长条形钳；D. 单关节圈钳抓齿局部；E. 双关节圈钳抓齿局部；F. 双关节长条形钳抓齿局部。

（一）单极电钩

单极电钩是胸腔镜手术的常用器械，功能与电刀相似，其工作原理是电钩与患者身体和贴附在患者皮肤的负极板形成电回路，在电极中产生电流进行组织切割。单极电钩同时具备电切和电凝的功能，其优点是可重复使用，成本较低；器械操作部分尺寸较小，在有限空间内的操作灵活程度较高，适合于精细操作。然而，其电传导、热传导作用及电弧效应较为明显，使用不慎容易导致气管、血管和神经的损伤，出现严重的并发症。不同的细胞、组织所含的水分及导电性并不完全相同。含水分较多的组织电阻较低，电流相对比较容易通过，因此使用单极电钩对组织进行切割、凝固时，应注意预防误伤周围含水分较多的组织。电流通过时会在组织中产热，热量传导可能会引起周围血管和神经的损伤，因此操作过程中应使电钩尽量远离小血管和神经，防止误伤。单极电钩功率较高时容易产生电弧,实际操作过程中应合理调整电钩功率,根据不同操作部位的特点进行电钩功率的调节,防止电弧烧伤重要组织和器官。根据我们的经验,游离肺部胸膜粘连时,电钩的功率调整为40~60J,此时电钩切割和止血的作用较强,在缩短手术时间的同时,可保持创面干净;进行淋巴结清扫时,电钩的功率调整为40J,可有效减少附近气管和神经的损伤。国内亦有主刀医师常规使用80J电钩操作的报道,通过减少电钩与组织作用时间达到减少对周围组织的热量传导和电弧效应的效果。当单极电钩改电凝棒止血时,功率调整到60~80J较为合适。由于单极电钩为可重复使用器械,电钩绝缘层的老化、破损是客观存在而又容易被忽略的问题,其可能导致单极电钩直接放电,引起不必要的损伤,因此使用前须仔细检查绝缘层的完整性。

(二) 单极电刀

单极电刀是用一完整的电路来切割和凝固组织,该电路由高频电刀内的高频发生器、患者极板、接连导线和电极组成。在大多数的应用中,电流通过有效导线和电极穿过患者,再由患者极板及其导线返回高频电刀的发生器。

使用技巧:①不要开得太大。各个仪器或者同一电刀的不同状态实际能量输出有变化。一般电切和电凝不超过40J。原则是调到能完成操作的最小功率。②电刀不是刀。电切的原理是通过间断放电造成的电火花切开组织,所以不能将电刀当成刀。让电刀和组织保持很小的距离,产生均匀的小火花即可。而不能把电刀用力压到组织上,造成组织损伤。③组织的牵拉非常重要。一定要让组织有一定的间隙。电刀走在间隙内,这样解剖层次才会清晰。④要控制电刀的游走速度。⑤止血时用电凝。一般借助血管钳提起血管,钳夹止血效果好。⑥对于皮下脂肪肥厚的患者应少用电刀,以免组织液化坏死导致切口无法愈合。⑦由于电刀的效果与接触部位的面积有关,所以要避免地线连接皮肤接触不良,应可靠接触(面积尽量大),以免灼伤。⑧对于一些肌肉丰富的地方,如要切断肌肉,使用电凝出血相对会少,原因是电凝不会切得太快,而且电流小,有充分的时间使肌肉炭化止血。当钳夹组织较多,电凝凝不住时,使用电切止血将收到很好的效果。⑨深部组织如果用电刀切割或止血时,尽量用长柄的,仅露出刀尖,防止裸露的金属刀头损伤血管、神经等邻近结构。

(三) 双极电凝

使用达芬奇机器人清扫纵隔淋巴结时,使用双极电凝具有较大的优势:①双极电凝可对微小血管进行钳夹止血,操作精细,可有效保持创面干净;②与单极电钩不同,双极电凝只在2个电极之间放电,与患者身体并不形成回路,因此对周围组织热损伤和电损伤较小;③双极电凝头端与电分离钳相似,在进行组织暴露时,其钝性分离功能可减少对周围结构的损伤。与单极电钩相似,双极电凝的缺点是使用时存在热辐射,除了钳夹的地方产热外,在其周围5~10mm的区域也有热效应。因此在使用双极电凝时,一定要保持安全距离。

使用特点:①不需要与患者人体形成回路,只有电凝止血的作用,没有切割的作用;②凝血的部位是在 2 片电极之间;③相对于单极电刀的电凝功能来说,更安全,凝血效果更好;④注意采用间断电凝的方法比采用持续电凝的方法效果更好。

(四)超声刀

超声刀的应用原理是通过特殊的转换装置,将电能转化为机械能,以正弦波的形式传递过来的机械能作用于前端的金属刀头,使刀头产生 50~100μm 振幅的机械性振荡,从而产生摩擦热及由于组织张力而形成的向两边的切力,使所接触组织的细胞内水汽化、蛋白氢键断裂、蛋白质变性,组织被凝固后切开。

超声刀在使用时,患者身上无电流通过。在进行重要脏器解剖时,超声刀的损伤范围可控制在 1mm 以内,对周围组织的热损伤较小。超声刀在腔镜外科手术中的应用具有明显的优点。超声刀对周围组织的损伤远小于电刀,其精确的切割作用,使它可安全地在重要脏器和大血管旁边进行分离切割。在超声刀操作期间少烟、少焦痂,可使腹腔镜手术视野更清晰,缩短手术时间,且无电流通过人体,使手术更安全,减少了并发症的发生,降低了手术的难度,也减少了术中出血量,且更加符合肿瘤手术的无瘤原则。通常在使用时,超声刀刀头的温度低于 80℃,周围传播距离小于 5μm,极少产生烟雾、焦痂,无电火花,对机体无电生理干扰。然而,有报道显示,超声刀在使用时,组织的温度仍可达到 80~100℃,因此在实际工作中还应避免超声刀头与组织直接接触。术中可于治疗盘中备好冷水或湿冷纱布,以便超声刀头冷却和清洗,防止超声刀工作面温度过高。在机器人辅助胸腔镜手术中可灵活使用超声刀头的旋转功能,时刻保持工作面远离气管、主动脉、神经等重要器官和组织,防止误伤。超声刀的切割作用主要在于刀头的前 2/3,刀头的后 1/3 切割效率较低,切割不完全容易导致烧焦组织残留,需频繁清洗,影响超声刀的继续使用。在实际操作中,建议每次只用超声刀的前 2/3 夹取组织并进行切割,尽量减少烧焦组织在超声刀头的残留。

超声刀的使用要诀主要包括"拨""撑""抓""切""凝"。拨:对于血管较少、组织间隙疏松的部位,可使用超声刀"拨"开疏松的组织间隙,减少不必要的切割,缩短手术时间。撑:利用超声刀工作面和非工作面自然撑开钝性分离组织,再对无法分离的部位进行切割。抓:手术中由于切割部位的改变,经常需抓持不同部位的组织,此时超声刀可作为不同部位抓持之间的"接力"工具使用。切:使用超声刀的工作面对组织进行切割,是超声刀的重要功能之一。凝:超声刀的凝血作用在胸腔镜手术中尤为重要。理论上,超声刀可直接切割直径 3mm 的血管,稳妥起见,也可使用钛夹或 Hem-o-lock 血管夹于血管两端夹闭,再于血管中间以快速档切割离断。

超声刀常见的不当操作或错误操作:①非直视下操作。②工作刀头紧贴重要器官操作。正确操作应充分挑起组织,使工作面远离组织,或者非工作面靠近重要组织。③大块钳夹组织。这样的操作如速度快,则易出血;如速度慢,则产雾多,无法精细解剖。④激发时接触金属或骨骼。这样会导致刀头断裂或组织损伤。⑤长时间激发。一次激发应尽量<7 秒。⑥夹持少量组织空激发。测试时刀头应分开,夹持组织适中。⑦长时间带痂工作。

最后,不要忘记:术中出血不要慌,压迫止血很重要。看清出血点可以用双极电凝止血,但最好的止血方案是缝扎。使用能量器械工作时最好让助手使用吸引器同时工作,这样可以有效暴露手术区的视野。任何使用电能量的器械在使用过程中都会大量产热,所以在手术中切记这些能量器械在任何时候都一定要在视野范围内,以免器械离开你的视野后导致血管、组织的烫伤而没有在术中发现。

(王光锁　胡　坚　张　恒)

第二节

机器人辅助胸外科日间纵隔肿瘤切除术

一、纵隔解剖结构

纵隔（mediastinum）是位于两侧纵隔胸膜间所有器官和结缔组织的总称，两侧由纵隔胸膜覆盖。前界为胸骨和肋软骨，后界由第1~12胸椎体组成。上界为胸廓上口，由第1胸椎体上缘、肋内侧缘与胸骨颈静脉切迹共同组成，下界为膈。纵隔的范围和形态不规则，大多呈上窄下宽、前短后长的矢状面。胎儿的纵隔多居中，且对称分布，后随心脏发育，使得纵隔下部逐渐向左凸出。故正常成年人纵隔并非在正中矢状面对称分布，其形态与位置，除心脏发育状况外，还会受左、右肺膨胀状态及胸膜腔压力的影响。

（一）纵隔的分区

为了方便叙述，常将纵隔进行分区描述。有三分法、四分法和九分法，可根据不同的需求进行选择。

解剖学通常采用四分法，即以胸骨角至第4胸椎体下缘的平面为界，将纵隔分为上纵隔与下纵隔，再将下纵隔以心包为界分为前、中、后3部分。前纵隔为胸骨与心包之间的区域；中纵隔为心、心包及出入心的大血管根部所占区域；后纵隔为心包与脊柱胸段之间的区域。

临床纵隔的分区多采用三分法，即以气管及气管杈前壁和心包后壁所形成的额状平面为界，分为前、后纵隔，前纵隔又以胸骨角至第4胸椎体下缘的平面分为上纵隔与下纵隔。

临床放射科胸部侧位X线片的定位诊断和描述多采用九分法，即在胸部侧位X线片上，以心脏和升主动脉阴影的前缘及食管阴影的前缘分别做两条纵线，将纵隔分成前、中、后3个纵区。再以胸骨角和肺门下缘做两条水平线，将纵隔分为上、中、下3个横区。各区可命名为前上纵隔、中上纵隔、后上纵隔等。

（二）纵隔侧面观

1. 左侧面观　纵隔左侧面可见若干大动脉，故又称动脉侧。左侧面的中部为左肺根，左肺根的上方是主动脉弓，前下方为心包，后方为胸主动脉及位置较深的胸导管。由主动脉弓发出左颈总动脉和左锁骨下动脉，左头臂静脉横过两动脉前方。主动脉弓后方为气管和食管胸段。左膈神经和左迷走神经皆从主动脉弓左前方下行，左膈神经由左肺根前方，贴心包侧壁向下至膈。与来自锁骨下动脉的分支——心包膈动脉伴行。左迷走神经主干则由左肺根的后方下行，分支参与食管神经丛的组成。由左迷走神经发出的左喉返神经在动脉韧带之后绕主动脉弓下方行向后上,再继续上行走在气管、食管间的沟内进入颈部。胸椎左侧可见胸交感干、内脏大神经、半奇静脉及副半奇静脉等。

2. 右侧面观 纵隔右侧面可见若干大静脉,故称静脉侧。右侧面的中部为右肺根。右肺根的上方有奇静脉弓,向前注入上腔静脉。右肺根的前方有心包,前上方有与心包相连的上腔静脉及其分支——右无名静脉。右膈神经自上腔静脉右侧向下,经右肺根前方,沿心包侧壁至膈。右迷走神经干在上腔静脉后内侧,经右肺根的后面下行,也分支参与食管神经丛的组成。右迷走神经下行经过右锁骨下动脉前方时,发出右喉返神经,该神经绕右锁骨下动脉下方向后上行至颈部。右肺根的后方还有食管、胸导管、胸交感干、内脏大神经及奇静脉等。

(三) 纵隔间隙

在纵隔内,各器官与结构之间充填有丰富的疏松结缔组织,以适应各器官的自由活动及胸腔和各中空器官容积的变化,如心脏及大血管的搏动、呼吸时气管的运动和食管的蠕动等。后纵隔内的疏松结缔组织特别丰富。纵隔器官间隙内的疏松结缔组织向上经胸廓上口与颈部间隙相续;向下经食管裂孔、主动脉裂孔及膈的腰肋三角与腹部间隙相联系。因此,纵隔气肿、渗血或感染向上可蔓延至颈部,向下可蔓延至腹膜后间隙;反之,颈深部的感染或渗出物亦可经颈筋膜间隙向下蔓延至纵隔器官间隙。

一般将纵隔筋膜间隙大致分为三个主要的纵向筋膜间隙,由前向后依次为胸骨后间隙(retrosternal space)、气管前间隙(peritracheal space)和食管后间隙(retroesophageal space)。

1. 胸骨后间隙 胸骨后间隙位于胸骨后面,心包及大血管根部前面之间,是上纵隔前部及前纵隔内的疏松结缔组织间隙,上至胸廓上口,下至膈肌上面。该间隙内含有胸腺及胸腺遗迹、前纵隔淋巴结及脂肪组织。胸骨后间隙内的炎症、出血可以向上至颈部,向下至膈,甚至穿破胸廓内筋膜、膈肌及膈下筋膜而蔓延至腹膜后间隙。

2. 气管前间隙 气管前间隙位于上纵隔,气管、气管杈与主动脉弓之间,向上与颈部的气管前间隙相通。

3. 食管后间隙 食管后间隙位于上纵隔,前界为食管,后界为脊柱,在两侧纵隔胸膜之间。该间隙范围广泛,疏松结缔组织丰富,内含胸导管、奇静脉、后纵隔淋巴结等结构。该间隙向上与颈部椎前筋膜前方的咽后间隙相延续,向下经心包与食管间的疏松结缔组织通过膈肌潜在裂隙与腹膜后间隙相通。此外,颈部椎前间隙(脊柱颈部与椎前筋膜之间)结核脓肿破溃后,也可经咽后间隙向下至食管后间隙。

(四) 纵隔内容物

1. 上纵隔(superior mediastinum)

上纵隔的器官和结构由前向后可分为三层:前层有胸腺和三大静脉(左、右头臂静脉、上腔静脉);中层有膈神经、迷走神经、主动脉弓及其三大分支(头臂干、左颈总动脉、左锁骨下动脉);后层有气管、食管、胸导管及左喉返神经等。

还有人将上纵隔的器官由浅入深依次细分为五层。①胸腺层:该层内有胸腺或胸腺残余及脂肪组织。②静脉层:该层内有左、右头臂静脉和上腔静脉的上半段。③动脉层:该层内有主动脉弓及其三大分支,即头臂干、左颈总动脉和左锁骨下动脉。④气管层:有气管及其周围的气管旁淋巴结和气管支气管淋巴结。⑤食管层:除食管外,还有位于其左侧的胸导管。在第1、2层之间有膈神经;第2、3层之间有迷走神经;第4、5层之间有喉返神经。

该区域有一临床解剖的标志性结构,即动脉导管三角。该三角位于主动脉弓的左前方,前界为左膈神经,后界为左迷走神经,下界为左肺动脉,内有动脉韧带、左喉返神经和心浅丛穿行,该三角是手术中寻找动脉导管的标志。

除重要器官和血管外,纵隔还分布着许多淋巴结,这都是纵隔肿瘤切除术中需要格外注意的组织结构。上纵隔分布的主要是纵隔前淋巴结,为上纵隔前部散在的小淋巴结,分布于胸骨后方、大血管附近,可分为上、下两区,包括位于上腔静脉和头臂静脉前方及主动脉弓和左颈总动脉起始部附近的淋巴结。前纵隔淋巴结收集胸腺、心包上部、心脏、纵隔胸膜的淋巴,汇入支气管纵隔干。上区右侧组也称静脉前淋巴结,有2~5个,主要收集气管、心包和心脏右侧的淋巴,汇入右支气管纵隔淋巴干;上区左侧组位于主动脉弓前上壁,称主动脉弓淋巴结。一般有3~6个,主要收集左肺上叶、气管、心包及心脏左侧淋巴,再汇入左支气管纵隔淋巴干。且主动脉弓毗邻左迷走神经、左膈神经与左喉返神经,清扫淋巴结时注意避免非必要的损伤。下区亦称心包前淋巴结,位于心包前面,有1~4个,亦可能缺如,主要收集心包及胸腺淋巴,汇入胸骨旁淋巴结或支气管淋巴结。

2. 下纵隔(inferior mediastinum)

(1)前纵隔:前纵隔较狭窄,位于胸骨与心包之间。两侧胸膜在心包之前相互接近,特别在第4肋骨以上,两侧胸膜几乎相互接触,故前纵隔较狭窄。上达胸骨头平面,下达膈肌,前达胸骨。前纵隔内仅有胸腺或胸腺遗迹、疏松结缔组织及少数纵隔前淋巴结。还有胸廓内血管及胸骨旁淋巴结紧贴胸骨深面。

(2)中纵隔:是纵隔中最宽大的部分,位于前、后纵隔之间。其中有心脏及出入心脏的大血管根部、心包、心包外侧下行的膈神经和心包膈血管、心神经丛及淋巴结群等。

1)心脏(heart):心脏位于中纵隔,被心包包裹。约2/3位于身体正中矢状面的左侧,1/3位于右侧。整体似倒置的圆锥体,心尖朝向左前下方,心底朝向右后上方,心膈面由左心室(left ventricle)与右心室(right ventricle)组成。心底与出入心脏的大血管相连,通过心包皱襞与心包后壁相连。左心房(left atrium)位于右心房的左后方,其前壁构成心包横窦的后壁,并借此窦与肺动脉干及主动脉起始段相邻。左心房的后面构成心底的大部分,右上、中、下肺静脉与左上、下肺静脉分别汇入左心房,并成为心包斜窦的前壁。右心房(right atrium)位于左心房的右前方,构成心胸肋面的右上部和心底的右侧小部分。上腔静脉开口于右心房的顶部,下腔静脉开口于右心房的下后部。左心室位于左后方,构成心脏部分胸肋面、左侧面和下面(膈面)。右心室位于右前方,构成心胸肋面的大部分。

2)出入心脏的大血管:大血管与心脏有密切的连接关系,出入心脏的大血管穿过心包,可以分为心包内段与心包外段,主要分为以下几种。

肺动脉干(pulmonary trunk):平对左侧第3胸肋关节高度起自右心室,于升主动脉左前方偏向左后方上行,在主动脉弓下方分为左、右肺动脉。左肺动脉经左主支气管末端前上方与胸主动脉前方进入左肺门。右肺动脉则经升主动脉和上腔静脉后方、食管与右主支气管前方进入右肺门。

升主动脉(ascending aorta):平胸骨左缘第3肋软骨下缘后方起自左心室,于肺动脉干和上腔静脉之间向上行,其后面与右肺动脉及右主支气管相邻,在右侧第2肋软骨水平、胸骨角右半后方移行为主动脉弓。从主动脉弓上壁依次发出头臂干、左颈总动脉及左锁骨下动脉。

上腔静脉(superior vena cava):由左、右无名静脉汇合而成,收集上半身的静脉血,于升主动脉右侧下行,平右侧第3胸肋关节下缘后方汇入右心房。

下腔静脉(inferior vena cava):是人体最大的一条静脉干,由左、右髂总静脉汇合而成,收集下半身的静脉血,平第8、9胸椎体之间高度穿膈的腔静脉孔及心包,开口于右心房。

肺静脉(pulmonary vein):是肺的功能血管。左、右肺上叶静脉平第3肋软骨高度,左、右肺下叶静脉平第4肋软骨高度,分别开口于左心房。肺静脉主要是运输含氧量多的动脉血。

3)心包(pericardium):心包为包裹心脏及大血管根部的一闭合性纤维浆膜囊,分为内外两层。外层为纤维心包,纤维心包强韧而缺少伸展性,心包积液时心脏可因此而受压迫。内层为浆膜心包,是一密闭浆膜囊,分为脏、壁两层,衬于纤维心包内面的称为壁层,壁层经大血管根部衬行于心表面的脏层,即心外膜。脏、壁两层之间密闭的腔隙,称心包腔(pericardial cavity),内含少量浆液,为心脏搏动时减少摩擦。慢性炎症时,脏、壁两层可粘连,限制心脏的舒缩。出入心包的大血管根部,由壁层转为脏层时,心包腔常形成隐窝,称为心包窦(sinus of pericardium)。心包腔上部位于升主动脉及肺动脉后方、上腔静脉及左心房前方的间隙称为心包横窦(transverse sinus of pericardium),其大小可容一指,是心血管手术时阻断血流的部位。心包前壁与下壁移行处,称为心包前下窦(anterior inferior sinus of pericardium),因靠近胸前外侧壁,且位置较低,心包积液常积聚于此。心包斜窦(oblique sinus of pericardium)又称Haller窦,为位于左心房后壁、左右肺静脉、下腔静脉与心包后壁之间的心包腔。

4)膈神经(phrenic nerve):左、右膈神经经胸廓上口进入胸腔,伴心包膈血管越过肺根前方,经纵隔胸膜与心包之间向下达膈。膈神经在胸腔内由两层胸膜包裹。覆盖膈神经的胸膜较疏松,易于分离,钝性分离即可游离整个胸段膈神经。右侧膈神经在胸腔内毗邻的结构由上而下有:右胸廓内动脉、右无名静脉、上腔静脉、右侧心包。左侧膈神经在胸腔内毗邻的结构由上而下有:左胸廓内动脉、左无名静脉、主动脉弓、左侧心包。

5)气管支气管淋巴结:心脏的淋巴管形成心内膜下丛、心肌丛和心外膜下丛,输出管汇合形成左、右两组淋巴管,一同汇集在气管支气管淋巴结,其数量较多,可大致分为:肺淋巴结、支气管肺淋巴结、气管支气管下淋巴结、气管支气管上淋巴结、气管旁淋巴结和肺韧带淋巴结。

肺淋巴结:位于肺实质内,在肺叶支气管和肺段支气管的分支处,沿支气管和肺动脉的分支排列,收纳肺组织内的深淋巴管,其输出淋巴管沿各级支气管走向肺门,注入支气管肺门淋巴结。

支气管肺门淋巴结:位于左、右肺门处,肺血管与支气管之间,又称肺门淋巴结。收纳肺的浅、深淋巴管和食管等处的淋巴管,其输出淋巴管注入气管支气管上、下淋巴结。其中位于右肺上叶支气管与右肺动脉之间的淋巴结被称为动脉上支气管肺淋巴结。

气管支气管下淋巴结:位于左、右主支气管分叉处的下方,又称气管叉淋巴结。各淋巴结常连结成块,收纳左、右肺下叶,右肺中叶和左、右肺上叶下部的一部分淋巴管,并接受食管和心脏左半的部分淋巴管,其输出管注入左、右气管支气管上淋巴结或气管旁淋巴结。该淋巴结群是左、右肺淋巴管交通的桥梁,两侧肺癌均可侵犯该淋巴结群,此淋巴结群的肿大常导致气管叉扭转和角度变大。

气管支气管上淋巴结:位于气管下段两侧与左、右主支气管外侧。左侧者收纳左肺上叶和心脏左半的淋巴,其输出管注入气管旁淋巴结,左侧的淋巴结肿大可压迫左主支气管。右侧者常收纳左、右两肺的淋巴,并接受左、右支气管肺淋巴结和气管支气管下淋巴结的淋巴输出管,注入两侧的气管旁淋巴结,右侧淋巴结肿大可压迫其前方的上腔静脉。

气管旁淋巴结:沿气管两旁排列,由颈部向下延伸至气管分叉处,收纳气管支气管下淋巴结和两侧气管支气管上淋巴结的输出管,还接受食管、气管、咽、喉及甲状腺等器官的淋巴管,其输出管沿气管两旁上行,参与组成支气管纵隔淋巴干,最后汇入胸导管。

气管前淋巴结:在气管前面还有一些淋巴结,称为气管前淋巴结,可分为上下两群。上群位于左、右头臂静脉汇合处;下群位于气管分叉处,与气管支气管上、下淋巴结互相连续。

(3)后纵隔:位于心包与脊柱胸部之间,上平胸骨角,下达膈肌。包含主支气管、食管、胸主动脉、胸导管、奇静脉、半奇静脉、副半奇静脉、左右迷走神经、交感神经干、淋巴结等结构。

1)左、右主支气管:两侧主支气管的气管杈内面有一凸向上的半月形气管隆嵴,是气管镜检查辨别左右主支气管起点的标志。左主支气管细长,经左肺动脉后方、胸主动脉前方入肺门。右主支气管粗短,较左侧陡直,经右肺动脉和升主动脉后方入肺门。

2)食管(esophagus):食管胸部在上纵隔位于气管和脊柱之间,居正中线稍左侧,继经主动脉弓的右后方沿胸主动脉右侧下行,约在第7胸椎高度逐渐偏左,至第8、9胸椎平面斜跨主动脉的前方至其左前方,平第10胸椎穿膈的食管裂孔入腹腔。食管胸部前方由上而下依次与气管、左主支气管、心包及左心房相邻;后方与脊柱间形成食管后间隙,内含奇静脉和胸导管。食管有三处生理性狭窄,分别位于食管起始段、左主支气管后方和穿膈的食管裂孔处,是异物滞留和肿瘤的好发部位。食管胸部的动脉,上纵隔段来自支气管动脉,下纵隔段主要来自胸主动脉发出的食管动脉。静脉与动脉伴行,大部分经半奇静脉和奇静脉汇入上腔静脉,食管下端的静脉经胃左静脉注入肝门静脉。食管胸部的淋巴主要注入纵隔后淋巴结和气管支气管淋巴结,其下段注入胃左淋巴结,仅有少许不经局部淋巴结直接汇入胸导管。

3)胸主动脉(thoracic aorta):为主动脉弓的延续,平第4胸椎下缘,经左肺根部后方下行。然后逐渐转至其前方达第12胸椎高度穿经膈主动脉裂孔移行为腹主动脉。胸主动脉前方与左肺根、心包后壁、食管与膈相邻,后方为脊柱、半奇静脉和副半奇静脉,左侧为左纵隔胸膜,右侧为食管、胸导管、奇静脉及右纵隔胸膜。

4）胸导管（thoracic duct）：起源于腹腔内的乳糜池（cisterna chyli），穿膈的主动脉裂孔入后纵隔，行于食管后方、脊柱右前方，在奇静脉和胸主动脉之间上行。在第4~5胸椎处逐渐斜行走向左前方，沿食管左侧上行至颈根部注入左静脉角。由于胸导管上段与左纵隔胸膜相贴，下段与右纵隔胸膜相贴，手术时损伤胸导管若伴有纵隔胸膜的破损，则形成乳糜胸。

5）奇静脉、半奇静脉、副半奇静脉：奇静脉（azygos vein）起于右腰升静脉，向上穿右膈脚入后纵隔，于胸主动脉和食管的右后方沿脊柱的右前方上行，收集右肋间后静脉、半奇静脉、副半奇静脉及食管、主支气管的静脉，至第4胸椎高度续奇静脉弓跨右侧肺根上方注入上腔静脉。奇静脉上连上腔静脉，下经腰升静脉连于下腔静脉，为上、下腔静脉沟通的重要渠道。

半奇静脉（hemiazygos vein）：起于左腰升静脉，向上穿左膈脚入后纵隔，沿胸椎体的左侧上行收纳第8~11左肋间后静脉和食管静脉，跨第7~10胸椎体前方，经胸主动脉、食管和脑导管的后方注入奇静脉。

副半奇静脉（accessory hemiazygos vein）：沿脊柱左侧下降，常汇集第4~7左肋间后静脉，平第6~7胸椎高度注入半奇静脉或横越脊柱汇入奇静脉。

6）纵隔后淋巴结群：位于心包后方，食管胸段两侧及食管胸段与胸主动脉之间。主要收集食管、心包后面、膈后面和肝的淋巴，输出端大部分直接汇入胸导管。

二、日间纵隔肿瘤切除术

纵隔肿瘤是纵隔内组织结构性肿瘤性改变的统称，可以分为原发性纵隔肿瘤与继发性纵隔肿瘤。目前大多数纵隔肿瘤的治疗原则还是以手术为主的综合性治疗。纵隔空间狭小、结构复杂，组织来源多样，又邻近心脏及大血管等重要组织，传统的开放性手术创伤大、出血多、操作困难、术后恢复差。腔镜手术与之相比则具有创伤小、出血量少、术后恢复好等特点。但是纵隔的操作空间有限，对胸腔镜手术医师要求更高，且有些部位，由于胸腔镜器械自身的原因，无法完全暴露并切除病灶，但达芬奇机器人可以提供更精准、微创、安全的操作，还能减少主刀医师的疲劳感。

2000年，美国食品药品监督管理局（Food and Drug Administration，FDA）批准达芬奇机器人辅助手术系统应用于临床。2001年，Yoshino等率先报道使用达芬奇机器人成功实施胸外科纵隔肿瘤切除术，随后相继出现胸腺瘤、后纵隔肿瘤等成功使用达芬奇机器人实施手术的报道。2009年，罗清泉等完成中国内地首例机器人辅助前纵隔肿瘤切除术，随后逐渐在临床上得到应用，并取得了良好的临床效果，但机器人辅助胸外科日间手术的要求则更为细致。

（一）前纵隔肿瘤切除术

1. 手术体位与切口　如果前纵隔肿瘤不是完全偏左侧，一般采取左侧卧位，经右侧进胸处理。嘱患者双手前上伸展或抱头，以脐为中心脚侧和头侧适当向两边弯折，以便尽量扩大打开肋间隙。髋部以束缚带固定，身体两侧以沙袋固定，两腿之间以枕头等软性支撑物垫衬。患者下肢不能抬太高,以避免手术时对机械臂的干扰。尿袋应挂在患者腹侧,手术台面稍微往背侧倾斜,即患者稍向背侧仰。

切口设计一般采用三臂四孔法,1、2、3号臂孔均在第7肋间,1号臂孔在肩胛下角线附近,3号臂孔在腋前线稍靠前,2号臂孔在1号臂孔与3号臂孔等距的位置,辅助孔设在第9肋间肩胛下角线附近,由于辅助孔离操作部位较远,术中助手需使用加长版的器械(图5-2-1)。

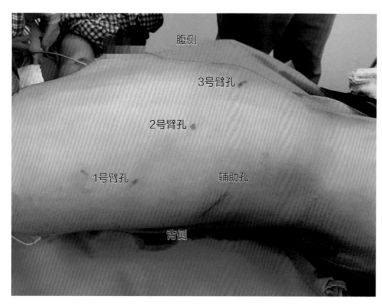

图 5-2-1　机器人辅助前纵隔手术切口示意

2. 术中操作要点　整体手术流程见视频 5-2-1。

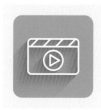 

视频 5-2-1　机器人辅助日间胸腺扩大切除术

(1)游离胸骨后组织:对于考虑为良性的前纵隔肿瘤,可考虑切除肿瘤及周围脂肪组织;对于考虑为恶性的前纵隔肿瘤,建议行胸腺扩大切除术。术中若探查病变位于前纵隔,来源于胸腺(图5-2-2A),可以考虑先游离最安全的区域——胸骨后间隙(图5-2-2B)。然后游离胸腺右下极(图5-2-2C、D),须注意保护膈肌、心包,如心包表面出血须及时止血(图5-2-2E)。继续游离胸骨后组织(图5-2-2F)。

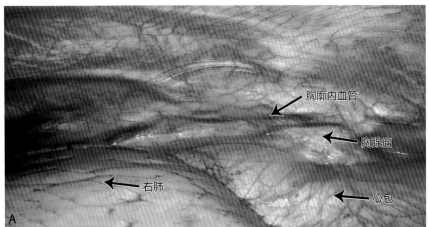

图 5-2-2A. 病变位于前纵隔，来源于胸腺。

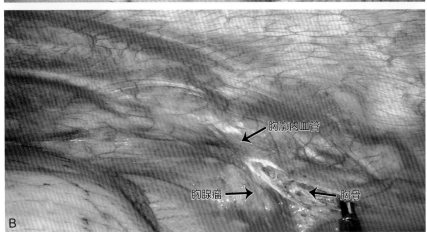

图 5-2-2B. 先游离最安全的区域——胸骨后间隙。

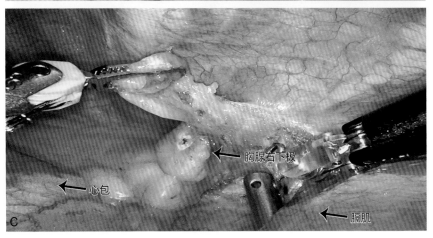

图 5-2-2C. 游离胸腺右下极。

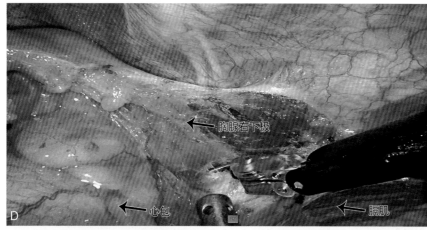

图 5-2-2D. 游离胸腺右下极。

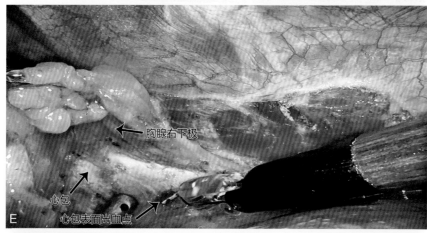

图 5-2-2E. 须注意保护膈肌、心包,如心包表面出血须及时止血。

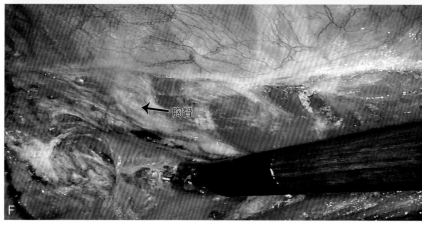

图 5-2-2F. 继续游离胸骨后组织。

图 5-2-2 游离胸骨后组织

（2）游离胸腺左下极：适当游离胸腺左下极，可以先完全游离胸腺左下极，如果肿瘤较大，也可以先远离肿瘤离断胸腺左下极，切除肿瘤后再处理（图5-2-3A、B）。离断胸腺左下极时如有出血须及时止血（图5-2-3C）。游离心包面脂肪时注意保护心包（图5-2-3D）。继续沿心包表面游离（图5-2-3E、F）。进一步游离心包表面（图5-2-3G、H）。

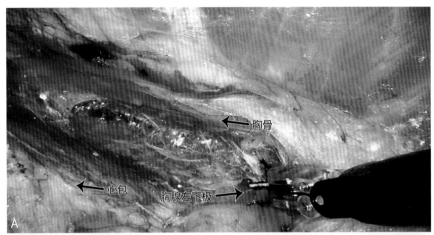

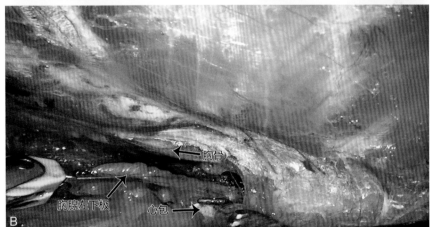

图 5-2-3A、B. 先远离肿瘤离断胸腺左下极。

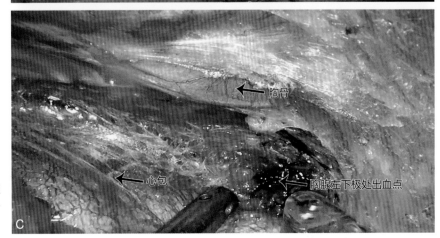

图 5-2-3C. 离断胸腺左下极时如有出血须及时止血。

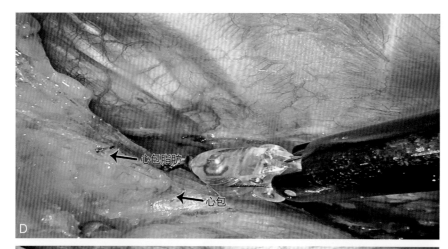

图 5-2-3D. 游离心包面脂肪时注意保护心包。

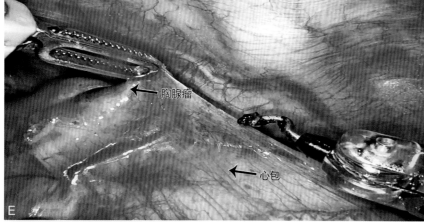

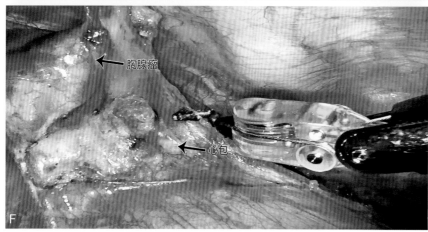

图 5-2-3E、F. 继续沿心包表面游离。

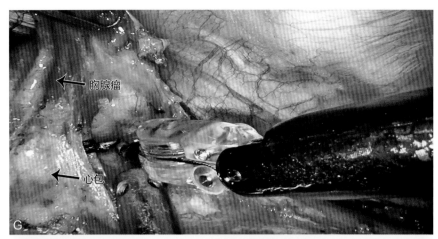

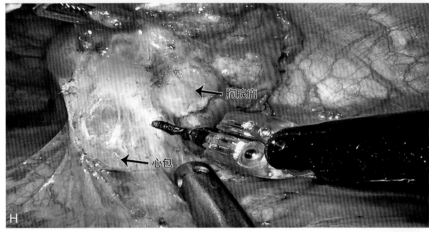

图 5-2-3G、H. 进一步游离心包表面。

图 5-2-3　游离胸腺左下极

（3）游离膈神经侧：向无名静脉方向继续游离，游离主动脉弓表面（图 5-2-4A、B），继续向无名静脉方向游离胸骨后间隙（图 5-2-4C），沿右膈神经游离上腔静脉侧脂肪，显露上腔静脉前侧壁（图 5-2-4D）。

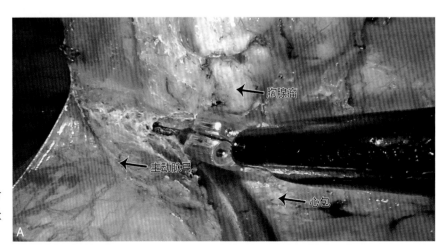

图 5-2-4A. 向无名静脉方向继续游离，游离主动脉弓表面。

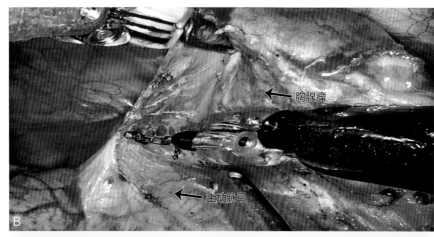

图 5-2-4B. 向无名静脉方向继续游离,游离主动脉弓表面。

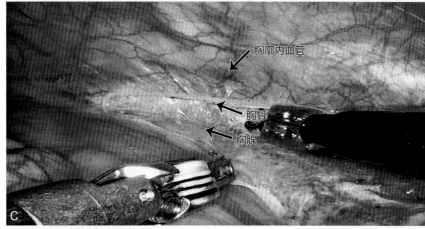

图 5-2-4C. 继续向无名静脉方向游离胸骨后间隙。

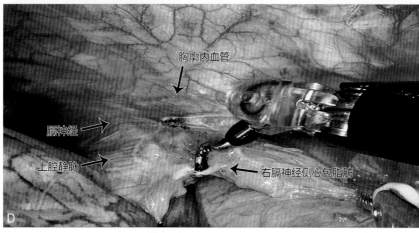

图 5-2-4D. 沿右膈神经游离上腔静脉侧脂肪,显露上腔静脉前侧壁。

图 5-2-4 游离膈神经侧

（4）游离胸腺右上极：沿上腔静脉向远心端游离，寻找左无名静脉（图5-2-5A）。用电钩钝性推拉分离至近左无名静脉起始部，找到左无名静脉（图5-2-5B）。助手用吸引器推拉左无名静脉周围，显露间隙，吸引器将左无名静脉压向下方，主刀医师以卡蒂尔镊将病变牵向脚侧、胸骨侧，用电钩沿左无名静脉向远心端游离静脉周围的脂肪组织及胸腺右上极（图5-2-5C）。在左无名静脉表面继续向远心端游离，注意一些胸腺的静脉和动脉分支，用止血夹处理，或者用电凝或超声刀处理（图5-2-5D），在胸廓内动静脉下缘游离胸骨后间隙，进一步显露胸腺右上极（图5-2-5E、F）。

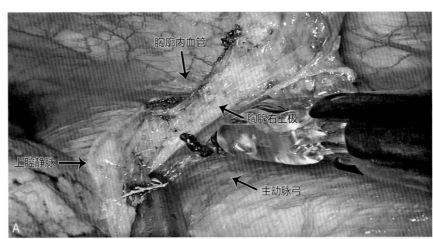

图5-2-5A. 沿上腔静脉向远心端游离，寻找左无名静脉。

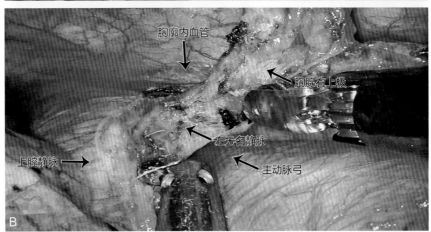

图5-2-5B. 用电钩钝性推拉分离至近左无名静脉起始部，找到左无名静脉。

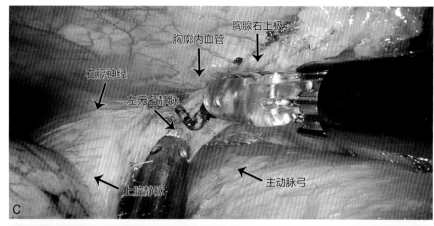

图 5-2-5C. 沿左无名静脉
向远心端游离静脉周围的
脂肪组织及胸腺右上极。

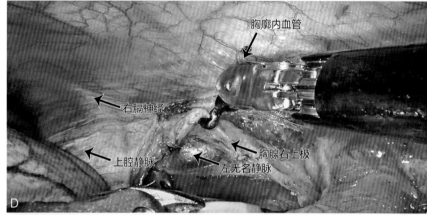

图 5-2-5D. 在左无名静
脉表面继续向远心端游
离，注意一些胸腺的静脉
和动脉分支，用止血夹处
理，或者用电凝或超声刀
处理。

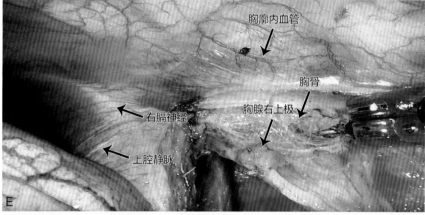

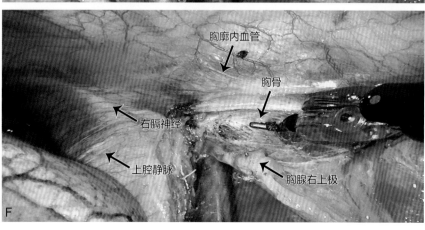

图 5-2-5E、F. 在胸廓内动
静脉下缘游离胸骨后间隙，
进一步显露胸腺右上极。

图 5-2-5 游离胸腺右上极

（5）游离左无名静脉：助手以加长的胃钳协助牵拉，将肿瘤牵向脚侧、背侧，主刀医师以卡蒂尔镊推压左无名静脉，游离胸腺左上极（图5-2-6A~C）。进一步游离胸骨后，继续进一步显露胸腺左上极（图5-2-6D）。主刀医师以卡蒂尔镊将病变牵向上方，助手协助显露主动脉弓、左无名静脉表面与胸腺之间的间隙（图5-2-6E、F）。

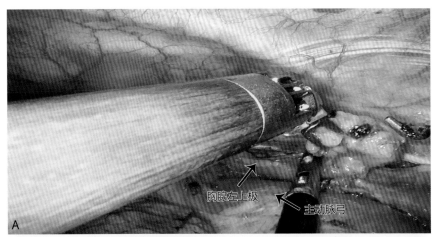

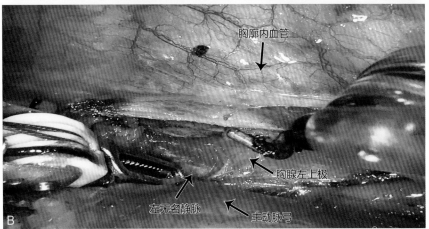

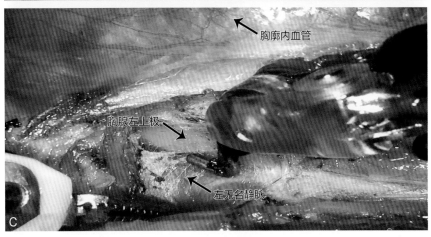

图5-2-6A~C. 游离胸腺左上极。

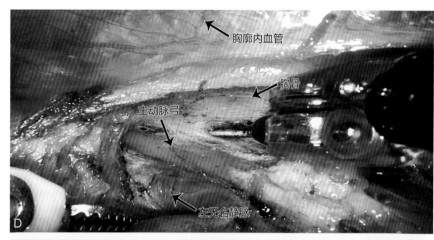

图 5-2-6D. 进一步游离胸骨后,继续进一步显露胸腺左上极。

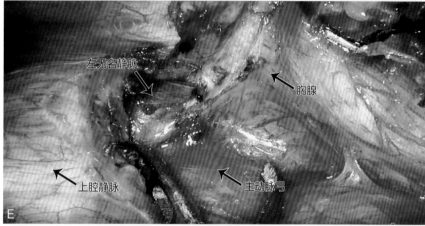

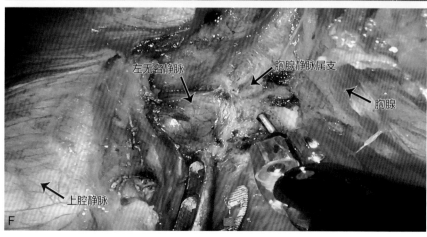

图 5-2-6E、F. 助手协助显露主动脉弓、左无名静脉表面与胸腺之间的间隙。

图 5-2-6 游离左无名静脉

（6）处理胸腺静脉属支：注意分辨并游离汇入左无名静脉的胸腺静脉属支和其他胸腺静脉属支（图5-2-7A、B）。助手经主操作孔用止血夹处理胸腺静脉属支（图5-2-7C），也可由主刀医师以机器人自带的止血夹装置处理，继续向左无名静脉远心端游离（图5-2-7D）。用吸引器协助显露时注意勿影响属支静脉近心端止血夹的稳定性（图5-2-7E）。游离胸腺另一支胸腺静脉属支血管（图5-2-7F）。助手经主操作孔用止血夹处理胸腺静脉属支（图5-2-7G）。进一步游离胸骨后间隙（图5-2-7H）。

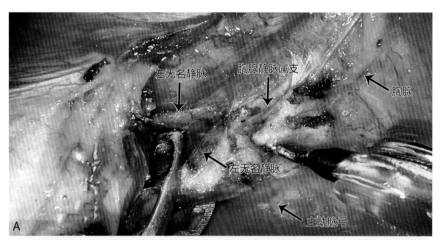

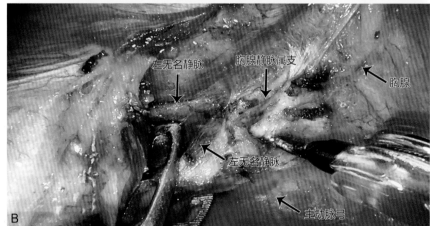

图 5-2-7A、B. 注意分辨并游离汇入左无名静脉的胸腺静脉属支和其他胸腺静脉属支。

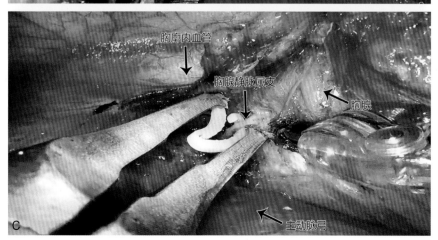

图 5-2-7C. 助手经主操作孔用止血夹处理胸腺静脉属支。

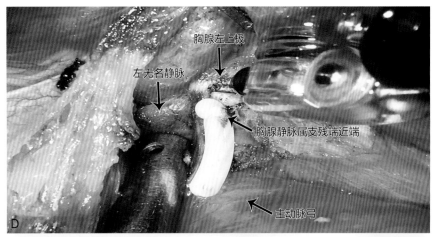

图 5-2-7D. 继续向左无名静脉远心端游离。

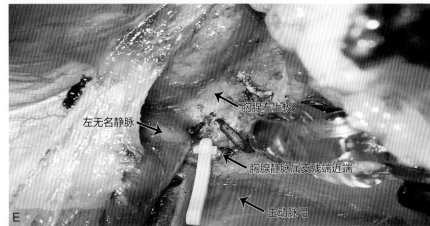

图 5-2-7E. 用吸引器协助显露时注意勿影响属支静脉近心端止血夹的稳定性。

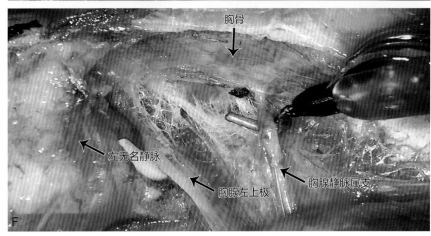

图 5-2-7F. 游离胸腺另一支胸腺静脉属支血管。

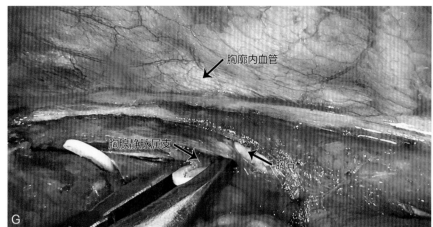

图 5-2-7G. 助手经主操作
孔用止血夹处理胸腺静
脉属支。

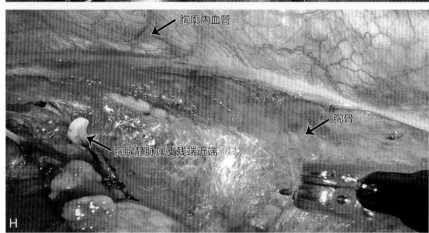

图 5-2-7H. 进一步游离胸
骨后间隙。

图 5-2-7 处理胸腺静脉属支

（7）游离心包侧：继续游离胸腺与心包表面、胸骨后间隙（图 5-2-8A~C），碰到出血点及时止血（图 5-2-8D）。

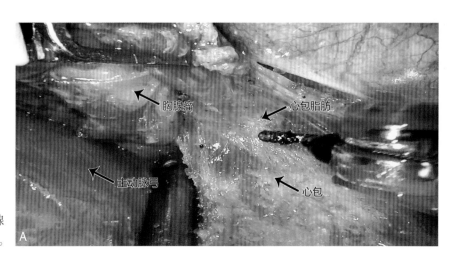

图 5-2-8A. 继续游离胸腺
与心包表面、胸骨后间隙。

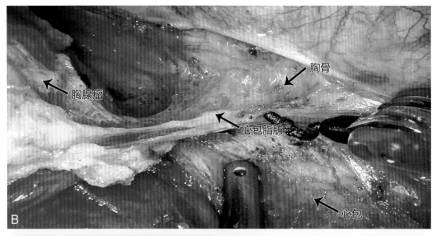

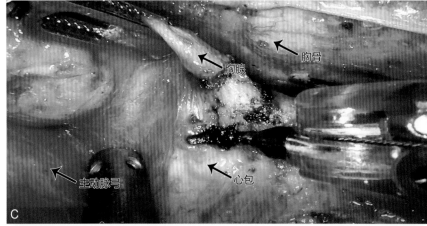

图 5-2-8B、C. 继续游离胸腺与心包表面、胸骨后间隙。

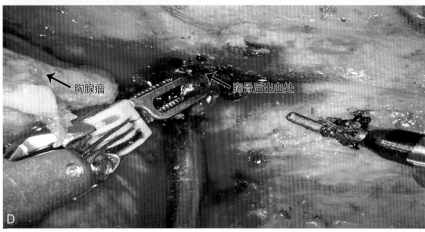

图 5-2-8D. 碰到出血点及时止血。

图 5-2-8　游离心包侧

（8）游离胸腺左上极：左无名静脉侧已被游离开，沿胸骨后进一步游离胸腺左上极（图5-2-9A~D），注意保护左无名静脉、对侧肺及胸膜（图5-2-9E、F）。

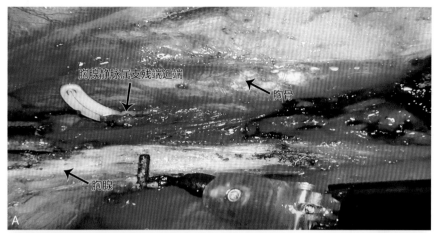

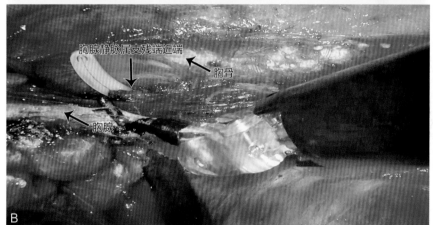

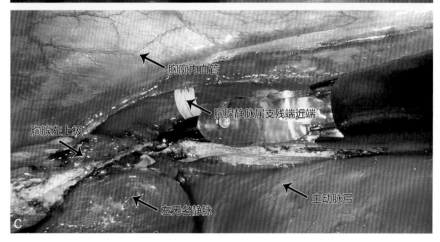

图 5-2-9A~C. 沿胸骨后进一步游离胸腺左上极。

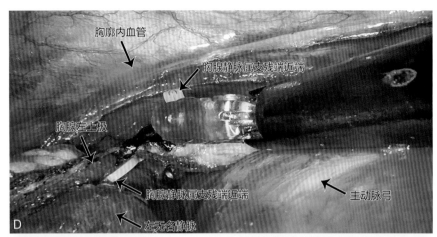

胸廓内血管

胸腺静脉属支残端近端

胸腺左上极

胸腺静脉属支残端近端

左无名静脉

主动脉弓

D

图 5-2-9D. 沿胸骨后进一步游离胸腺左上极。

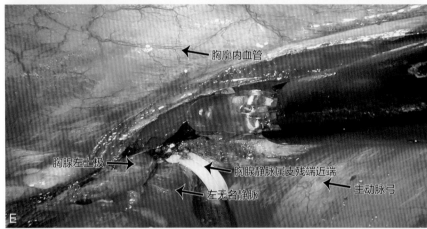

胸廓内血管

胸腺左上极

胸腺静脉属支残端近端

左无名静脉

主动脉弓

E

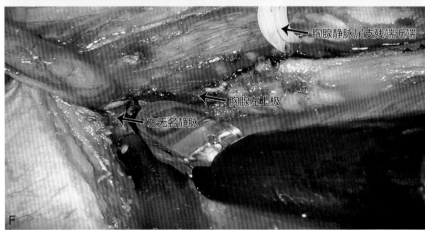

胸腺静脉属支残端近端

胸腺左上极

左无名静脉

F

图 5-2-9E、F. 注意保护左无名静脉、对侧肺及胸膜。

图 5-2-9 游离胸腺左上极

（9）取出标本：注意分辨胸腺动脉分支,予以止血夹处理或电凝处理(图5-2-10A),病变装袋经辅助孔取出(图5-2-10B)。

图 5-2-10A. 注意分辨胸腺动脉分支,予以止血夹处理或电凝处理。

图 5-2-10B. 病变装袋经辅助孔取出。

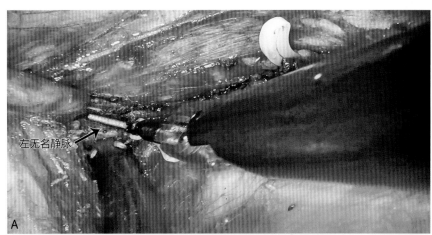

左无名静脉

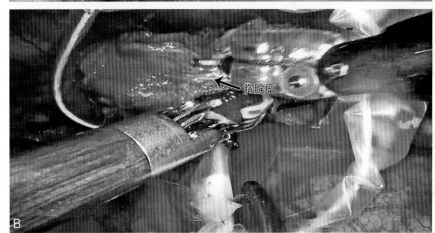

胸腺瘤

图 5-2-10　取出标本

（10）游离胸腺左下极：继续游离剩下的胸腺左下极(图5-2-11A、B),注意保护心包(图5-2-11C)。继续游离胸腺左下极直至看到明显的脂肪组织(图5-2-11D)。游离到胸腺左下极最远端、对侧胸膜附近(图5-2-11E),主刀医师将胸腺左下极牵向背侧,继续游离胸腺左下极胸骨后间隙(图5-2-11F)。

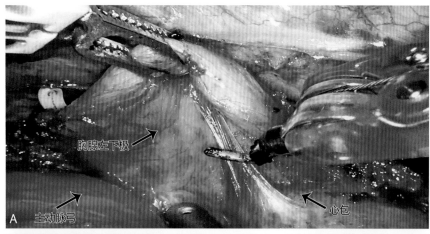

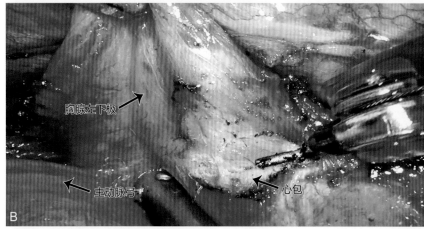

图 5-2-11A、B. 继续游离剩下的胸腺左下极。

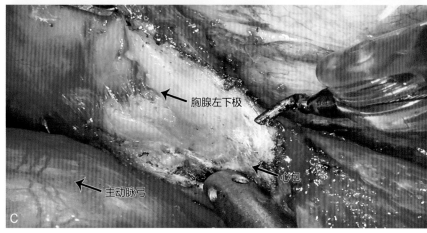

图 5-2-11C. 注意保护心包。

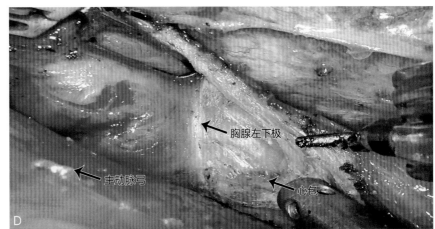

图 5-2-11D. 继续游离胸腺左下极直至看到明显的脂肪组织。

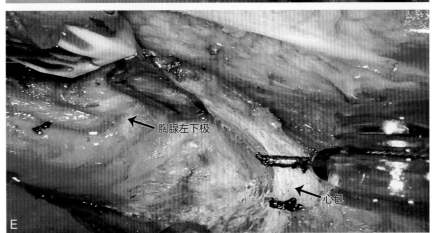

图 5-2-11E. 游离到胸腺左下极最远端、对侧胸膜附近。

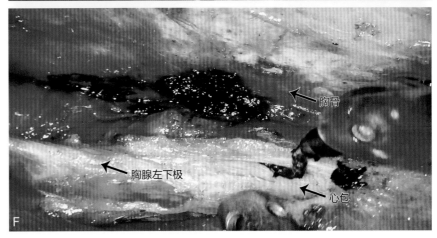

图 5-2-11F. 继续游离胸腺左下极胸骨后间隙。

图 5-2-11 沿心包游离胸腺左下极

　　将胸腺左下极牵向头侧,电钩继续游离胸腺左下极远端,注意勿损伤对侧肺和胸膜,助手用吸引器或主刀医师用电钩推拉钝性分离对侧胸膜(图5-2-12A、B)。将胸腺左下极牵向头侧、背侧,继续沿胸腺左下极表面游离,切除胸腺左下极及周围脂肪(图5-2-12C、D)。将胸腺左下极牵向头侧,继续环胸腺左下极沿对侧胸膜表面向头侧、心包面游离(图5-2-12E)。继续向上游离,助手可以使用吸引器协助显露(图5-2-12F)。

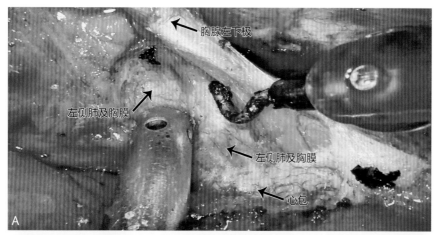

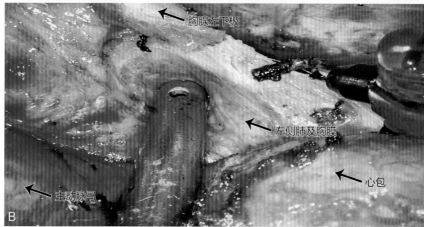

图 5-2-12A、B. 电钩继续游离胸腺左下极远端,注意勿损伤对侧肺和胸膜。

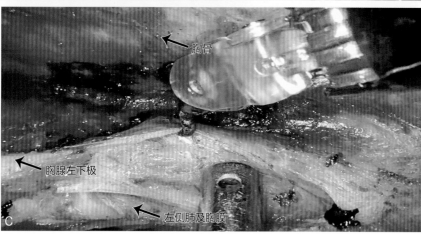

图 5-2-12C. 继续沿胸腺左下极表面游离,切除胸腺左下极及周围脂肪。

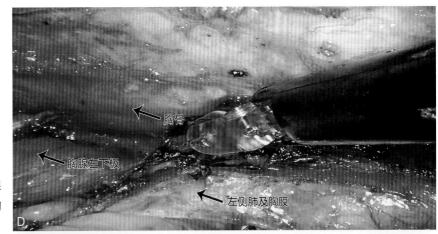

图 5-2-12D. 继续沿胸腺左下极表面游离,切除胸腺左下极及周围脂肪。

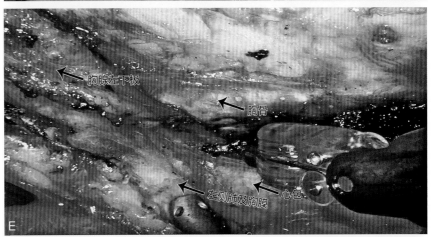

图 5-2-12E. 继续环胸腺左下极沿对侧胸膜表面向头侧、心包面游离。

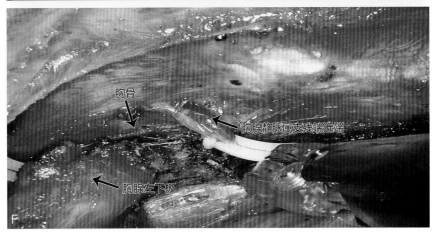

图 5-2-12F. 继续向上游离,助手可以使用吸引器协助显露。

图 5-2-12　沿心包及对侧胸膜进一步游离胸腺左下极

（11）完整切除胸腺左下极：继续游离胸骨后间隙（图5-2-13A、B）。将胸腺牵向头侧或脚侧，从不同方向游离心包、主动脉表面，注意勿损伤左无名静脉（图5-2-13C～E）。注意分辨可能存在的滋养血管，避免引起出血（图5-2-13F）。完整切除胸腺左下极（图5-2-13G、H）。

胸腺扩大切除后，视野干净（图5-2-14A），"危险三角"显露清晰（图5-2-14B）。

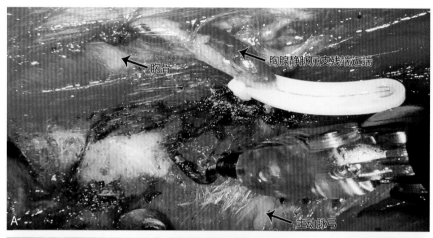

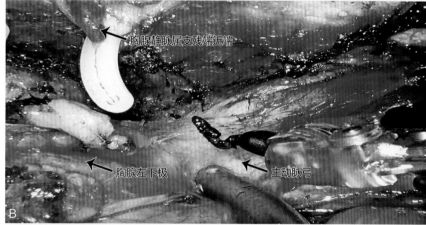

图 5-2-13A、B. 继续游离胸骨后间隙。

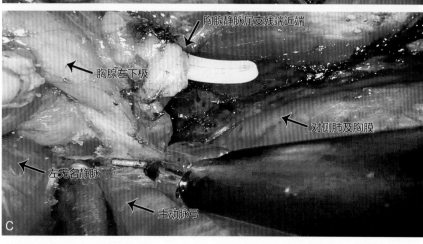

图 5-2-13C. 从不同方向游离心包、主动脉表面，注意勿损伤左无名静脉。

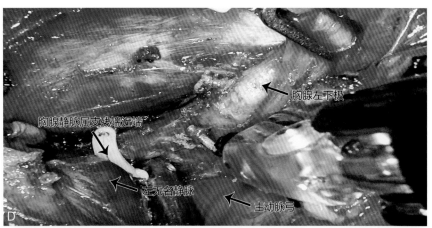

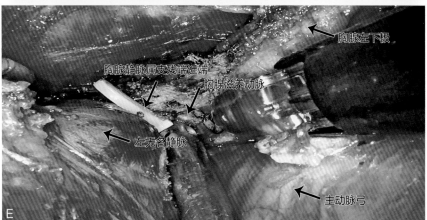

图 5-2-13D、E. 从不同方向游离心包、主动脉表面，注意勿损伤左无名静脉。

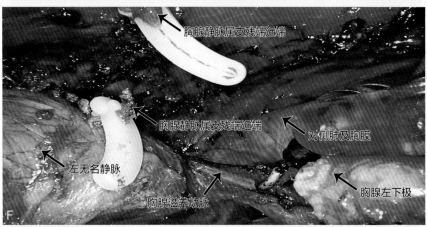

图 5-2-13F. 注意分辨可能存在的滋养血管，避免引起出血。

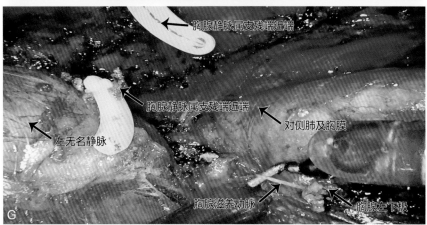

图 5-2-13G. 完整切除胸腺左下极。

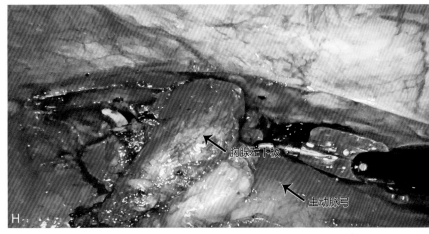

图 5-2-13H. 完整切除胸腺左下极。

图 5-2-13 完整切除胸腺左下极

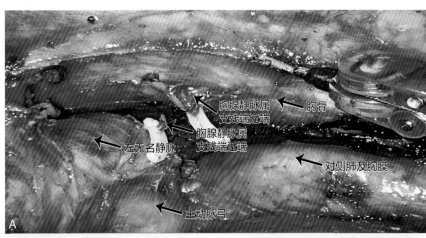

图 5-2-14A. 胸腺扩大切除后,视野干净。

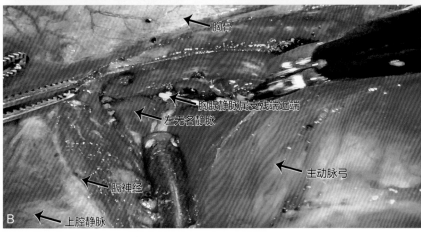

图 5-2-14B. "危险三角"显露清晰。

图 5-2-14 肿瘤切除后创面

3. 注意事项 前纵隔良性肿瘤不追求行胸腺扩大切除术,对于低度恶性及恶性程度更高的胸腺瘤建议行胸腺扩大切除术,需特别注意"危险三角"处的结构,如处理不慎,遇到不可控的大出血,须及时压迫止血后转胸骨正中开放手术,如中转胸骨正中开放手术,患者一般需在术后 3~6 天出院,将不再按日间手术模式出院。

（二）胸膜顶肿瘤切除术

1. 手术体位与切口　一般采取健侧卧位，患者双手前上伸展或抱头，以脐为中心脚侧和头侧适当向两边弯折，以便尽量扩大打开肋间隙。髋部用束缚带固定，身体两侧以沙袋固定，两腿之间用枕头等软性支撑物垫衬，患者下肢不能抬太高，以避免手术时对机械臂的干扰，尿袋挂在患者腹侧（图5-2-15）。

胸膜顶肿瘤位置较高，紧邻重要结构，切口设计一般采用三臂四孔法，1、2、3号臂孔分别在第6、7、8肋间，1号臂孔在腋前线稍靠前，3号臂孔在肩胛下角线附近，2号臂孔距1号臂孔稍近、距3号臂孔稍远，辅助孔设在第3肋间腋前线附近（图5-2-16）。

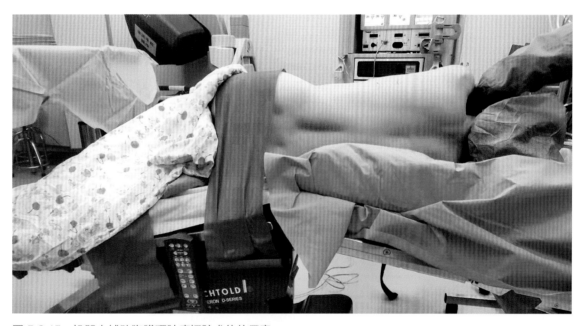

图5-2-15　机器人辅助胸膜顶肿瘤切除术体位示意

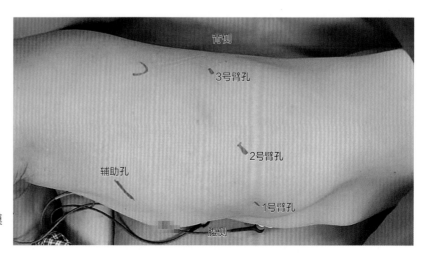

图5-2-16　机器人辅助胸膜顶肿瘤手术切口示意

2. 术中操作要点

（1）游离肿瘤鞘膜：本例肿瘤位于左侧胸膜顶，紧靠交感神经、左锁骨下血管（图5-2-17A）。打开肿瘤胸膜顶侧鞘膜（图5-2-17B~D）。由于从肿瘤下方游离困难（图5-2-17E），遂将肿瘤压向脊柱侧，从前胸侧继续游离肿瘤鞘膜（图5-2-17F）。

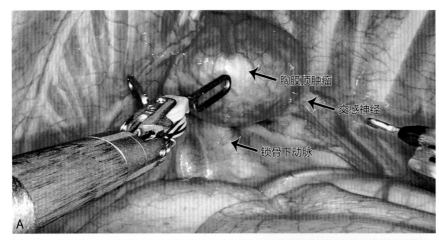

图 5-2-17A. 肿瘤位于左侧胸膜顶，紧靠交感神经、左锁骨下血管。

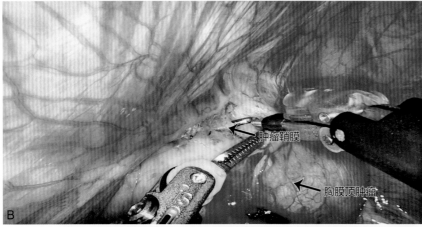

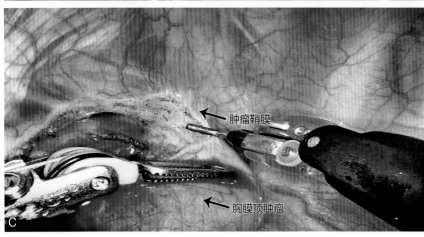

图 5-2-17B、C. 打开肿瘤胸膜顶侧鞘膜。

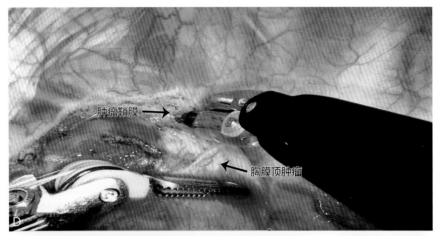

图 5-2-17D. 打开肿瘤胸膜顶侧鞘膜。

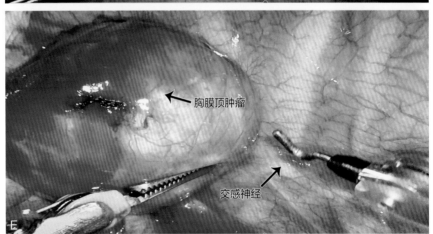

图 5-2-17E. 术中发现从肿瘤下方游离困难。

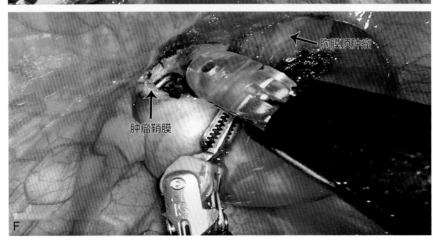

图 5-2-17F. 遂将肿瘤压向脊柱侧,从前胸侧继续游离肿瘤鞘膜。

图 5-2-17 游离肿瘤鞘膜

（2）游离前胸侧肿瘤鞘膜：沿肿瘤表面，继续向颈部游离肿瘤鞘膜（图5-2-18A~C）。助手钳夹肿瘤鞘膜，将肿瘤提向脊柱侧，这样做有利于显露游离层面（图5-2-18D）。继续游离前胸侧肿瘤鞘膜（图5-2-18E、F）。

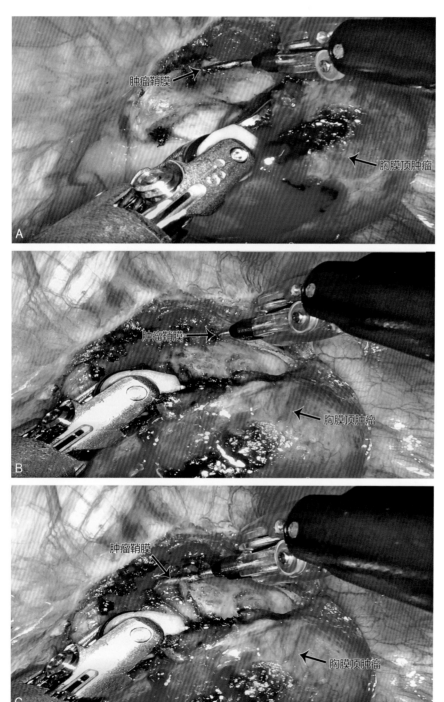

图 5-2-18A~C. 沿肿瘤表面，继续向颈部游离肿瘤鞘膜。

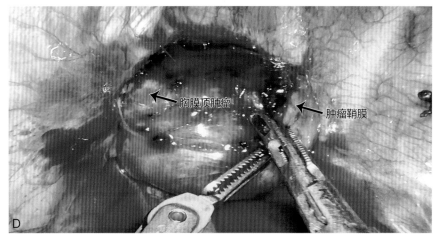

图 5-2-18D. 助手钳夹肿瘤鞘膜,将肿瘤提向脊柱侧,显露游离层面。

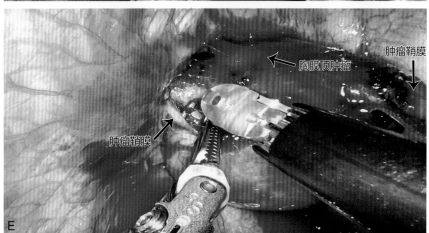

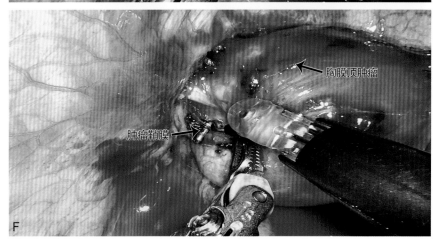

图 5-2-18E、F. 继续游离前胸侧肿瘤鞘膜。

图 5-2-18 游离前胸侧肿瘤鞘膜

（3）游离肿瘤颈侧：将肿瘤压向下方和前胸侧，继续游离肿瘤鞘膜（图 5-2-19A），并向颈部方向游离肿瘤（图 5-2-19B）。由于肿瘤紧邻重要结构，在鞘膜层面和鞘膜内游离可有效避免损伤颈部的血管、神经等结构（图 5-2-19C~F）。

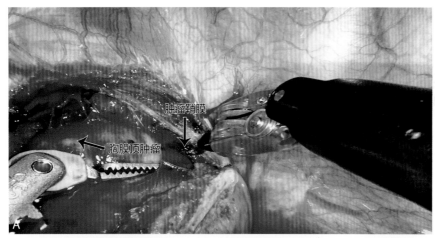

图 5-2-19A. 将肿瘤压向下方和前胸侧,继续游离肿瘤鞘膜。

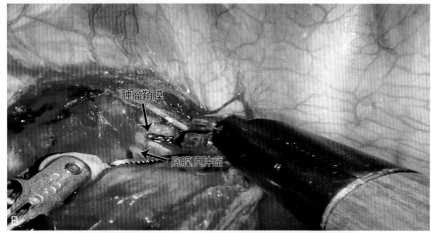

图 5-2-19B. 向颈部方向游离肿瘤。

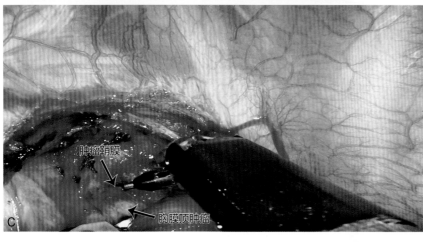

图 5-2-19C. 在鞘膜层面和鞘膜内游离可有效避免损伤颈部的血管、神经等结构。

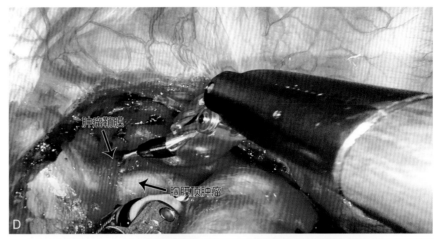

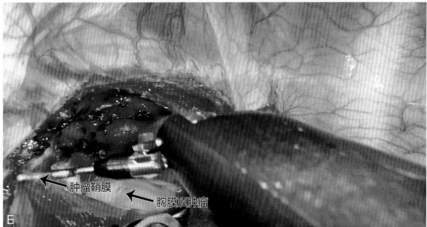

图5-2-19D~F. 在鞘膜层面和鞘膜内游离可有效避免损伤颈部的血管、神经等结构。

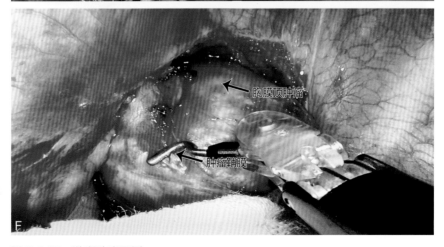

图 5-2-19　游离肿瘤颈侧

（4）游离肿瘤"蒂部"：将肿瘤推向脊柱侧，游离肿瘤前胸壁侧，游离肿瘤"蒂部"周围
（图5-2-20A、B）。持纱布推拉束状结构周围，进行钝性分离（图5-2-20C）。继续游离肿瘤"蒂部"
（图5-2-20D）。用卡蒂尔镊从肿瘤"蒂部"后方穿过（图5-2-20E、F）。

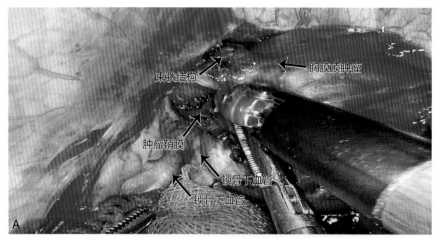

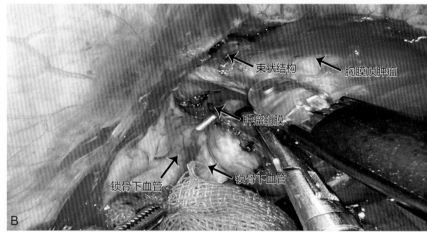

图5-2-20A、B.将肿瘤推向脊柱侧，游离肿瘤前胸壁侧，游离肿瘤"蒂部"周围。

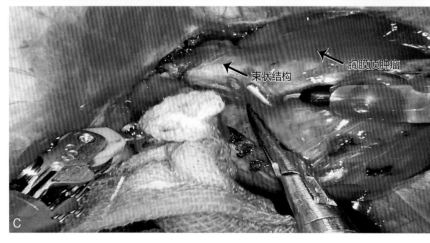

图5-2-20C.持纱布推拉束状结构周围，进行钝性分离。

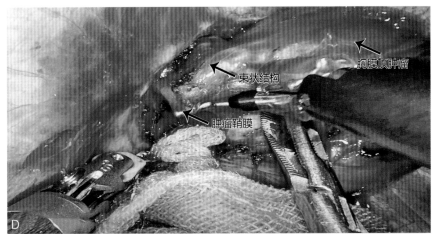

图 5-2-20D. 继续游离肿瘤"蒂部"。

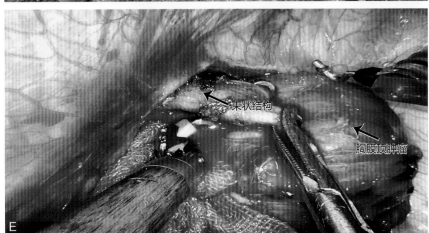

图 5-2-20E、F. 用卡蒂尔镊从肿瘤"蒂部"后方穿过。

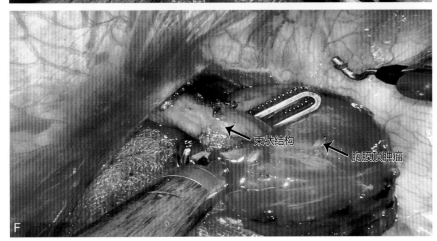

图 5-2-20　游离肿瘤"蒂部"

（5）进一步游离肿瘤"蒂部"：继续游离束状结构，探查肿瘤与束状结构的关系（图5-2-21A~C）。用卡蒂尔镊钝性推拉剥离肿瘤（图5-2-21D）。

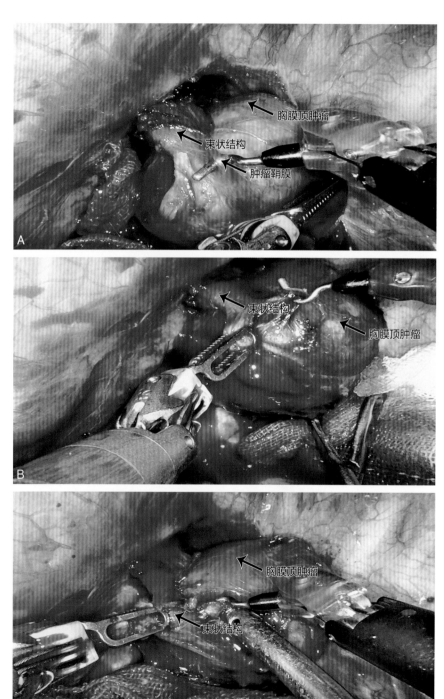

图5-2-21A~C. 继续游离束状结构，探查肿瘤与束状结构的关系。

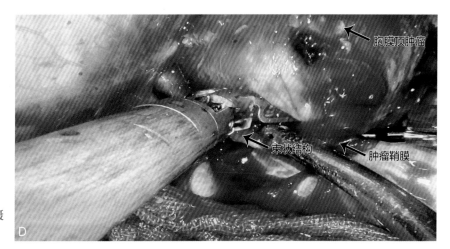

图 5-2-21D. 用卡蒂尔镊钝性推拉剥离肿瘤。

图 5-2-21 进一步游离肿瘤"蒂部"

（6）完整切除肿瘤、取出标本并止血：将肿瘤翻转推向脚侧，继续游离，此时肿瘤颈侧已被充分游离（图 5-2-22A）。继续将肿瘤推向脚侧，可以看到肿瘤和周围的鞘膜，继续游离，注意勿损伤交感神经（图 5-2-22B）。完整游离肿瘤（图 5-2-22C），出血部位注意止血（图 5-2-22D），肿瘤经标本袋取出（图 5-2-22E）。检查创面干净，无活动性出血（图 5-2-22F）。

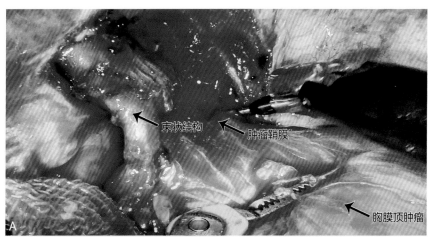

图 5-2-22A. 将肿瘤翻转推向脚侧，继续游离，此时肿瘤颈侧已被充分游离。

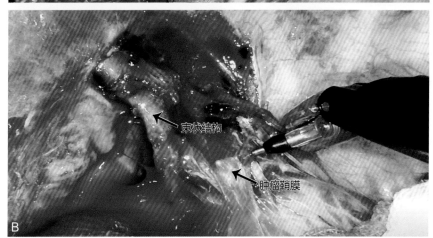

图 5-2-22B. 继续将肿瘤推向脚侧，继续游离，注意勿损伤交感神经。

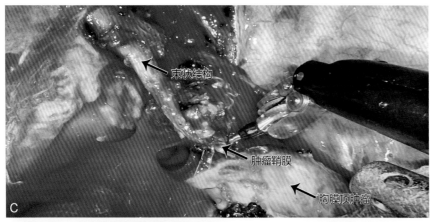

图 5-2-22C. 完整游离肿瘤。

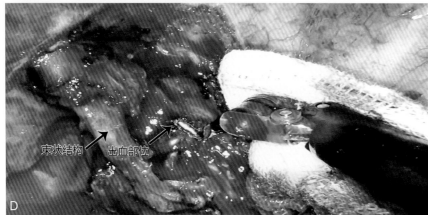

图 5-2-22D. 对出血部位注意止血。

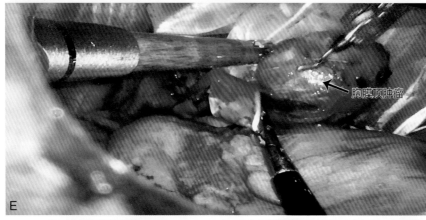

图 5-2-22E. 肿瘤经标本袋取出。

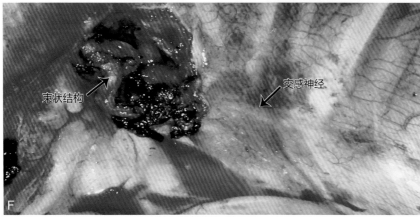

图 5-2-22F. 检查创面干净,无活动性出血。

图 5-2-22 完整切除肿瘤、取出标本并止血

（三）后纵隔胸膜肿瘤

1. 手术体位与切口　一般采取健侧卧位,患者向前侧俯卧,以便显露后纵隔手术部位,双手前上伸展或抱头,以脐为中心使脚侧和头侧适当向两边弯折,以便尽量扩大打开肋间隙。髋部以束缚带固定,身体两侧以沙袋固定,两腿之间以枕头等软性支撑物垫衬,患者下肢不能抬太高,避免手术时对机械臂的干扰,尿袋挂在患者腹侧。麻醉采用单腔气管插管,用胸腔气腹机建立人工气胸。

切口设计一般采用三臂五孔法,1、2、3号臂孔分别在第9、6、3肋间,1号臂孔在腋后线,2号臂孔在腋中线,3号臂孔在腋中线,辅助孔设在第4、7肋间的腋前线(图5-2-23)。

考虑到本例患者的肿瘤来源于食管,采用食管的手术体位及切口。此种体位和切口的设计,在术中如需将手术方式调整为颈胸腹三切口的食管手术方式时也不用重新调整体位和切口。

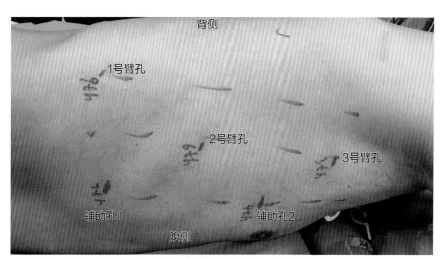

图5-2-23　机器人辅助后纵隔肿瘤切除术切口示意

2. 术中操作要点

（1）切开肿瘤鞘膜:此病例肿瘤位于后纵隔,来源于食管,为食管平滑肌瘤。打开肿瘤鞘膜(图5-2-24A),注意处理肿瘤周围的滋养血管(图5-2-24B)。游离肿瘤颈侧(图5-2-24C)。游离肿瘤降主动脉侧,注意勿损伤降主动脉(图5-2-24D、E)。沿肿瘤表面游离肿瘤中间支气管侧鞘膜(图5-2-24F)。继续游离肿瘤降主动脉侧鞘膜(图5-2-24G、H)。

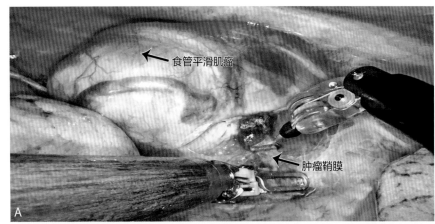

图 5-2-24A. 打开肿瘤鞘膜。

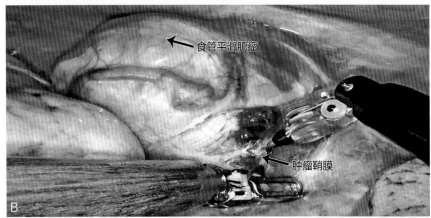

图 5-2-24B. 注意处理肿瘤周围的滋养血管。

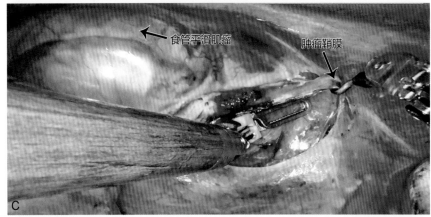

图 5-2-24C. 游离肿瘤颈侧。

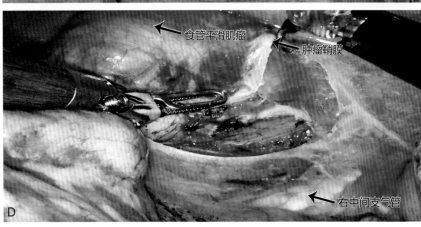

图 5-2-24D. 游离肿瘤降主动脉侧,注意勿损伤降主动脉。

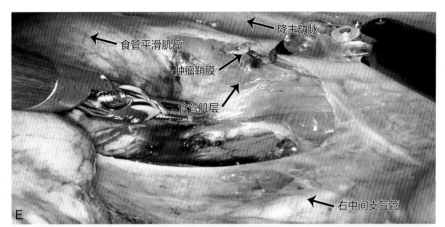

图 5-2-24E. 游离肿瘤降主动脉侧, 注意勿损伤降主动脉。

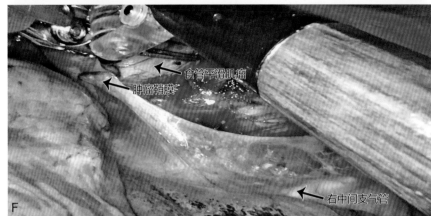

图 5-2-24F. 沿肿瘤表面游离肿瘤中间支气管侧鞘膜。

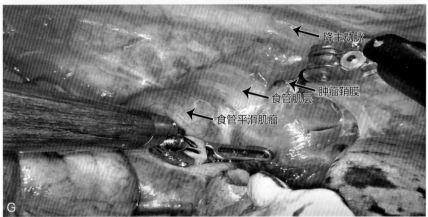

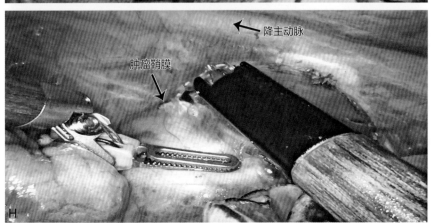

图 5-2-24G、H. 继续游离肿瘤降主动脉侧鞘膜。

图 5-2-24　切开肿瘤鞘膜

（2）继续游离并探查肿瘤与食管的关系：沿肿瘤表面游离中间支气管侧肿瘤鞘膜（图5-2-25A、B）。游离肿瘤脚侧鞘膜（图5-2-25C、D）。探查发现此例肿瘤与食管关系密切，注意勿损伤食管（图5-2-25E、F）。

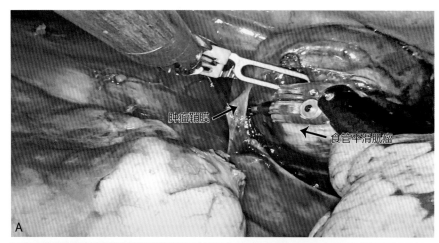

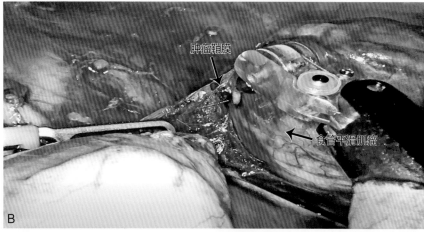

图 5-2-25A、B. 沿肿瘤表面游离中间支气管侧肿瘤鞘膜。

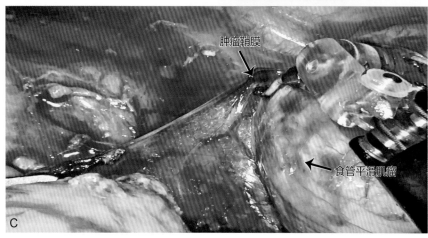

图 5-2-25C. 游离肿瘤脚侧鞘膜。

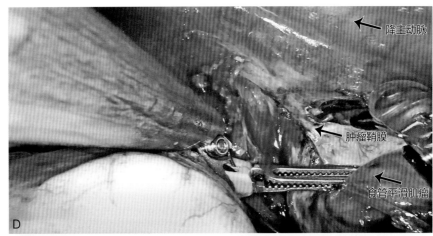

图 5-2-25D. 游离肿瘤脚
侧鞘膜。

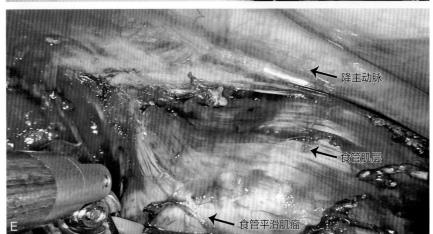

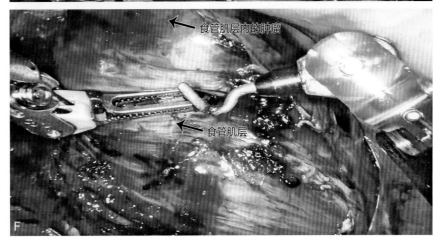

图 5-2-25E、F. 探查发现
此例肿瘤与食管关系密
切,注意勿损伤食管。

图 5-2-25　游离肿瘤

（3）在最内侧鞘膜内游离肿瘤：避开食管肌层，继续沿肿瘤表面游离鞘膜（图5-2-26A）。打开
肿瘤最内层鞘膜，可以清楚地看到肿瘤与鞘膜的间隙，紧贴肿瘤表面在鞘膜内继续钝性游离肿瘤
（图5-2-26B~D），在此间隙游离不易损伤食管肌层和食管黏膜（图5-2-26E~G）。在鞘膜表面可以看
到大部分肿瘤鞘膜与食管肌层界限不清（图5-2-26H）。

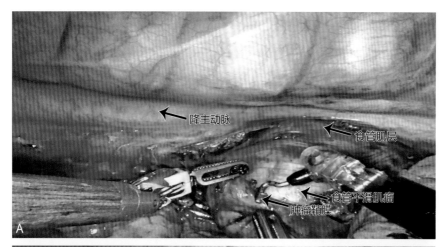

图 5-2-26A. 避开食管肌
层，继续沿肿瘤表面游离
鞘膜。

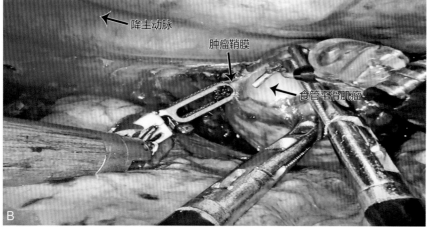

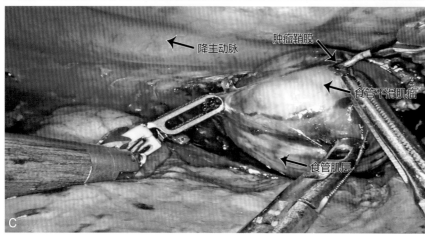

图 5-2-26B、C. 打开肿瘤
最内层鞘膜，紧贴肿瘤表
面在鞘膜内继续钝性游
离肿瘤。

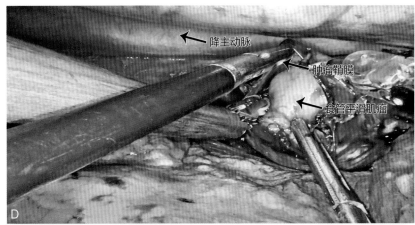

图 5-2-26D. 打开肿瘤最
内层鞘膜，紧贴肿瘤表面
在鞘膜内继续钝性游离
肿瘤。

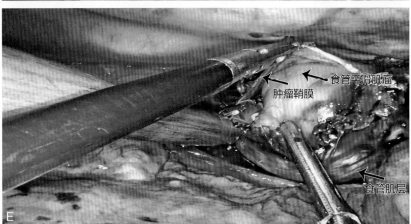

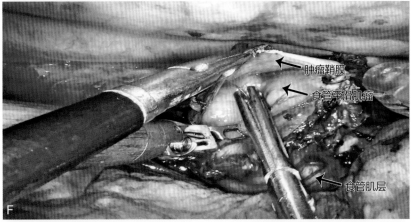

图 5-2-26E~G. 在此间隙
游离不易损伤食管肌层
和食管黏膜。

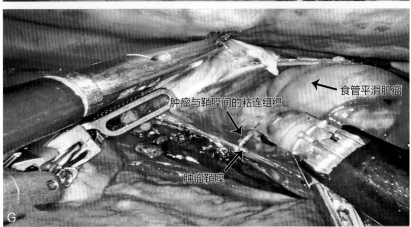

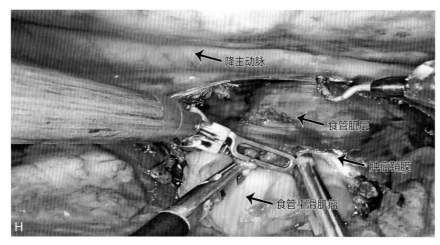

图 5-2-26H. 在鞘膜表面可以看到大部分肿瘤鞘膜与食管肌层界限不清。

图 5-2-26 在最内侧鞘膜内游离肿瘤

（4）进一步游离肿瘤与最内侧鞘膜间隙：继续在肿瘤鞘膜内游离肿瘤与鞘膜之间的间隙（图 5-2-27A~D），用带孔双极镊将鞘膜轻轻提向颈侧，助手将肿瘤推向脚侧，进一步显露鞘膜与肿瘤之间的间隙并游离（图 5-2-27E、F）。

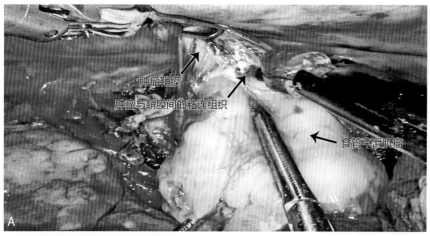

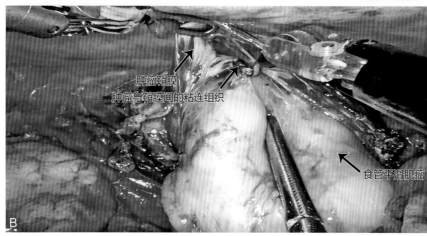

图 5-2-27A、B. 继续在肿瘤鞘膜内游离肿瘤与鞘膜之间的间隙。

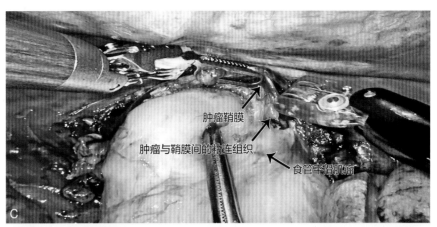

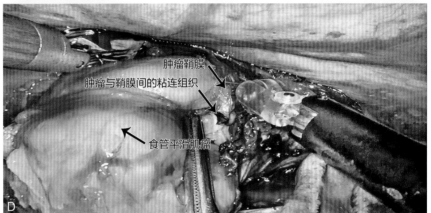

图 5-2-27C、D. 继续在肿瘤鞘膜内游离肿瘤与鞘膜之间的间隙。

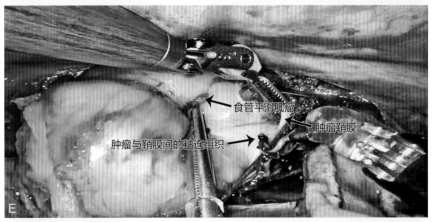

图 5-2-27E、F. 用带孔双极镊将鞘膜轻轻提向颈侧,助手将肿瘤推向脚侧,进一步显露鞘膜与肿瘤之间的间隙并游离。

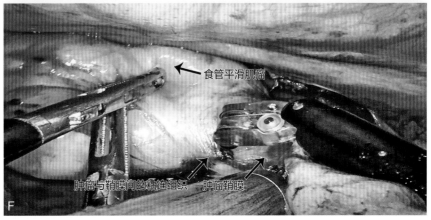

图 5-2-27 进一步游离肿瘤与最内侧鞘膜间隙

（5）进一步充分游离肿瘤与最内侧鞘膜间隙：助手将肿瘤推向脊柱侧、上侧，主刀医师用带孔双极镊将肿瘤鞘膜提向中间支气管侧，继续游离肿瘤与鞘膜的间隙（图 5-2-28A~C）。当肿瘤大部分已被游离（图 5-2-28D），将肿瘤推向脚侧，继续游离肿瘤与肿瘤鞘膜的间隙（图 5-2-28E），游离最后粘连的部分，完整切除肿瘤（图 5-2-28F）。

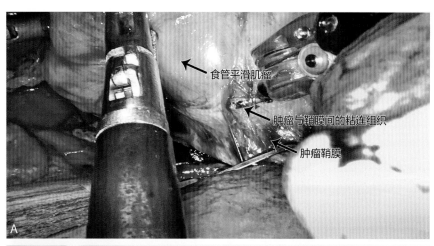

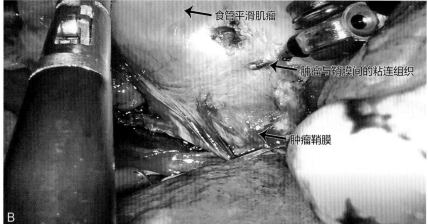

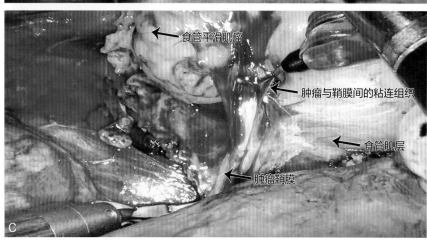

图 5-2-28A~C. 助手将肿瘤推向脊柱侧、上侧，主刀医师用带孔双极镊将肿瘤鞘膜提向中间支气管侧，继续游离肿瘤与鞘膜的间隙。

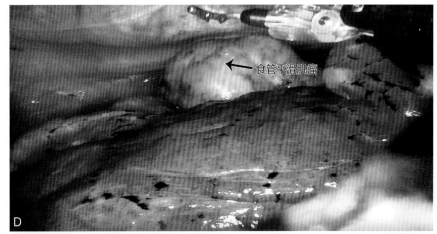

图 5-2-28D. 肿瘤大部分
已被游离。

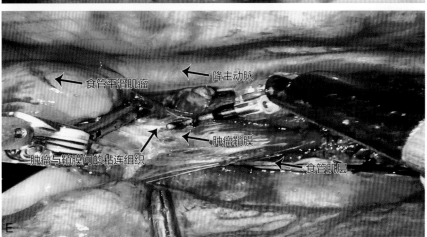

图 5-2-28E. 将肿瘤推向
脚侧, 继续游离肿瘤与肿
瘤鞘膜的间隙。

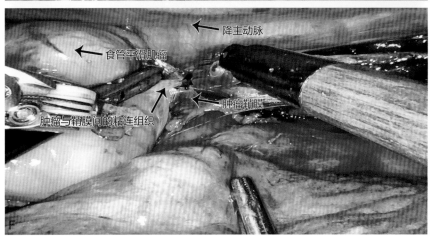

图 5-2-28F. 游离最后粘连
的部分, 完整切除肿瘤。

图 5-2-28　进一步充分游离肿瘤与最内侧鞘膜间隙

（6）标本取出与食管肌层的处理：肿瘤装标本袋取出（图5-2-29A）。创面少许渗血（图5-2-29B），止血后创面无活动性出血（图5-2-29C）。剩下的肿瘤鞘膜表面有食管肌层，可以考虑用可吸收线缝合，以增加术区食管的韧性（图5-2-29D）。

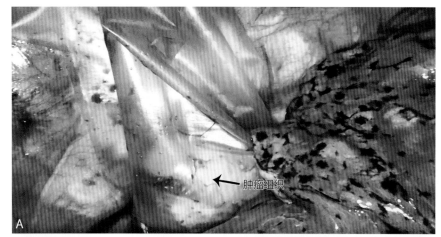

图 5-2-29A. 肿瘤装标本袋取出。

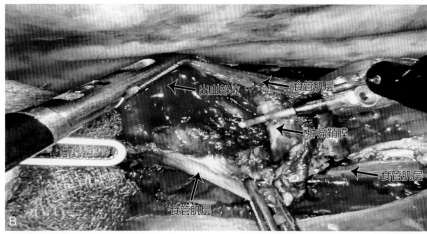

图 5-2-29B. 创面少许渗血。

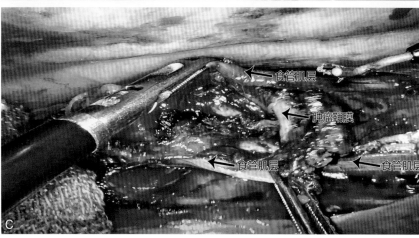

图 5-2-29C. 止血后创面无活动性出血。

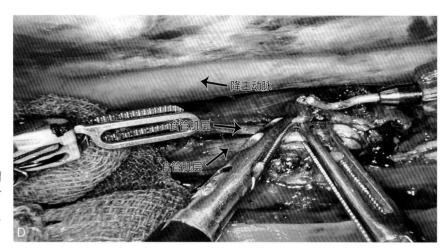

图 5-2-29D. 剩下的肿瘤鞘膜表面有食管肌层，可以考虑用可吸收线缝合，以增加术区食管的韧性。

图 5-2-29　标本取出与食管肌层的处理

（张临友　王　允　周燕武）

第三节

机器人辅助胸外科日间肺手术

一、肺结节的术前规划及定位

随着胸部 CT 检查,尤其是低剂量薄层 CT 筛查项目在中国的广泛开展,越来越多的无症状肺结节,尤其是肺磨玻璃结节(ground-glass nodule,GGN)被发现。肺结节的治疗主要包括外科手术、射频消融、立体定向放疗等。目前,亚肺叶切除术也已广泛用于肺结节外科手术。

美国国立综合癌症网络(National Comprehensive Cancer Network,NCCN)指南推荐:肺叶切除术+纵隔淋巴结清扫/采样术仍是直径≤2cm 肺癌治疗的"金标准";如行亚肺叶切除术需至少满足以下一条标准:病理诊断原位癌;肿瘤磨玻璃成分所占比例>50%;肿瘤倍增时间≥400 天。由于术中快速冰冻病理和术后病理仍然存在一定差异,导致基于病理诊断的手术切除方式也会受到一定程度的影响。编者团队认为,手术切除范围主要与肿瘤大小和位置等因素有关,也受患者肺功能和基础疾病的影响,手术方式应在术前做好规划,而导致术中改变手术切除范围的是淋巴结的冰冻结果,如果存在淋巴结转移,应改为肺叶切除术。欧洲临床肿瘤学会(European Society for Medical Onology,EMSO)指出,结节在 PET/CT 上呈低摄取可能是亚肺叶切除术的良好指征。最近一项基于 SEER 大数据的研究显示,对于<1cm 的肿瘤也可行部分切除术。但也有研究认为,纯 GGN 和部分实性结节进行亚肺叶切除术和肺叶切除术,在 3 年无复发率方面无显著性差异。由于亚肺叶切除术也应保证足够的切缘,且切缘直径需大于 2cm 或大于肿瘤直径,所以近些年研究发现对于早期肺癌(<2cm),亚肺叶切除术和肺叶切除术在远期生存率上差异并无统计学意义,尤其在亚肺叶切除术联合纵隔淋巴结采样时。2021 年 5 月,JCOG0802 的研究结果在第 101 届美国胸外科协会(AATS)年会上被公布,其显示对于≤2cm 的以实性成分为主的周围性肺结节,肺段切除术的效果不劣于肺叶切除术,且有更好的肺功能保护作用。这一前瞻性随机对照研究结果的公布也为肺段切除术奠定了循证医学依据。

对于肺结节行亚肺叶切除术,在临床上越来越多地被接受和采纳。对于周围性 GGN,在保证切缘的情况下部分切除术已足以满足手术根治性切除范围。对于肺结节,尤其是 GGN 的亚肺叶切除术,临床上面临两大困难:一个是如何切除,即手术切除范围的问题;另一个是术前和术中肺结节的定位问题,即如何进行在体的肺结节定位和标本切除后肺结节的定位。对于周围性 GGN,如果没有术前定位,在胸腔镜下无法准确地行肺部分切除术;对于肺内 2/3 的结节,术前无定位则无法确定手术切除范围。此外,越来越多的多发肺结节被发现,有些是多原发肺癌,对于多原发癌的外科手术切除,术前需要系统规划,对于同侧的多原发癌原则上同期切除,双侧的多原发癌,可考虑分期手术,临床上也有双侧多原发癌行同期手术的报道。

编者团队自 2020 年 5 月起,在不到 20 个月的时间内已完成了 1 000 多例的机器人辅助手术,包括针对肺结节的机器人辅助的各种外科切除术式,以及日间外科手术治疗模式,积累了一定的临床经验。现就肺结节的术前规划和定位两个方面进行介绍。

(一) 肺结节机器人辅助日间手术的术前规划

肺结节机器人辅助日间手术的术前规划对于手术的顺利进行、患者的预后转归都至关重要。一个合理的术前规划,可以让复杂的手术简单化,也可以减少患者的术后疼痛,提高诊疗效果。当准备为肺结节患者行外科手术时,诊疗团队的术前规划应考虑几个因素:①肺结节病灶的性质、数量和位置;②胸部影像学表现,主要是淋巴结的情况;③患者的基础情况。

肺结节多数为良性,对于临床考虑有早期肺癌可能性的结节才是外科医师予以关注或切除的目标。肺结节有一定的误诊率,据临床统计发现,误诊率较高的肺结节多为实性结节。因此,一些厘米级别的实性结节在作为次要病灶切除时,外科医师要做好术前规划。这一术前规划涉及结节的性质和位置,对于性质不定,位置方便同期手术的实性结节,如胸膜下的结节,可以考虑同期一并切除;对于倾向于良性,位置较深,需要肺叶切除的次要病变,应谨慎处理;对于倾向于恶性,位置较深的结节,需要进行术前综合评估,包括肺结节的数量、肺部影像学表现及患者的基础情况等。对于不同部位的单发肺结节的术前规划,在本书第五章第三节的肺段切除术章节中已进行介绍,本部分将从肺结节的数量、胸部影像学表现差异及患者的基础情况差异三个方面进行术前规划的介绍。

1. 肺结节的数量差异　在进行手术的非小细胞肺癌患者中,有 2.6%~7.9% 的患者具有多原发性肺癌,同时在普通人群中多原发性肺癌的发病率为 0.2%~8.0%。在术前 CT 表现为多发 GGN 的患者,常常根据最大结节实性成分的直径进行 T 分期;并且依据国际肺癌研究协会提出的第 8 版分期指示,手术后应针对多原发肺癌的每一个结节进行病理学分期,结合有无远处转移及淋巴结侵犯情况后,取其中最高分期的结节分期作为最终的肺癌分期。在对多原发肺癌的手术进行术前规划时,临床医师应考虑到术前单纯的胸部增强 CT 并不能完全除外肺内转移,推荐术前行 PET/CT 或者增加头颅 MRI 与腹部彩色多普勒超声的组合用来除外远处转移。外科手术治疗多原发肺癌的原则:首先处理较大病灶或混合磨玻璃病灶,同时兼顾较小病灶及磨玻璃成分较多的病灶。

2013 年美国胸科医师学会(American College of Chest Physicians,ACCP)指南规定,若考虑为多原发肺癌,则应尽量做到根治性切除。一项针对全球范围的调查研究发现对于多发肺结节,81% 的外科医师倾向于手术切除,手术方式以肺叶切除术(针对主要病灶)联合肺段切除术(针对次要病灶)为主。同期有研究结果显示,只有主要病灶与患者的生存期相关,而是否存在残留结节、残留结节是否增长、有无新发的 GGN 均与预后无关。除此之外,由于结节位置及患者基础情况的差异性,一次手术完整切除或者多次手术分步完整切除所有病灶也有了被纳入术前规划的必要性。因此,对于多发性肺结节的术前规划,在优先考虑主要病灶的完整切除的前提条件下,除了手术切除范围应根据结节具体位置而定之外,还需考虑手术时机的合理选择,即同期或者分期手术治疗。

单侧肺内结节：如果多个 GGN 处于同一肺叶内，可行多处肺部分/肺段切除术或者整个肺叶切除术；如果多个 GGN 位于同侧的不同肺叶内，可行肺叶/肺段切除术联合多处肺段或部分切除术。

研究发现，手术中包含部分或肺段切除术并不影响患者预后，而行全肺切除术的患者则预后较差。因此，对于同期切除多发 GGN 的所有病灶时，需要在符合肿瘤学原则的基础上，尽可能保留肺功能；亚肺叶切除术（部分切除术或肺段切除术）是可行的手术方式，但不推荐行全肺切除术。

双侧肺内结节：如果多个 GGN 位于双侧肺，可同期或分期行肺切除术。

手术方案中同期或分期手术的选择，主要取决于患者心肺储备功能及身体基本情况，并且与主刀医师团队的手术经验及医院关联科室的积累经验相关。同期手术中麻醉团队仅需要一次手术麻醉便可帮助主刀医师将病灶一次性全部切除，这样做既可以减少患者术中所要承受的麻醉风险，又可以减少再次手术创伤增加的机体应激反应。和单侧同期手术相比，双侧同期手术明显增加了围手术期手术风险的发生率，特别是呼吸衰竭的风险。而对于分期手术而言，由于前次手术创伤，往往需间隔 6~8 周的时间窗去帮助患者进行自身状况的恢复，尤其是肺功能的恢复，但根据编者团队收集到的临床信息，仍有部分患者在分期手术前不具备理想的心肺状态，其可能原因主要来自患者依从性较低，前次手术后未遵出院医嘱，出院后因切口疼痛并未有效实行术后的心肺康复训练导致。

如果患者具备同期手术的适应证，同期手术的原则为术中先行手术切除范围较小的一侧，以确保对侧手术的安全实施；如果同期手术存在风险，应先切除主要病灶，情况允许时再行对侧手术，一般要求肺的总切除范围不宜超过 10 个肺段。分期手术时则应先切除主要病灶，二期再进行对侧手术。双侧浸润性病变行双侧纵隔淋巴结清扫/采样时，应注意神经保护（膈神经和迷走神经），以免引起双侧膈肌瘫痪或胃瘫。

对于临床工作中遇到的不同病灶，按照病灶分布一般分为单发和多发，不同类型有不同的处理办法。

单发<2cm 的肺结节病灶的具体手术原则：①结节实性成分比例（consolidation tumor ratio，CTR）≤50% 的肺癌，推荐行亚肺叶切除术；②靠近肺外周 1/3 的病灶，推荐行肺部分切除术；③病灶如果位于中外 1/3 的肺组织或肺段内，推荐行肺段切除术/复合肺段切除术/联合亚段切除术；④如果病灶评估为 AIS 的可能性大，而病灶需要行肺叶切除术者，建议随访观察；⑤CTR>50% 的肺癌，优先推荐行肺叶切除术，其次在确保切缘阴性和术中淋巴结采样阴性的情况下可考虑标准的肺段切除术。

备注：①手术切缘应符合基本肿瘤学原则，术中需保证切缘（术中切缘）距离肿瘤边缘大于 2cm 或大于肿瘤最大径，如切缘不足，需行肺段或肺叶切除术。术中淋巴结冰冻病理的结果决定是否需要行扩大切除术及淋巴结清扫；②纯 GGN 即 CTR=0 的肺癌生长速度慢，通常术后病理为浸润前病变，远期预后好。

多发病灶的具体手术原则:①多原发肺癌位于同一肺叶,推荐行肺叶切除术,即同期切除所有病灶。②同侧不同肺叶多原发肺癌:当患者基本情况较好,心肺功能无明显异常时,可采取同期手术,较大病灶或 GGN 成分占比较低的病灶所在部位行肺叶切除术,较小病灶或 GGN 成分占比较高的病灶采取亚肺叶切除术;或两病灶均采用亚肺叶切除术。③病灶位于两侧肺叶时,如患者身体状况好,可以同期处理双侧病灶;如同期手术风险较高,推荐优先处理位置靠近肺边缘、手术切除范围较小的病灶,二期手术再切除对侧病灶。④当患者身体状况不能耐受双侧手术或二期手术,推荐优先处理较大病灶或 GGN 成分占比较低的病灶,分期手术间隔≥2 周。⑤如病灶不能全部切除,则推荐切除较大病灶或磨玻璃成分较低的病灶,其他病灶严密观察。

2. 胸部影像学表现的差异性 术前胸部 CT 是评估外科手术方式、难易程度的重要检查。通过胸部 CT 除了可以评估肺结节的性质和位置外,还可以粗略判断患者胸腔的基本情况,包括胸腔是否存在粘连、肺裂发育情况、支气管肺门淋巴结钙化情况等,其中淋巴结的情况也是术前规划的一个较为重要的组成部分。

根据国际肺癌研究协会在修订第 8 版肺癌 TNM(tumor node metastasis)分期中声明:淋巴结有无转移是肺癌患者分期和预后最可靠的指标,肺叶切除术加系统性淋巴结清扫是早期肺癌外科治疗的标准术式。然而对于肺癌手术中采取何种淋巴结处理方式,如系统性淋巴结清扫、系统性淋巴结采样、肺叶特异性淋巴结清扫及淋巴结采样等方式仍存在一定争议。基于随机对照试验(ACOSOG Z0030)的研究结果,系统性淋巴结采样可获得与系统性淋巴结清扫相同的肿瘤治疗效果。NCCN 指南推荐肺癌手术患者可接受系统性淋巴结清扫或采样术,术中至少切除 12 个淋巴结。美国癌症联合委员会(American Joint Committee on Cancer,AJCC)指南推荐至少采样 6 组巴结,其中需有 3 组纵隔淋巴结(包括第 7 组)及 3 组肺内淋巴结。

一项纳入了肺叶特异性淋巴结清扫(lobe-specific systematic node dissection,L-SND)、系统性淋巴结清扫(systematic node dissection,SND)及系统性淋巴结采样(node sampling,NS)的回顾性研究发现,L-SND 组、SND 组和 NS 组的 5 年生存(overall survival,OS)率分别为 74.7%、73.8% 和 70.9%,各组术后生存期差异无统计学意义(P=0.552)。近年来,以 GGN 成分为主的非小细胞肺癌逐渐增多,大部分学者认为以 GGN 为主的非小细胞肺癌是一类特殊类型的肺癌,不具有远处转移及侵袭的特性。但迄今为止仍未有研究对该类肺癌患者如何进行淋巴结清扫得出确切结论。

编者团队研究了最新的文献材料发现,包括 AIS 在内的微浸润腺癌及更高层次的以贴壁样表现为主型的浸润性腺癌未见淋巴结转移的比例均较大,因此手术中具体使用哪一种淋巴结清扫方式,最主要的影响因素是术中结节快速冰冻病理结果及术前影像学表现中淋巴结是否异常。即在术前影像学未提示存在明显淋巴结异常的前提下,术中快速冰冻病理提示的是 AIS,那么在手术过程中主刀医师可考虑不进行淋巴结清扫或采样,切除病变部位送检后直接关闭胸腔;如果术前影像学提示淋巴结有异常增生及钙化,并且术中快速冰冻病理回报为其他类型的非小细胞肺癌的情况下,推荐进行系统性淋巴结采样以保证术后 TNM 分期诊断的完整性。同时,不同部位的病灶对应不同的基本采样淋巴结。淋巴结采样的推荐部位如下。

右肺上叶:第2/4组,第7组,第10组,第11/12组。

右肺下叶:第7组,第9组,第10组,第11/12组。

左肺上叶:第5/6组,第7组,第10组,第11/12组。

左肺下叶:第7组,第9组,第10组,第11/12组。

3. 患者基础情况的差异性　手术的成功实施需要考虑患者的病变情况、其身体的基础情况及患者和家属的意愿等因素。高龄患者(≥70岁)是一类特殊的群体,由于高龄患者合并症较多、心肺功能储备较差,术后容易出现呼吸功能不全、肺部感染及心脏相关并发症,术中切除肺组织的范围仍然存在一定的争议性。根据编者团队所在单位中南大学湘雅医院胸外科多年开展高龄肺结节患者手术的经验,总结出高龄肺结节患者的术前规划建议充分完善心肺功能评估。对于无下肢疾患的患者,推荐做运动心肺功能评估,对于无法完成运动心肺功能评估的患者,推荐做静态肺功能评估(包含通气和弥散功能)。肺功能评估指标如下。

(1) 第1秒用力呼气量(forced expiratory volume in first second,FEV1)>2L 或80% 预计值,或氧耗>20L/(kg·min)或75% 预计值,提示肺功能正常。

(2) 1.5L<FEV1<2L 或50%<FEV1<80%,或氧耗>15L/(kg·min)或50% 预计值,提示肺功能一般。

(3) FEV<1.5L 或50% 预计值,或氧耗<15L/(kg·min)或50% 预计值,提示肺功能较差。

根据心肺功能评估结果决定手术方式:心肺功能储备满意的高龄患者,如肺结节最大径≤2cm,推荐行肺段切除术联合区域选择性淋巴结采样,或在确保切缘阴性的前提下行肺部分切除术联合区域选择性淋巴结采样;如肺结节最大径为2~3cm,推荐行肺叶切除术联合选择性淋巴结采样或清扫。而对于心肺功能储备较差的高龄肺结节患者,不论肺结节大小,首选亚肺叶切除术。

(二) 肺结节的定位

随着微创手术技术的日益成熟,胸腔镜下肺癌根治术已经成为主流。但是即便术前常规进行CT检查能够帮助临床医师大致确定结节位置及手术规划,由于部分肺GGN体积较小、缺乏实性成分等因素,在胸腔镜手术中常常出现肺结节辨认困难,无法定位靶结节病灶等问题,仍然给胸腔镜手术带来不少挑战。肺结节的定位包括术前定位和术中定位,其中术中定位又包括在体肺结节定位(即在未行肺切除术前的结节定位)和肺切除术后的肺结节定位。

1. 术前肺结节定位　术前肺结节的定位包括无创定位和有创定位两种。

(1) 术前无创定位:包括胸腔内解剖标志(骨骼标志、胸腔内标志、肺叶间裂等)定位、术前CT体表定位和3D重建等方法。其中,根据胸腔内解剖标志进行定位的优点主要是术前无创,不会造成患者恐慌及增加患者经济负担,其缺点也比较明显,当存在胸腔内存在解剖变异、结节距离肺表面超过3.5cm、肺顺应性差、结节<1cm、胸膜粘连等情况时都会造成定位失败,导致扩大切除。对于单纯术前CT体表定位,首先由于无法保证患者术前定位时与术中麻醉师配合膨肺时的压力相同,会造成一定误差;其次如果垂直于胸壁的最短距离恰好被肋骨、肩胛骨或者女性乳房

所遮挡,我们就需要选择最近的肋间隙进行术中穿刺定位,也会导致一定误差;且特殊部位的结节,如距离纵隔、大血管、膈肌等部位较近的病灶,术中穿刺风险极高,故不建议行术前CT体表定位。目前有部分学者通过进行3D虚拟重建或模型打印帮助术前定位,此项技术是将二维的CT数据通过计算机软件重建为3D立体模型,依据肺段或亚段的解剖从而定位肺小结节的位置,在计算机上设置手术方式并虚拟完成手术,但这种定位方法对于操作计算机者及软件要求极高,当前在精准度的要求上还有待提高(图5-3-1)。

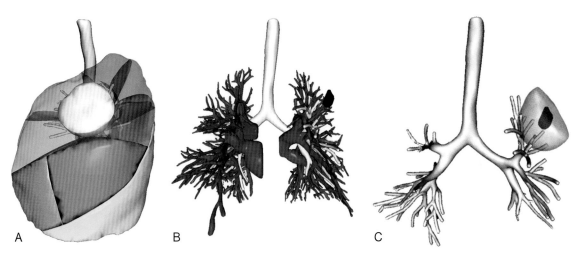

图 5-3-1　左肺上叶前段 a 亚段结节的 3D 重建定位示意

（2）术前有创定位:主要是在 CT 引导下置入金属标志物(如 Hookwire 或微弹簧圈),注射染料或生物硬化剂(如亚甲蓝、生物胶)等。不管哪种有创定位方法均存在一定的弊端,首先是对场地的要求,要求进行肺切除的手术室要有介入手术设备,其次是患者术前在 CT 引导下接受有创操作,不仅增加了经济负担,还要接受更多的射线辐射,面临可能产生血气胸等并发症的风险。此外,弹簧圈存在脱落、移位的可能;染料存在弥散导致定位模糊的问题;生物胶虽然不会弥散,但容易和肺组织融合一体,形成质硬的一块,对切除标本后结节触诊有干扰。术前的有创定位有利于标记距离肺脏胸膜的结节位置,从而便于术中准确切除,而对于肺部深处的结节,这些有创的定位方法常常不能达到满意的定位效果,有学者推荐使用染料定位联合 Hookwire 的定位方法。

术前的定位选择与术中的手术方式关系密切,如肺结节患者拟行部分切除术,则术前的有创定位有助于主刀医师在术中直接定位病灶,尤其是对一些手指难以触及到的区域,如肺底部、肺尖部等。对于一些亚厘米级的纯 GGN 病变,术中手指难以触诊到的病变,如需行部分切除术,有创定位则显得尤为重要。但是如果手术方式为肺段切除术,有创定位则非必需,术前的无创 3D重建可将肺结节准确定位到相应的肺段,只要手术精准切除相应的靶段,便可切除病灶。

2. 术中肺结节定位　术中肺结节的定位包括肺切除术前的在体结节定位和肺切除术后的结节触诊。

对于肺切除术前的在体结节定位,主流定位方法大致分为两大类,一类是根据结节的影像学表现,尤其是 3D 重建的结果,直接在肺部表面定位一个大致的区域,使用最基础的手指触摸法或者肉眼观察法进行定位;另一类则是通过明确段间平面,准确识别段间裂,这是胸腔镜下解剖性肺段切除的技术难点。段间裂一般未发育,发育良好的段间裂在术中可直接识别,发育良好的段间裂以肺下叶背段与基底段之间的段间裂及左肺上叶舌段和固有段之间的段间裂多见。段间裂识别的方法概括起来可以分为三大类:包括通气-萎陷法、单向循环阻断法及荧光染色定位法等。

(1)直接定位法:直接定位法包括影像定位法、肉眼观察法和手指触诊法。

1)影像定位法:主要是主刀医师根据术前的影像学检查结果,尤其是 3D 重建结果,借助患者胸腔的一些解剖标志,如肺裂、主动脉、脊柱、膈肌等进行粗略的定位。近年来流行将 3D 重建结果进行模型打印,打印一份 1∶1 等大仿真肺结节定位模型,相关报道通过 3D 打印模型的无创定位方法定位准确率高达 100%。

2)肉眼观察法:主要是针对位于肺脏胸膜下的结节,其对应区域的脏胸膜常有皱缩或颜色的改变(图 5-3-2)。

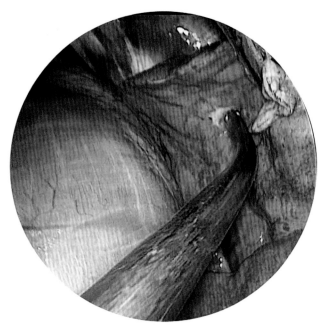

图 5-3-2　右肺下叶结节(直肠癌术后,肺转移瘤)肉眼可见,脏胸膜受累

3)手指触诊法:是临床应用最为广泛的方法。但因其受结节位置和密度的限制,对于位置较深、密度较低的肺结节,手指常常难以触诊到。

临床上,经常是将上述三种方法联合使用,互相弥补不足。

在体肺结节的定位是确保肺结节切除的重要保证,而对于一些纯磨玻璃的微小结节,即便完整切除后,取出标本也往往难以找到病变。编者团队对于离体标本的寻找和触诊积累了一定的经验,总结如下:①在取出标本时,尽量保持肺脏胸膜的完整性;②在没有相当把握的情况下,不轻易切开肺组织;③含气的肺组织会影响肺结节的触诊,建议剪开支气管残端,待肺组织萎陷后再触诊;④双手拇指-示指同步碾压外移法(图5-3-3);⑤病变部位质地一定有异常增厚,但应注意与细支气管和淋巴结相鉴别,太硬的结节多半不是病灶;⑥结合术前 CT 或 3D 重建结果,有针对性地触诊结节部位,离体标本分清其解剖性放置位置(图5-3-4);⑦对于难触诊的纯 GGN,要保持良好的心态;⑧充足的光线,可以明显辨别鱼肉样改变(图5-3-5);⑨触诊 20 分钟以上,仍未找到标本时找到标本的可能性不大;⑩肺 GGN 标本送检时,建议缝线标记,大体标本全部送检。

（2）段间平面法:对于拟行肺段切除术的肺结节患者,术前通过 3D 重建明确肺结节所在肺段后,术中可以通过对段间平面的识别来进行结节的定位。对于段间平面的识别,目前常采用的是通气-萎陷法、染色法、肺循环单向阻断法(又称改良版通气-萎陷法)。

1）通气-萎陷法:此法为传统的段间裂识别方法,根据目标肺段(切除肺段)的通气萎陷情况可分为两种,一种是目标肺萎陷-周围肺组织通气,另一种是目标肺通气-周围肺组织萎陷。前一种方法主要是先阻断目标肺的支气管后再膨肺,后一种方法是膨肺后再阻断目标肺的支气管,根据萎陷肺和通气肺组织的边界确定段间的平面。

通气-萎陷法的缺点是肺段间存在交通性通气,由于膨肺压力难以控制,阻断处远端的肺仍可膨胀,从而无法达到准确的段间裂识别。后经过技术改进,在支气管镜引导下术中肺段支气管选择性喷射通气弥补了此法的缺点。此法最先由日本学者 Okada M 在 2007 年提出,该技术可以使要切除的肺段通气,需要保留的肺段组织保持萎陷。该法要求主刀医师先游离完段支气管,然

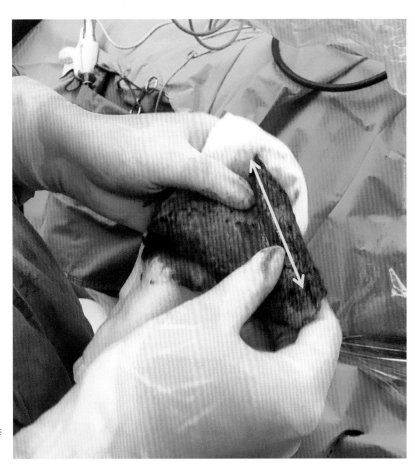

图 5-3-3　双手拇指-示指同步
碾压外移法

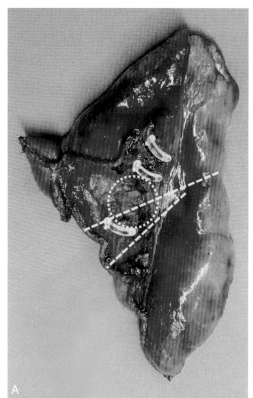

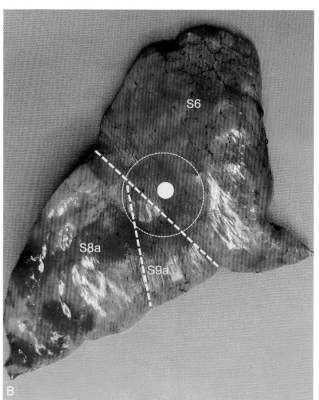

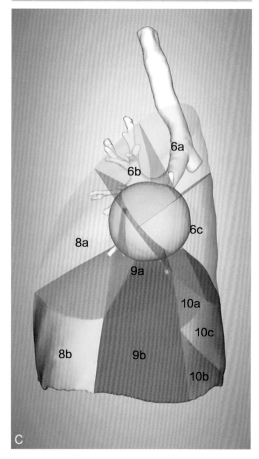

图 5-3-4　离体标本与术前 3D 重建结果的
对应关系

A、B. 离体标本；C. 术前 3D 重建结果。

右下肺各分段如图中字母数字所示。

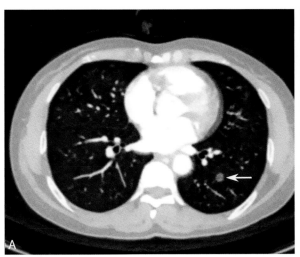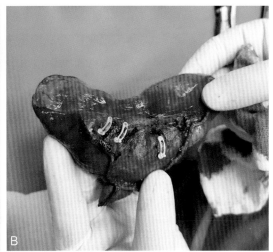

图 5-3-5　CT（图 A）及离体标本（图 B）显示纯磨玻璃样病变（箭头所示）

后麻醉师使用 3.5mm 支气管镜进入患侧叶支气管，主刀医师可以根据术野支气管前端的亮光引导麻醉师使支气管镜进入对应的预切除的段支气管。支气管镜到达位置后进行高频振荡（high-frequency oscillation，HFO）喷射通气，频率为 40Hz，压力为 2kg/cm^2。当多个肺段联合切除时，也可采用此法通过主刀医师在术野中的引导，逐个进行对应肺段的喷射通气。

2）染色法：染色法识别段间平面可分为支气管系统染色和循环系统染色。在目标肺段近端夹闭后，远端支气管内可注射亚甲蓝行肺段染色，以确定肺段间的平面，此法为支气管系统染色。至于循环系统染色法，因为通过美国 FDA 批准的荧光造影剂只有吲哚菁绿一类，所以常规使用吲哚菁绿进行操作，吲哚菁绿是一种无毒的静脉注射用药，最早用于确定心排血量、肝功能和肝血流量及眼科血管造影等。吲哚菁绿对血浆蛋白的结合能力为 98%，在受到 780~820nm 的红外光激发时，吲哚菁绿在水中可发出 810nm 波长的荧光，在血液中发出约 830nm 波长的荧光。术中常规在目标肺段的动脉处理完毕后，静脉注射染色剂（如吲哚菁绿），使相邻肺段染色而目标肺段不染色，以此确定肺段间的界线。另外，随着功能胸腔镜技术的发展，在荧光胸腔镜下可通过目标肺段的动脉注射荧光显影剂，实现段间裂的识别。

至于其优缺点，一般取决于所使用的染色剂。支气管系统染色常使用亚甲蓝，亚甲蓝是一种应用广泛的医用染料，在肺结节周围的肺实质内注射亚甲蓝可着色至胸膜，从而帮助主刀医师在电视胸腔镜外科手术（video-assisted thoracic surgery，VATS）中寻找病灶位置。但由于其弥散速度快，定位会受到肺组织表面色素沉着的干扰，增加了其在术中精确定位的难度。循环染色系统目前仅仅只有吲哚菁绿，吲哚菁绿的优点在于静脉注射后不会影响肺结节及周围正常的肺组织结构，只有在荧光下呈绿色染色，自然状态下不会影响病理科医师进行 HE 染色及诊断，并且胸腔镜下吲哚菁绿荧光成像可形成节段平面，能够帮助外科医师在术中检测实际的节段平面，保持足够的肺实质，避免肺实质的过度切除。但是，吲哚菁绿有容易扩散的缺点，可能造成荧光腔镜下结节定位范围的扩大，导致术中难以准确区分结节的位置。

3）肺循环单向阻断法（pulmonary circulation single-blocking）：又称为改良版通气-萎陷法，改良版通气-萎陷法作为新的显露段间平面的方法，其原理是阻断靶向肺段的肺循环，靶向肺段肺组织中的氧气，无法被血液循环带走而呈鲜红色和含气状态；保留肺段组织因氧气被血流带走而呈暗红色，两者之间的交界即是段间平面。这一方法的核心是肺循环的阻断，包括阻断靶段的肺动脉或阻断靶段的肺静脉。

葛明建教授团队通过大量临床实践，于 2021 年提出了肺循环单向阻断法，即术中只处理靶向肺段的动脉或静脉，理论上也可以达到阻断肺循环的目的，其团队回顾性分析了 83 例应用该方法进行解剖性肺段切除的病例，其中 31 例患者通过单向阻断动脉获得段间平面，52 例患者通过单向阻断静脉获得段间平面，并且两种方法均可在较短时间内显露段间平面，术中也未出现漏切误切等情况，安全切缘等都符合肿瘤学原则。根据动静脉分别阻断进行归纳总结：适合单向阻断动脉行解剖性肺段切除的肺段有：RS1，RS6，S6b+S8a，RS9+10，LS1+2，LS1+2c+S3a，LS6，LS8，LS9+10 等；适合单向阻断静脉的肺段有：RS3，RS2b+S3a，LS1+2a+S3c，LS3 等。

与解剖性肺段切除术相比，肺循环单向阻断法也具有以下几种明显优势：①保护肺功能，原理是一般在应用过肺循环单向阻断法后，通常是亚段或次亚段动脉的灌注区域肺组织作为切除单元，因此保存下来的正常肺组织更多，更有利于肺功能的保护；同时由于只需处理血管，不需要于肺组织深面分离纤细的亚段或次亚段支气管，技术难度明显降低，减少了术后并发症的发生率，并且功能保护性部分肺叶切除（function-preserving sublobectomy，FPSL）法注重肺内解剖，阻断靶血管后可以完成靶区肺组织的精确切除，不会出现"保留下来的肺组织无功能"的情况，实现了真正意义上的肺功能保护。②操作简单，与解剖性肺段切除术相比，肺循环单向阻断法只需要处理靶动脉或静脉，而解剖性肺段切除术需要处理动脉、静脉、支气管三个维度的结构，手术操作从"三维"降低到"一维"，难度系数由 3.0 下降至 1.0，专科医师的学习曲线更短，更利于在基层医院开展。③复杂情况简单化，对于一些特殊的结节，比如多发结节位于不同的肺段，或者结节位于多段交界的尴尬位置等，因为精确处理了血管，所以术后基本不会发生肺淤血所致的咯血；没有刻意游离支气管和邻近的肺组织，术后发生漏气的概率也明显降低，而且对肺门区域的操作或干扰较少，能减少术后肺门粘连的机会，为分期手术创造了条件。

总之，肺结节个体化精准治疗离不开术前规划和肺结节定位，术前的有创定位因其有一定的缺陷，临床应用越来越少，术前的 3D 重建联合术中的各种定位技巧是肺结节精准切除的发展方向。

二、肺叶切除术

（一）肺的位置与形状

肺（lung）位于胸腔内，左右各一，借肺根（root of lung）和肺韧带（pulmonary ligament）固定于纵隔两侧。形态一般为圆锥形，表面被覆脏胸膜（visceral pleura）。在肺门（hilum of lung）处脏胸膜延续至纵隔面，继续向外延伸与壁胸膜（parietal pleura）相连，在肺与胸壁之间形成一个完全封闭的潜在腔,即胸膜腔(pleural cavity)。胸膜腔内为负压,含少许浆性液体,称为胸膜液。胸膜液有润滑作用,能减少脏胸膜与壁胸膜间的摩擦。

每侧肺均可分为一尖、一底、两面和三缘。

1. 一尖　指肺尖(apex of lung),肺的上部圆钝,经胸廓上口伸向颈根部,最高点位于锁骨内1/3 的上方 2~3cm 处。肺尖前邻锁骨下动脉及其分支;后邻第 1 胸交感神经节、第 1 胸神经前支及最上肋间动脉;外侧与中斜角肌相邻;右肺尖内侧与头臂干、右头臂静脉、气管相邻,左肺尖内侧则与左锁骨下动脉和左头臂静脉相邻。

2. 一底　指肺底(base of lung),又称膈面(diaphragmatic surface),位于膈肌穹隆上方,由于膈肌的压迫,呈半月形凹陷,右侧较左侧更显著。膈肌将右肺与肝右叶相隔,将左肺与肝左叶、胃底和脾相隔。

3. 两面　分为肋面(costal surface)或称外侧面(lateral surface)与纵隔面(mediastinal surface)或称内侧面(medial surface),其中肋面向外凸起,与胸廓的前、后和外侧壁相接触,贴肋骨与肋间肌。纵隔面大部分与纵隔相贴,前部接触纵隔,称纵隔部(mediastinal part);后部接触胸椎体,称脊柱部(vertebral part)。与心脏相邻处的凹陷,称心压迹(cardiac impression),且左肺心压迹较右肺心压迹更为明显。心压迹的后上方为肺门,内含由主支气管、肺血管、神经、淋巴管等结构组成的肺根,肺门是肺根进出肺脏的部位。

4. 三缘　按位置可分为前缘(anterior border)、后缘(posterior border)和下缘(inferior border)。前缘薄锐,突向前方,是肋面与纵隔面在前方的分界线。右肺前缘近乎垂直,左肺前缘下方有一小缺口,为心切迹(cardiac notch),其下方有一向前内侧的突起,为左肺小舌(lingula of left lung)。后缘钝圆,近乎垂直,是肋面与纵隔面在后方的分界线,位于脊柱两侧的肺沟内。下缘是肋面、纵隔面与膈面之间的分界线。肋面与膈面的分界线较薄锐,且位置最低,位于胸壁与膈肌的间隙内,而纵隔面与膈面的分界线较圆钝,整个下缘的位置会随呼吸运动呈现明显的规律性变化。

(二) 肺裂

肺裂指的是肺叶之间的裂隙,左肺被斜裂(oblique fissure,叶间裂)分为上、下两叶,右肺除斜裂外,还有一水平裂(horizontal fissure,右肺副裂),将右肺分隔为上、中、下叶。肺裂是重要的解剖标志,发育完全的肺裂,有助于肺叶切除术的进行。但是,有的肺裂发育不完全,会使相邻肺叶之间存在融合的肺实质。右肺斜裂的融合多见于肺门后上方,导致右肺下叶的后上部与右肺上叶相连;右肺水平裂的融合多见于肺门前下方,导致右肺中叶与右肺上叶的解剖结构不清晰;左肺斜裂的融合在肺门上、下方均可见,术前应注意有无支气管与血管经过融合部位。

除正常肺裂外,还可能出现额外肺裂,从而形成额外肺叶。额外肺裂的位置,有的与肺段的分界线一致,有的则不一致。

1. 下副叶　位于膈面,行向肺韧带前方的下副裂,将下叶的内基底段分隔成下副叶,也称心叶(cardiac lobe)、心后叶或心下叶,与最低等的哺乳动物存在的心叶相似。

2. 后副叶 被上副裂分隔为下叶上段与各基底段,该下叶上段也被称为背叶(dorsal lobe)。

3. 舌叶(lingual lobe) 位于左肺上叶舌段与其他肺段之间的左侧横裂,将左肺上叶的前下部分分隔成舌叶,也称左肺中叶。且大部分左肺会保留常见的肺段解剖:舌叶保留着上下段,而不会形成像右肺中叶那样的外侧段、内侧段结构。

4. 奇静脉叶(pulmonary azygos lobe) 是一种少见的肺部解剖学变异类型,总体发生率为0.2%~1.2%,且多发生于右肺上叶。但形成原因不明,有研究提出在胚胎血管发育过程中,奇静脉未移向正中,奇静脉弓位置特别低,把右肺尖压向下方并进入右肺上叶内,于是肺组织沿奇静脉周围发育。同时奇静脉压迫胸膜,形成一条向下较深的皱襞,称奇裂,其将肺尖变成分叉状。因奇静脉位于壁胸膜之外,所以奇裂是由两层壁胸膜和两层脏胸膜共4层胸膜组成的。这种变异的存在会使胸腔镜手术操作更加困难,并增加了手术出血的可能。

(三)肺叶

肺叶的形态较复杂,每一肺叶可以分为若干面,每个面之间有缘相隔,面与缘相会于角。

1. 右肺 位于纵隔右侧,由于右肺膈下有肝脏,而心脏又偏左,故右肺较左肺短而宽。右肺体积一般大于左肺,在男性中左右肺体积之比约为9:10,女性约为7:8。右肺被斜裂和水平裂分为上、中、下三叶。右肺斜裂在第3~4胸椎棘突外侧2~5cm处开始斜向外下前行,至第6肋与肋软骨相接,将右肺下叶与上、中叶分隔。右肺水平裂则由右肺前缘投影线与第4肋软骨交点开始,大致沿水平方向向外行至腋中线与斜裂相交。三叶分界显著者约占38%,而三叶间有肺实质融合者可达62%。

(1)上叶(superior lobe):位于水平裂的上方,包含5个面、4个缘和3个角。5个面分别指斜裂面、水平裂面、肋面、前纵隔面和后纵隔面。前缘将肋面与前纵隔面隔开,裂面缘则为水平裂面与斜裂面之间的分界线,下外缘将肋面与水平裂面及斜裂面相隔,后缘则位于肋面与后纵隔面之间。肋面、前纵隔面和水平裂面在前下方相交形成前下角,肋面、后纵隔面和斜裂面在后方相交形成后下角,肋面、前纵隔面和后纵隔面在上方相交形成肺尖。第一肋骨压迹是肺尖与肋面的分界线。

(2)中叶(middle lobe):位于斜裂与水平裂之间,为一不规则的多边体,以肋面为基底、尖端朝向肺门。有5个面、6个缘和4个角。5个面分别指肋面、纵隔面、膈面、斜裂面和水平裂面。各面的大小在不同的个体间变化很大。水平裂面与肋面相交处为肋上缘,斜裂面、膈面与肋面相交处为肋下缘,纵隔面与肋面交于前缘,水平裂面与纵隔面间为纵隔上缘,斜裂面、膈面与纵隔面之间为纵隔下缘,膈面与斜裂面之间为裂下缘。肋下缘与肋上缘相交于外侧角,前缘与肋下缘相交于内侧角,纵隔上缘、前缘与肋上缘相交点为上角,肋面、斜裂面、膈面相交于下角。中叶与上、下叶间常有肺实质融合的现象。

(3)下叶(inferior lobe):位于斜裂下后方,呈锥体形,尖朝上。下叶可分为4个面,即前面(叶间面)、椎旁面、肋面和膈面。前面为叶间面,稍弯曲,有一横行的裂间嵴。椎旁面朝后,与脊柱相对,在肺根的后方,从上向下有一纵行的食管沟。肋面向外与胸壁相接。膈面向下,与膈的右穹隆相对应。前面与肋面之间为叶间缘,肋椎旁缘将椎旁面与肋面相隔,肺门和肺韧带分隔了前面与椎旁面,膈面与前面、椎旁面、肋面之间为下缘。下叶与上叶或中叶间存在肺实质融合者约占 34%。

2. 左肺　位于纵隔左侧,被斜裂分为上、下两叶。左肺斜裂也是从第 3~4 胸椎棘突外侧 2~5cm 开始斜向外下,至第 6 肋与肋软骨相接处下方,但其走向相对于右肺稍近于垂直位。

（1）上肺:位于斜裂上方,可分为 5 个面、5 个缘和 3 个角。5 个面分别指肋面、前纵隔面、后纵隔面、斜裂面和膈面,但膈面存在率仅为 56%,各面的名称标志着邻近的部位。纵隔面的上部较平,下部凹陷为一窝状结构,即左肺心窝,此窝上方为肺根,向下移行为肺下韧带。肋面与斜裂面之间为肋下缘,肋面与前纵隔面之间为前缘,肋面与后纵隔面之间为后缘,前纵隔面与斜裂面之间为纵隔下缘,如有膈面存在,此面与斜裂面之间为裂下缘。肋面上有第 1 压迹,压迹的上方为肺尖,肋下缘与前缘相交于前下角,与后缘相交于后下角。

（2）下肺:位于斜裂下后方,呈锥体形,有 4 个面和 4 个缘。4 个面分别指前面(又称叶间面、斜裂面)、肋面、膈面和椎旁面。肋面与前面间以锐利的叶间缘相隔,与椎旁面则以钝圆的肋椎旁缘相隔,叶间面与椎旁面借肺门与肺韧带相隔。斜裂面的大部分与上叶相接触,称为叶间区,其余部分与心包接触,称为心区。

（四）机器人辅助肺叶切除日间手术

1. 机器人辅助肺叶切除日间手术的特点　肺癌的治疗模式随着科学技术的发展也在不断改进,从最初的开放手术逐步进入到微创时代。胸腔镜凭借其切口小、术中出血风险少、住院时间短,且全胸腔镜下肺叶切除术治疗早期非小细胞肺癌具有与开胸手术相同的彻底性及有效性等特点,早已被列为治疗早期非小细胞肺癌的标准术式之一,但其仍存在如灵活度差、缝合打结困难、学习曲线较长、二维图像分辨率低等许多不足。20 世纪 90 年代由美国 Intuitive Surgical 公司研究开发的达芬奇手术机器人(Leonardo Da Vinci surgical robot)系统在保留了胸腔镜优点的基础上,不仅提供了更精确、稳定、舒适的操作环境,而且还有临床相关数据提示机器人辅助肺叶切除术(robot-assistant lobectomy,RAL)对于 N1 期淋巴结清扫较胸腔镜有一定优势,在对中央型肺癌、可切除 N2 期非小细胞肺癌患者在出血量和术后疼痛方面优于开胸手术。

日间手术作为一种在保证患者安全的前提下,为患者提供高效、低成本的手术模式,在全世界受到广泛关注。目前,多个手术科室已将日间手术作为一部分小型手术的标准手术模式。同样,近几年胸外科也已经将日间手术这一模式运用在早期肺癌的微创外科治疗上。2020 年,四川大学华西医院胸外科的车国卫教授团队在 1 年内成功地完成了 100 例微创肺日间手术,其中包括 82 例肺癌患者。2021 年,同济大学附属上海市肺科医院团队整理了 517 例进行微创外科日间手术的早期肺癌患者资料,结果表明经过严格的纳入指标筛选后,日间手术及加速康复外科对早期肺癌的治疗是安全有效的,且能最大化地利用有限的医疗资源。既往的结果表示手术适应证可进一步扩大到肺叶切除术及纵隔良恶性肿瘤切除术的展望。但肺叶切除术较肺段切除术手术范围大,且通常需要进行淋巴结清扫,术后引流量也相对较多,这对日间手术是一大挑战。但是随着第四代达芬奇 Xi 机器人辅助手术系统的进一步升级,其机械臂移动范围更灵活精准,数字内镜的画面成像更清晰,3D 立体感也得到了加强。相比于电视辅助胸腔镜手术,机器人辅助手术可以将主刀医师手和腕部的自然活动借助计算机辅助机械臂系统转化为患者体内器械的精细动作,并增加了手术视野角度,还能有效减少颤抖,因此具有更好的发展前景。

2. 机器人辅助肺叶切除日间手术的体位 一般采取健侧卧位,双手前上伸展或抱头,以脐为中心脚侧和头侧适当向两边弯折,以便尽量扩大打开肋间隙。髋部以束缚带固定,身体两侧以沙袋固定,两腿之间以枕头等软性支撑物垫衬,患者下肢不能抬太高,避免手术时对机械臂的干扰,尿袋挂在患者腹侧(图5-3-6)。

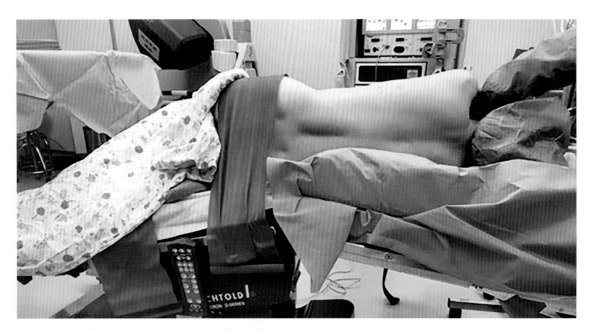

图 5-3-6 机器人辅助肺叶切除日间手术体位示意

3. 切口设计 机器人辅助肺手术有多种操作方式,有全胸腔镜孔手术和非全胸腔镜孔手术,有四臂法、三臂法,主要取决于两个方面,一方面是否完全由机械手臂完成还是需要助手从辅助孔进行辅助,另一方面是机械手臂的数量。针对这两方面的不同,中国医师协会医学机器人医师分会委员会命名建议:第 1 个字母 "R" 表示机器人(robot);第 2 个字母 "P" 表示完全机器臂(portal)或 "A" 表示需要辅助(assisted);第 3 个字母表示肺切除类型, "L" 表示肺叶切除(lobectomy), "S" 表示肺段切除(segment-ectomy), "W" 表示部分切除(wedge resection), "P" 表示全肺切除(pneumonectomy), "SL" 表示袖型切除(sleeve lobectomy);第 4 个数字表示机械手臂的数目。如需要辅助的 3 操作臂 RATS 肺叶切除应表述为 RAL-3。

由于机器人机械臂较长,且为了便于探查整个胸腔,镜头口距操作区域最远端至少 20cm,操作臂间距 8~10cm,这样方便机器人器械进出并相互不易干扰。由于机器人机械臂的灵活性,切口设计也不应局限于固定原则,可以根据具体情况调整。对于复杂疾病,切口设计布局需考虑术中需转换手术方式的可能。

目前国内最为经典的切口设计为三臂四孔法，以该方法为代表的是上海交通大学医学院附属胸科医院罗清泉教授和中南大学湘雅医院胸外科张春芳教授，三臂四孔法增加了手术流畅度，该方法需要一位有经验的手术助手参与，可减少术中频繁更换器械的需求，简化手术。采用三臂四孔法时，肺上叶手术辅助孔设在第3肋间，肺中叶和肺下叶手术辅助孔设在第4肋间，腋前线跨过切口线的中点，观察孔设在第7肋间，另外两个机器人器械孔分别设在第6肋间和第8肋间，第6肋间孔在辅助孔的中点线和内侧边之间的躯体轴线上，第7肋间孔和第8肋间孔依第6肋间孔位置依次往背侧移动合适的距离（图5-3-7）。另外，国内开展全胸腔镜孔机器人辅助手术的代表是上海交通大学医学院附属瑞金医院李鹤成教授。李教授开展最多的是四臂五孔法，如做右肺手术，腋中线第8肋间作进镜孔，腋前线第8肋间作助手辅助孔，腋后线及脊柱旁2cm分别做切口用作2号及3号手臂进孔，1号手臂则位于腋前线第5肋间，四臂五孔法需使用二氧化碳建立人工气胸。

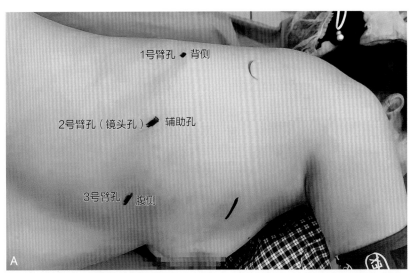

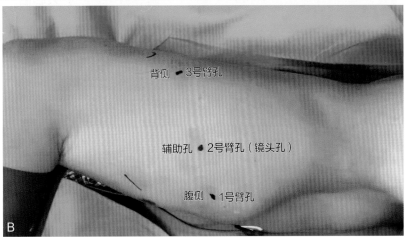

图5-3-7　机器人辅助肺叶手术切口布局

A. 左肺；B. 右肺。

4. 机器人肺叶切除手术技巧 肺叶切除术从分离肺门结构开始,使用机器人电凝钩进行分离,用卡蒂尔镊或带孔双极镊进行钳夹和暴露解剖结构,如有出血,带孔双极镊可以很好地止血。一般先处理肺静脉,对于右肺上叶处理静脉后,优先考虑处理动脉分支,然后处理支气管,最后处理肺裂。如病变在右肺下叶或左肺,肺静脉切除后,支气管通常在处理动脉前被处理。进行中叶切除术时,最有利的顺序是静脉—支气管和动脉。助手可以通过辅助孔进行协助暴露及使用切割缝合器、止血夹、超声刀等。如辅助孔方向欠佳,助手可以临时使用机器人器械孔,如处理右肺上叶支气管,需用到第 8 肋间孔。

手术结束前除了常规放置胸腔引流管,还可以考虑将细的导管如中心静脉导管置入胸腔,体外接引流袋,如患者术后引流较多,按日间手术流程出院时可以在出院后用细的导管继续引流,直至达到拔管指征再予以拔除。

5. 机器人辅助肺叶切除日间手术操作要点 基于肺叶切除术患者的特点,术中尽量采用单向式手术,肺裂尽量用切割缝合器处理,以减少漏气,借助机器人辅助手术机械臂关节灵活和超清晰、3D 立体视野的优势,减少出血,并对淋巴结进行 en-block 切除(整块切除),以减少术后引流。手术结束前在胸腔内放置细的导管,体外接引流袋,以便患者术后引流较多时也可带细管出院。

(五) 基本操作步骤及要点

1. 右肺上叶切除术

(1)水平裂与斜裂发育均较差时:建议使用单向式手术方式,优先处理右肺上叶静脉,然后处理尖前段动脉,在肺门前方处理后升支动脉,处理右肺上叶支气管,最后处理水平裂和斜裂。具体如下:助手从第 4 肋间辅助孔将右肺上叶、右肺中叶用卵圆钳牵向后方,主刀医师用电凝钩、卡蒂尔镊或带孔双极镊游离右肺上叶静脉,助手用吸引器协助显露,充分游离右肺上叶静脉和右肺中叶静脉之间的间隙,至右肺中叶动脉表面。打开静脉鞘显露右肺上叶静脉下缘和部分后壁,即注意游离右肺上叶静脉与右肺中叶动脉、肺动脉干侧壁的间隙,此时助手可以用吸引器协助将右肺中叶动脉压向后方(图 5-3-8A)。然后助手用卵圆钳将右肺上叶牵向后下方,沿右肺上叶静脉上缘向后上游离,显露出右肺上叶静脉与右肺动脉干、尖前段肺动脉干的间隙(图 5-3-8B),主刀医师用卡蒂尔镊或带孔双极镊掏过右肺上叶静脉(图 5-3-8C),如间隙较窄,可考虑带 7 号丝线向前牵拉右肺上叶静脉进一步显露间隙,助手经 1 号臂第 8 肋间孔使用内镜用切割缝合器处理右肺上叶静脉(图 5-3-8D)。将右肺上叶牵向下后方,游离右肺上叶尖前段动脉分支与右肺上叶支气管之间的间隙(图 5-3-9A),游离右肺上叶尖前段动脉分支下缘(图 5-3-9B),主刀医师用卡蒂尔镊或带孔双极镊掏过右肺上叶尖前段动脉分支(图 5-3-9C),助手经 1 号臂第 8 肋间孔使用内镜用切割缝合器处理右肺上叶尖前段动脉分支(图 5-3-9D)。将右肺上叶牵向后方,游离后升支动脉。

图 5-3-8A. 注意游离右肺
上叶静脉与右肺中叶动
脉、肺动脉干侧壁的间
隙，此时助手可以用吸引
器协助将右肺中叶动脉
压向后方。

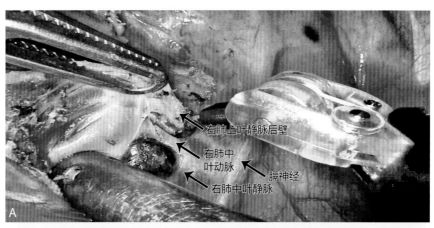

图 5-3-8B. 沿右肺上叶静
脉上缘向后上游离，显露
出右肺上叶静脉与右肺
动脉干、尖前段肺动脉干
的间隙。

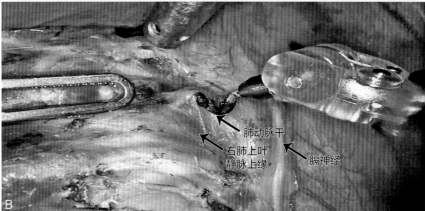

图 5-3-8C. 主刀医师用卡
蒂尔镊或带孔双极镊掏
过右肺上叶静脉。

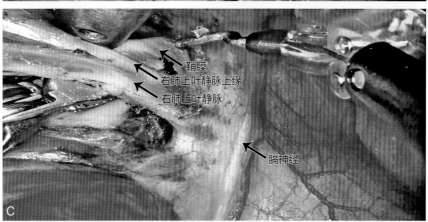

图 5-3-8D. 助手经 1 号臂
第 8 肋间孔使用内镜用
切割缝合器处理右肺上
叶静脉。

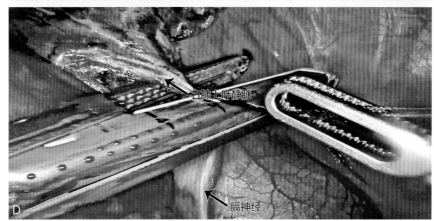

图 5-3-8　游离右肺上叶静脉

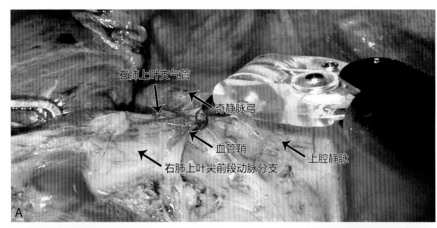

右肺上叶支气管
奇静脉弓
血管鞘
上腔静脉
右肺上叶尖前段动脉分支

图 5-3-9A. 游离右肺上叶
尖前段动脉分支与右肺
上叶支气管之间的间隙。

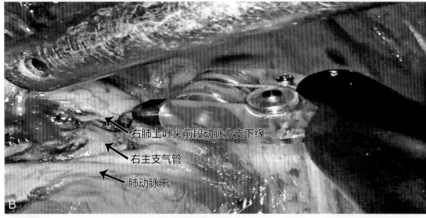

右肺上叶尖前段动脉分支下缘
右主支气管
肺动脉干

图 5-3-9B. 游离右肺上叶
尖前段动脉分支下缘。

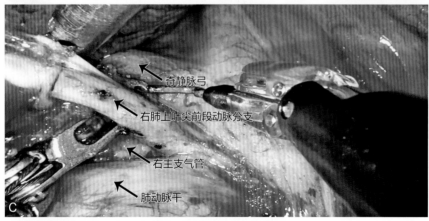

奇静脉弓
右肺上叶尖前段动脉分支
右主支气管
肺动脉干

图 5-3-9C. 主刀医师用卡
蒂尔镊或带孔双极镊掏
过右肺上叶尖前段动脉
分支。

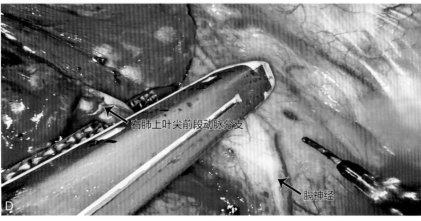

右肺上叶尖前段动脉分支
膈神经

图 5-3-9D. 助手经 1 号臂
第 8 肋间孔使用内镜用
切割缝合器处理右肺上
叶尖前段动脉分支。

图 5-3-9 处理右肺上叶尖前段动脉分支

　　注意将右肺上叶静脉残端向远端游离(图5-3-10A)，助手经辅助操作孔用止血夹处理右肺上叶后升支动脉(图5-3-10B)，并用超声刀离断(图5-3-10C)。

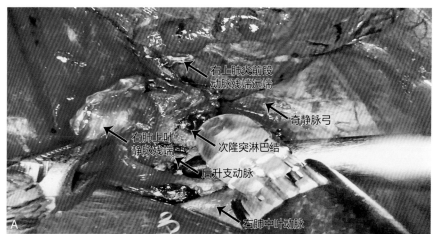

图 5-3-10A. 注意将右肺上叶静脉残端向远端游离。

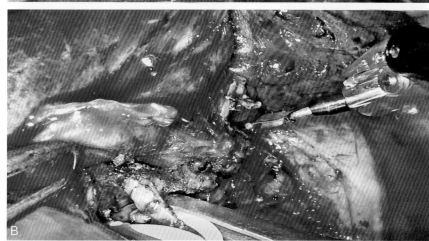

图 5-3-10B. 助手经辅助操作孔用止血夹处理右肺上叶后升支动脉。

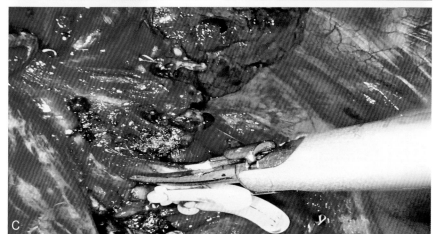

图 5-3-10C 助手用超声刀离断右肺上叶后升支动脉。

图 5-3-10　处理右肺上叶后升支动脉

继续向后游离,从肺门前方游离右肺上叶支气管和中间支气管之间的间隙(图5-3-11A)。助手将肺牵向前方,打开后纵隔胸膜,游离右肺上叶支气管与右中间支气管之间的间隙(图5-3-11B)。主刀医师用卡蒂尔镊或带孔双极镊经肺门前方掏过右肺上叶支气管,助手经1号臂第8肋间孔使用内镜用切割缝合器处理右肺上叶支气管(图5-3-11C、D)。

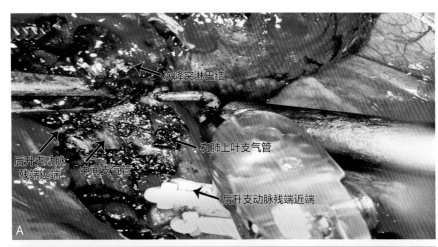

图 5-3-11A. 从肺门前方游离右肺上叶支气管和中间支气管之间的间隙。

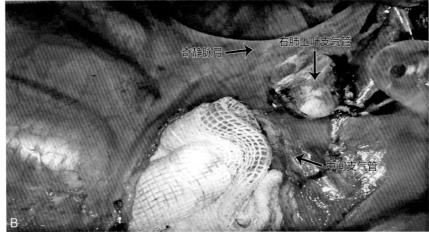

图 5-3-11B. 游离右肺上叶支气管与右中间支气管之间的间隙。

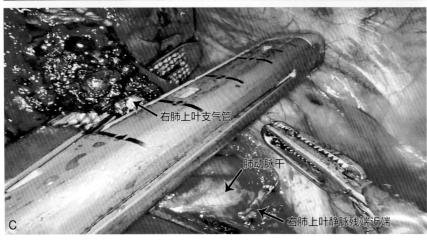

图 5-3-11C. 助手经 1 号臂第 8 肋间孔使用内镜用切割缝合器处理右肺上叶支气管。

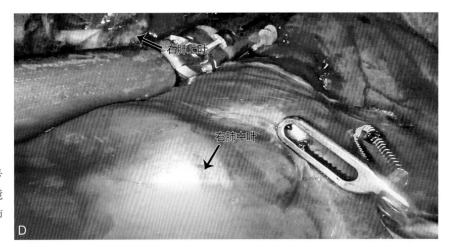

图 5-3-11D. 助手经 1 号臂第 8 肋间孔使用内镜用切割缝合器处理右肺上叶支气管。

图 5-3-11　处理右肺上叶支气管

　　助手经辅助孔用内镜用切割缝合器及止血夹处理分化不全的水平裂(图 5-3-12A)和斜裂(图 5-3-12B、C),剩下不多的斜裂用止血夹处理(图 5-3-12D)。

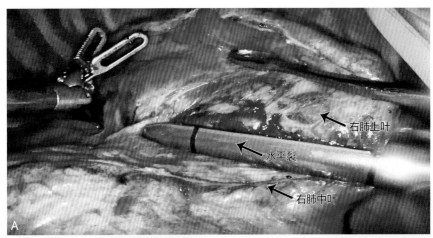

图 5-3-12A. 助手经辅助孔用内镜用切割缝合器及止血夹处理分化不全的水平裂。

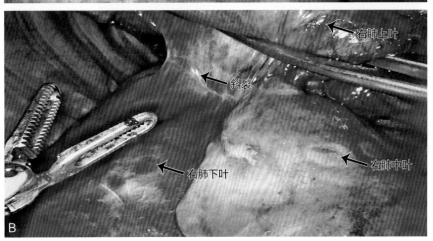

图 5-3-12B. 处理斜裂。

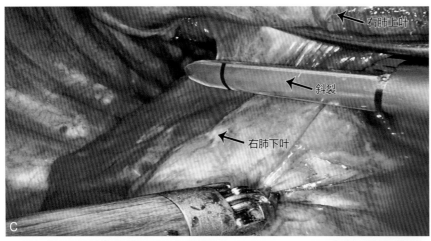

图 5-3-12C. 处理斜裂。

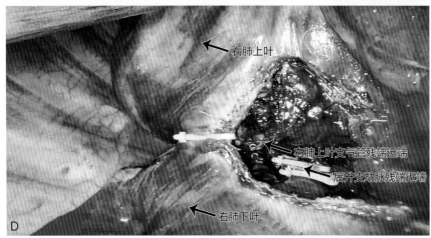

图 5-3-12D. 剩下不多的斜裂用止血夹处理。

图 5-3-12　处理水平裂和斜裂

完成肺叶切除和淋巴结清扫后,检查支气管残端是否漏气(图 5-3-13A),检查隆突下是否漏气(图 5-3-13B),同时需检查腔气间隙是否漏气(图 5-3-13C)。

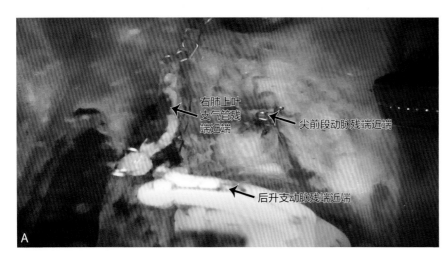

图 5-3-13A. 检查支气管残端是否漏气。

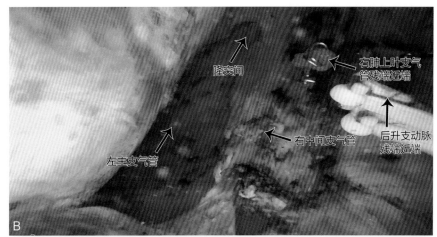

图 5-3-13B. 检查隆突下是否漏气。

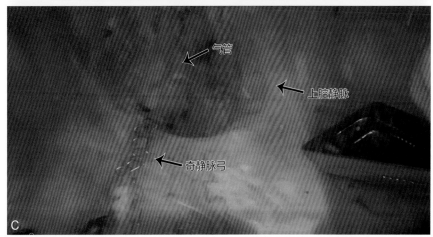

图 5-3-13C. 检查腔气间隙是否漏气。

图 5-3-13 检查是否漏气

（2）斜裂部分发育,水平裂未发育或发育较差时:优先考虑按"（1）"处理,也可以先处理后升支动脉,再从肺门前方单向式处理静脉、尖前支动脉、右肺上叶支气管。处理后升支步骤具体如下:将肺牵向前方,打开后纵隔胸膜,游离右肺上叶支气管与右中间支气管的间隙,将右肺中叶牵向头侧,经右肺中叶和右肺下叶之间电凝游离部分斜裂,沿此方向找到基底段动脉或肺动脉干,打开动脉鞘,沿肺动脉干游离找到右肺上叶后升支动脉和右肺下叶背段动脉,找到两动脉的间隙,助手用长弯钳经此间隙进入,从右肺上叶和中间段支气管的间隙至肺门后方穿出,建立人工隧道,助手从主操作口用内镜用切割缝合器处理此处斜裂,以前述方法处理右肺上叶后升支。

（3）水平裂及斜裂发育均较好时:可以按"（1）"处理,也可以先分离斜裂及水平裂。

2. 右肺中叶切除术

（1）水平裂分化较差时:建议使用单向式手术方式,优先处理右肺中叶静脉,助手从第 4 肋间辅助切孔右肺中叶用卵圆钳牵向后方,主刀医师用电凝钩、卡蒂尔镊或带孔双极镊游离右肺中叶静脉,助手用吸引器协助显露,充分游离右肺上叶静脉和右肺中叶静脉的间隙（图 5-3-14A）,并向后游离右肺中叶静脉和右肺中叶支气管的间隙,充分游离右肺中叶静脉下缘,助手用吸引器协助显露（图 5-3-14B）,主刀医师用卡蒂尔镊或带孔双极镊掏过右肺中叶静脉（图 5-3-14C）,如间隙较窄,可考虑带7号丝线向前牵拉右中肺静脉进一步显露间隙,助手用止血夹处理右肺中叶静脉,并用超声刀离断右肺中叶静脉(图5-3-14D)。

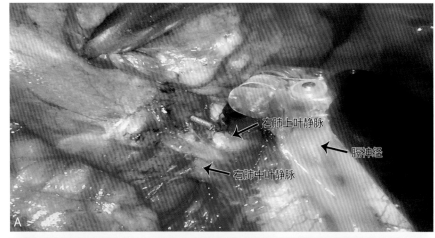

右肺上叶静脉

膈神经

右肺中叶静脉

图 5-3-14A. 助手用吸引器协助显露,充分游离右肺上叶静脉和右肺中叶静脉的间隙。

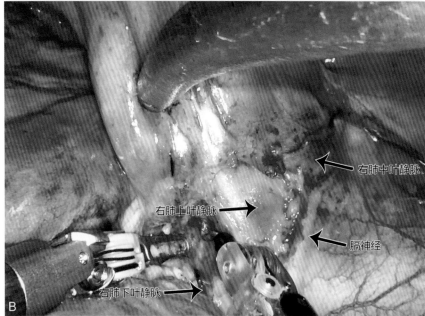

右肺中叶静脉

右肺上叶静脉

膈神经

右肺下叶静脉

图 5-3-14B. 充分游离右肺中叶静脉下缘,助手用吸引器协助显露。

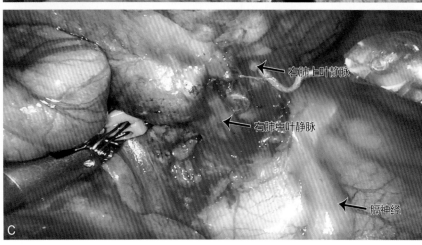

右肺上叶静脉

右肺中叶静脉

膈神经

图 5-3-14C. 主刀医师用卡蒂尔镊或带孔双极镊掏过右肺中叶静脉。

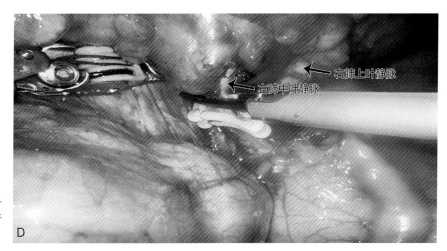

图 5-3-14D. 助手用止血
夹处理右肺中叶静脉,并
用超声刀离断。

图 5-3-14　处理右肺中叶静脉

　　用电凝钩游离右肺中叶支气管,将右肺中叶向后下方牵拉,上缘游离至右肺中叶动脉表面
(图 5-3-15A),并向右肺中叶支气管后方游离至支气管与右肺中叶动脉的间隙,将肺牵向前方、头
侧,游离肺动脉发出前基底段动脉处斜裂,此处斜裂通常发育较好,且易于游离到肺动脉鞘表面
(图 5-3-15B),打开肺动脉鞘(图 5-3-15C),找到右肺中叶外亚段动脉,充分游离右肺中叶外亚段动
脉和前基底段动脉的间隙(图 5-3-15D),主刀医师用卡蒂尔镊或带孔双极镊从此间隙探入,从右肺
中下叶支气管的间隙掏出,建立隧道(图 5-3-15E),助手经主操作孔用内镜用切割缝合器打开与右
肺中叶相连的斜裂(图 5-3-15F)。

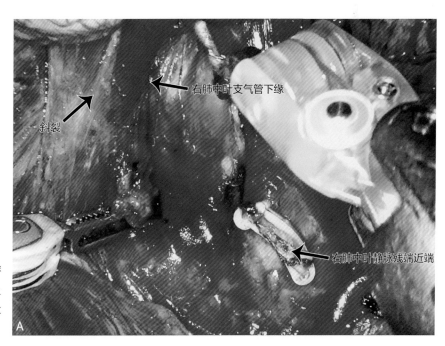

图 5-3-15A. 用电凝钩游
离右肺中叶支气管,上
缘游离至右肺中叶动脉
表面。

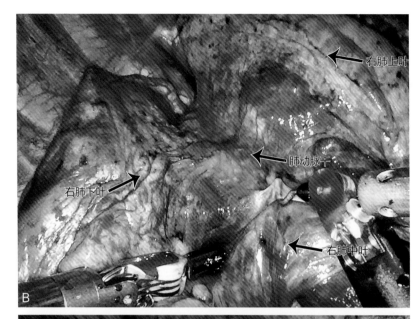

← 右肺上叶

← 肺动脉干

右肺下叶 →

← 右肺中叶

图 5-3-15B. 游离肺动脉发出前基底段动脉处斜裂,此处斜裂通常发育较好,且易于游离到肺动脉鞘表面。

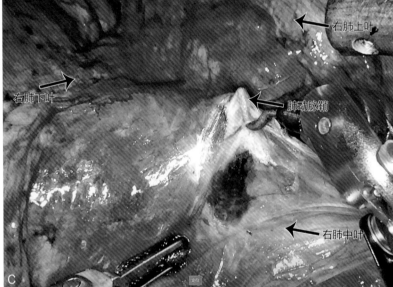

← 右肺上叶

右肺下叶 →

← 肺动脉鞘

← 右肺中叶

图 5-3-15C. 打开肺动脉鞘。

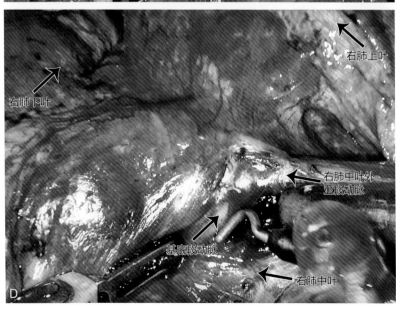

→ 右肺上叶

右肺下叶 →

← 右肺中叶外亚段动脉

基底段动脉 →

← 右肺中叶

图 5-3-15D. 充分游离右肺中叶外亚段动脉和前基底段动脉的间隙。

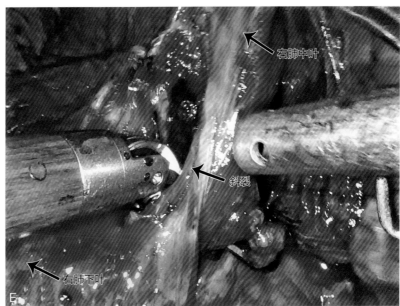

图 5-3-15E. 从右肺中叶外亚段动脉和前基底段动脉的间隙探入,从右肺中下叶支气管的间隙掏出,建立隧道。

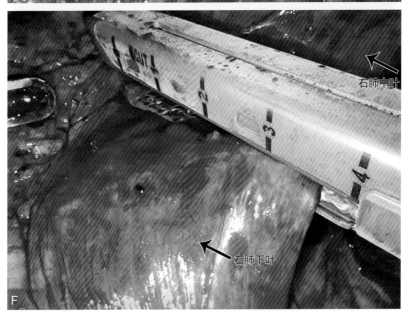

图 5-3-15F. 助手经主操作孔用内镜用切割缝合器打开与右肺中叶相连的斜裂。

图 5-3-15 处理斜裂

　　将右肺中叶牵向后上方、头侧,下缘充分游离右肺中叶和右肺下叶支气管的间隙,注意避免损伤右肺中叶动脉外侧段支和基底段动脉(图 5-3-16A),主刀医师用卡蒂尔镊或带孔双极镊,或助手经主操作孔用长弯钳掏过右肺中叶支气管(图 5-3-16B),如间隙较窄,可考虑带 7 号丝线向前牵拉右肺中叶支气管进一步显露间隙,助手经主操作孔或经 3 号臂第 8 肋间孔使用内镜用切割缝合器处理右肺中叶支气管(图 5-3-16C)。

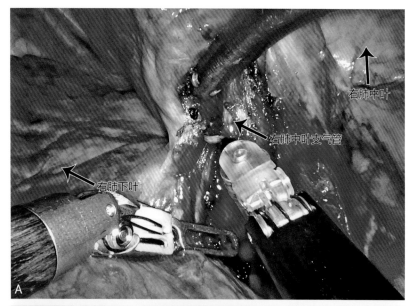

图 5-3-16A. 下缘充分游离右肺中叶和右肺下叶支气管的间隙,注意避免损伤右肺中叶动脉外侧段支和基底段动脉。

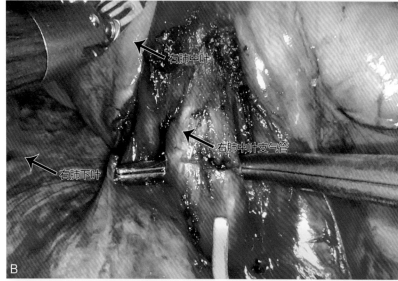

图 5-3-16B. 助手经主操作孔用长弯钳掏过右肺中叶支气管。

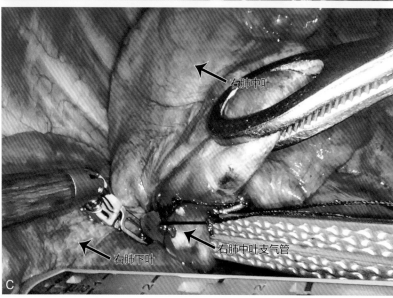

图 5-3-16C. 用 7 号丝线向前牵拉右肺中叶支气管进一步显露间隙,助手经主操作孔使用内镜用切割缝合器处理右肺中叶支气管。

图 5-3-16 处理右肺中叶支气管

　　助手用弯钳提起右肺中叶支气管残端远端,用电凝钩游离朝向右肺中叶支气管残端远端的右肺中叶内、外侧段动脉,在处理内侧段动脉时,注意游离此动脉与右肺上叶静脉分支的间隙,勿损伤右肺上叶静脉,用止血夹分别处理右肺中叶内亚段动脉(图 5-3-17A、B)、外亚段动脉(图 5-3-17C、D)。

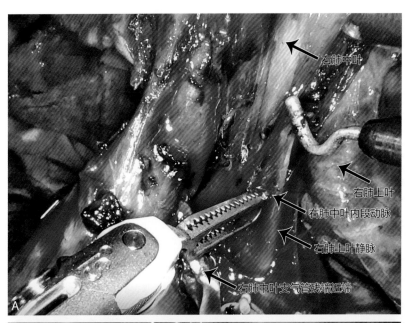

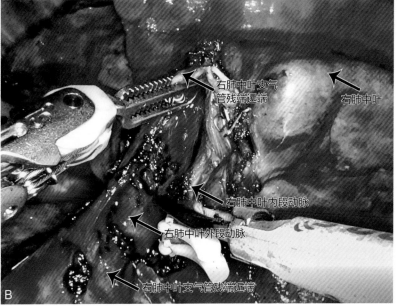

图 5-3-17A、B. 助手用弯钳提起右肺中叶支气管残端远端,在处理内侧段动脉时,注意游离此动脉与右肺上叶静脉分支的间隙,用止血夹分别处理右肺中叶内亚段动脉。

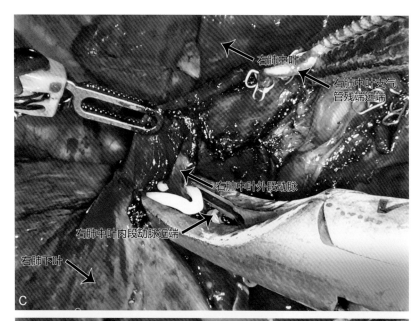

右肺中叶

右肺中叶支气
管残端远端

右肺中叶外段动脉

右肺中叶内段动脉近端

右肺下叶

C

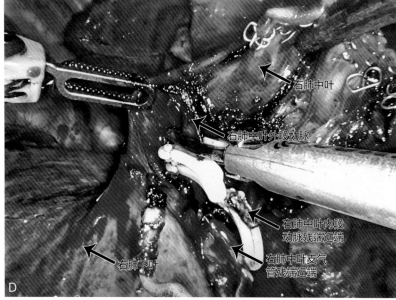

右肺中叶

右肺中叶外段动脉

右肺中叶内段
动脉残端远端

右肺中叶支气
管残端远端

右肺下叶

D

图 5-3-17C、D. 处理外亚段动脉。

图 5-3-17　处理右肺中叶动脉

　　助手经 3 号臂第 6 肋间孔使用内镜用切割缝合器处理分化不全的斜裂前半部分, 经辅助孔用内镜用切割缝合器处理分化不全的水平裂(图 5-3-18A)。通过膨肺试水检查右肺中叶支气管残端是否漏气(图 5-3-18B)。对于隆突下和腔气间隙同样需进行漏气检查。

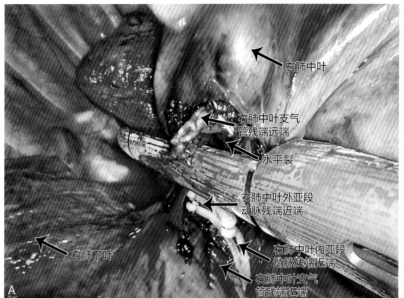

图 5-3-18A. 助手经辅助孔用内镜用切割缝合器处理分化不全的水平裂。

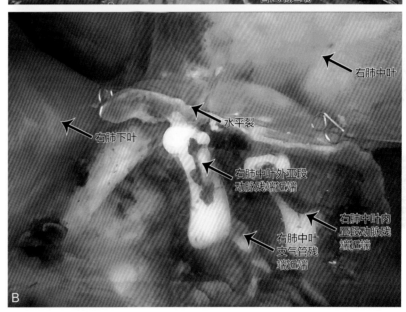

图 5-3-18B. 通过膨肺试水检查右肺中叶支气管残端是否漏气。

图 5-3-18　处理水平裂及漏气检查

（2）肺裂发育较好时：可以按"（1）"处理，也可以先分离斜裂及水平裂，处理完右肺中叶动脉，再处理静脉和支气管，如右肺中叶动脉长度不足，可以先处理右肺中叶支气管，再处理右肺中叶动脉。注意事项：如优先处理动脉，在处理支气管时注意检查止血夹是否进入切割缝合器内。

3. 右肺下叶切除术

（1）斜裂发育差时：游离到肺动脉表面困难，如果强行先游离肺裂的话会造成肺组织创面过大。建议使用单向式手术方式。助手从第4肋间辅助孔将右肺下叶用卵圆钳牵向头侧，主刀医师用电凝钩、卡蒂尔镊或带孔双极镊游离下肺韧带至下肺静脉，将右肺下叶牵向前方、头侧，游离右肺下叶静脉后纵隔侧至右肺下叶静脉上缘（图5-3-19A），注意分辨背段静脉，在背段静脉根部外侧缘向近心端游离右肺下叶静脉，将右肺下叶静脉牵向后方，游离右肺下叶静脉前纵隔侧，助手注意保护右肺中叶静脉，主刀医师用电凝钩游离右肺下叶静脉与中间支气管、右肺下叶支气管的间隙（图5-3-19B），主刀医师用卡蒂尔镊或带孔双极镊或助手用长弯钳掏过右肺下叶静脉（图5-3-19C），助手经辅助孔使用内镜用切割缝合器处理右肺下叶静脉（图5-3-19D）。

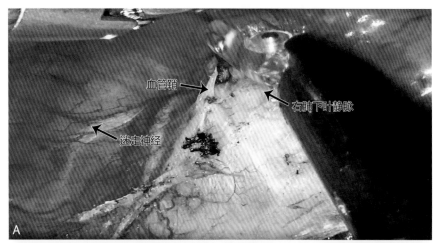

图 5-3-19A. 游离右肺下叶静脉后纵隔侧至右肺下叶静脉上缘。

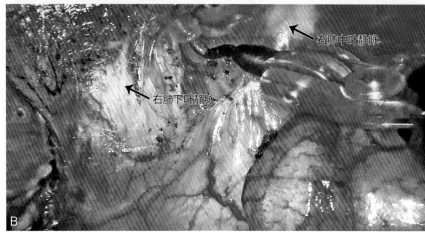

图 5-3-19B. 游离右肺下叶静脉与中间支气管、右肺下叶支气管的间隙。

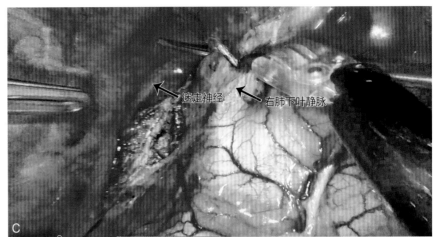

图 5-3-19C. 助手用长弯钳掏过右肺下叶静脉。

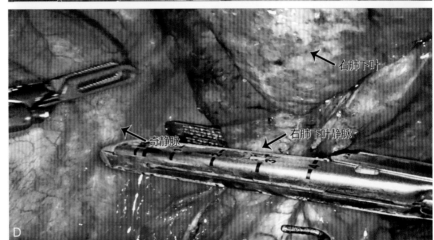

图 5-3-19D. 助手经辅助孔使用内镜用切割缝合器处理右肺下叶静脉。

图 5-3-19　游离右肺下叶静脉

　　将右肺下叶牵向后上方,将右肺下叶静脉远心端残端进一步向肺内游离,显露右肺下叶支气管,向上牵拉右肺下叶支气管使其竖直朝上,用电钩游离右肺下叶支气管和右肺中叶支气管的间隙(图 5-3-20A),游离至肺动脉表面,助手用吸引器轻轻将肺动脉推向头侧,主刀医师用卡蒂尔镊或带孔双极镊将支气管牵向脚侧,用电凝钩进一步游离右肺下叶支气管和动脉的间隙(图 5-3-20B),将右肺下叶牵向前方,用电钩游离右肺下叶支气管和中间支气管之间的间隙(图 5-3-20C),注意找到背段支气管,在背段支气管根部分别向亚段游离一小段,向次隆突侧游离一段,注意避免损伤背段动脉(图 5-3-20D)。助手经第 4 肋间辅助孔用长弯钳从右肺中下叶支气管间隙进入,稍贴右肺下叶支气管向背段支气管根部、中间支气管上缘方向掏出(图 5-3-20E),助手经辅助孔使用内镜用切割缝合器处理右肺下叶支气管(图 5-3-20F)。

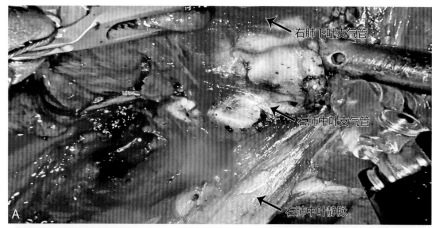

图 5-3-20A. 游离右肺下叶支气管和右肺中叶支气管的间隙。

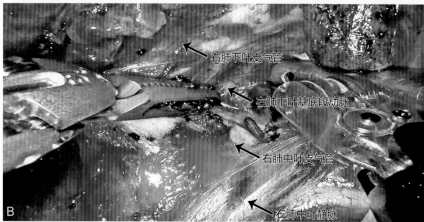

图 5-3-20B. 进一步游离右肺下叶支气管和动脉的间隙。

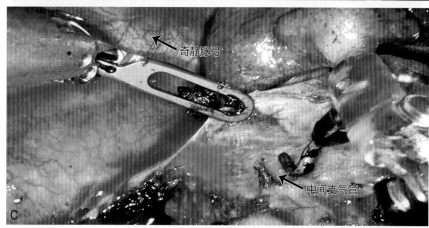

图 5-3-20C. 游离右肺下叶支气管和中间支气管之间的间隙。

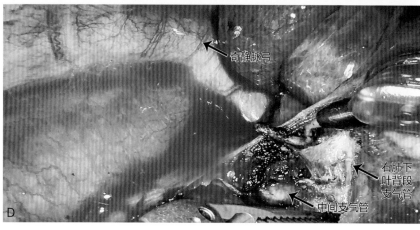

图 5-3-20D. 在背段支气管根部分别向亚段游离一小段,向次隆突侧游离一段,注意避免损伤背段动脉。

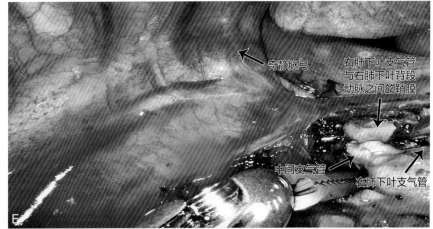

图 5-3-20E. 助手经辅助孔用长弯钳从右肺中下叶支气管间隙进入,稍贴右肺下叶支气管向背段支气管根部、中间支气管上缘方向掏出。

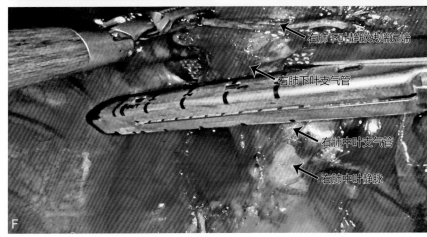

图 5-3-20F. 助手经辅助孔使用内镜用切割缝合器处理右肺下叶支气管。

图 5-3-20 处理右肺下叶支气管

助手用大弯钳轻轻提起远端支气管残端,进一步显露需要游离处理的结构(图 5-3-21)。

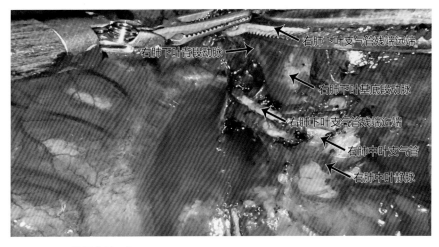

图 5-3-21 显露右肺下门

　　用电钩游离朝向支气管残端的动脉,注意避免损伤右肺中叶动脉(图5-3-22A、B),分别游离基底段动脉和背段动脉根部,并向近心端游离(图5-3-22A~C)。如果近心端游离困难,可以分别用止血夹处理,如果近心端游离容易,可以一起用内镜用切割缝合器处理(图5-3-22D)。

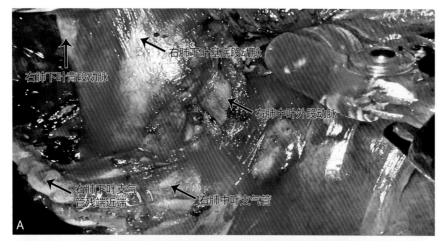

图5-3-22A. 游离朝向支气管残端的动脉,注意避免损伤右肺中叶动脉。

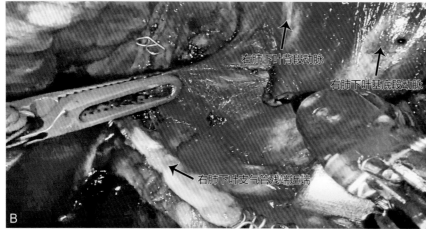

图5-3-22B. 游离背段动脉侧右下肺动脉,注意勿损伤背段动脉。

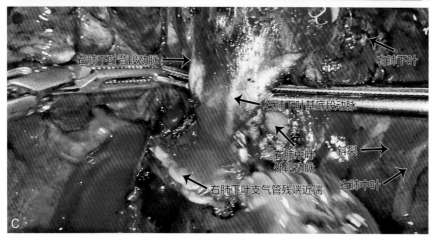

图5-3-22C. 助手经辅助孔用长弯钳充分游离右肺下叶动脉。

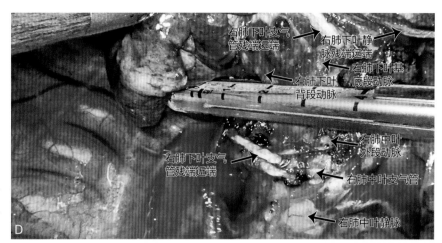

图 5-3-22D. 以内镜用切割缝合器处理右肺下叶动脉。

图 5-3-22　处理右肺下叶动脉

　　将右肺下叶牵向上方,助手经辅助孔用内镜用切割缝合器处理分化不全的斜裂前半部(图 5-3-23A)和斜裂后半部(图 5-3-23B)。

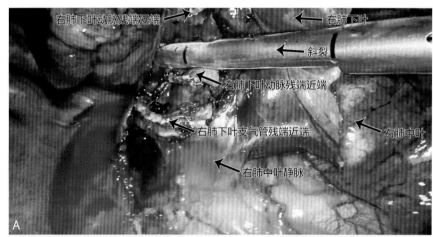

图 5-3-23A. 助手经辅助孔用内镜用切割缝合器处理分化不全的斜裂前半部。

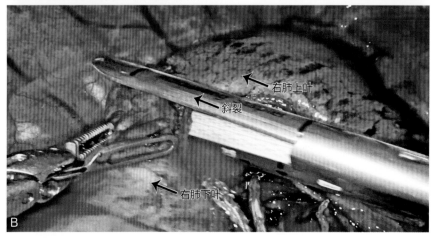

图 5-3-23B. 助手经辅助孔用内镜用切割缝合器处理斜裂后半部。

图 5-3-23　处理斜裂

（2）斜裂发育较好时：优先考虑使用单向式手术方式，也可考虑先处理肺动脉，具体如下。将右肺下叶牵向头侧，游离右肺下叶韧带、右肺下叶静脉前后纵隔侧。以无损伤卵圆钳向头侧、前侧牵拉右肺中叶，经右肺中叶和右肺下叶之间电凝游离部分斜裂，沿此方向找到基底段动脉或肺动脉干，打开动脉鞘，按前述方法打开斜裂的后半部分，用电钩或内镜用切割缝合器打开斜裂的前半部分，助手将右肺下叶牵向脚侧，主刀医师游离基底段动脉和背段动脉，并向近心端游离，如果近心端游离困难，可以分别用止血夹处理，如近心端游离容易，可以一起用内镜用切割缝合器处理。将肺牵向头侧、前方，助手用内镜用切割缝合器处理右肺下叶静脉，游离右肺下叶支气管，用内镜用切割缝合器处理。

4. 左肺上叶切除术

（1）斜裂发育差时：采用单向式手术方式，按照左肺上叶静脉—左肺上叶支气管—左肺上叶动脉分支—斜裂的顺序进行手术，具体如下。卵圆钳将左肺上叶牵向后方、头侧，助手经第 3 或第 4 肋间主操作孔将左肺上叶支气管推向后方，打开胸膜（图 5-3-24A）及左肺上叶静脉前方组织（图 5-3-24B~D）。

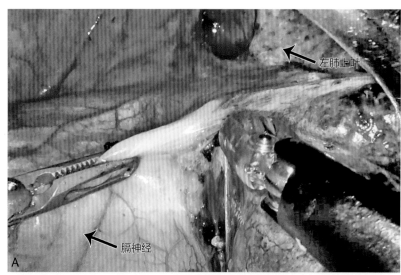

图 5-3-24A. 游离前纵隔胸膜。

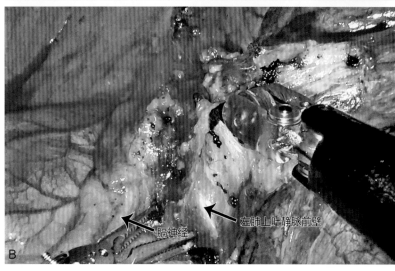

图 5-3-24B. 游离左肺上叶静脉前方组织。

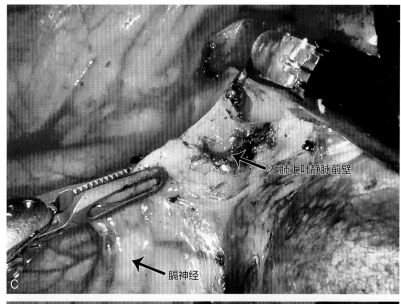

左肺上叶静脉前壁

膈神经

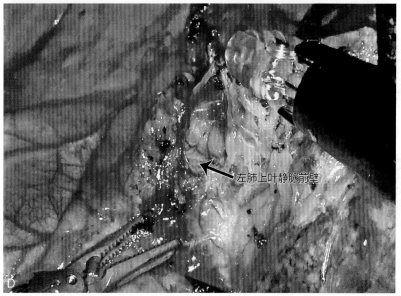

左肺上叶静脉前壁

图 5-3-24C、D. 游离左肺上叶静脉前方组织。

图 5-3-24 游离左肺上叶静脉前壁

　　进一步游离左肺上叶静脉上缘表面(图 5-3-25A),主刀以卡蒂尔镊将左上肺静脉推向脚侧并进一步游离左上肺静脉与左肺动脉干之间的间隙(图 5-3-25B~D),主刀进一步以卡蒂尔镊将左上肺静脉推向脚侧,进一步游离左肺上叶静脉上缘后侧与左肺动脉干之间的间隙(图 5-3-25E、F),注意勿损伤紧邻的左肺动脉干。

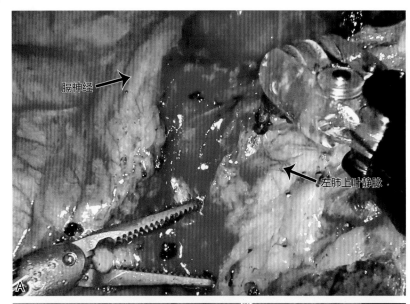

膈神经

左肺上叶静脉

图 5-3-25A. 进一步游离
左肺上叶静脉上缘表面。

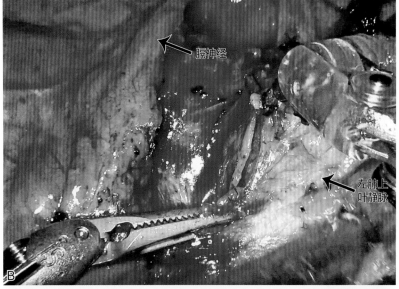

膈神经

左肺上
叶静脉

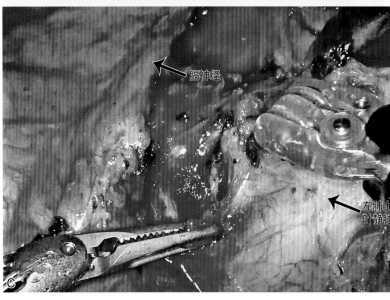

膈神经

左肺上
叶静脉

图 5-3-25B、C. 游离左上肺
静脉与左肺动脉干之间的
间隙。

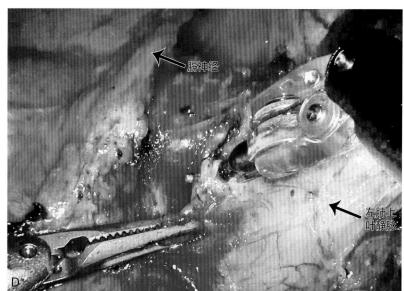

图 5-3-25D. 游离左上肺静脉与左肺动脉干之间的间隙。

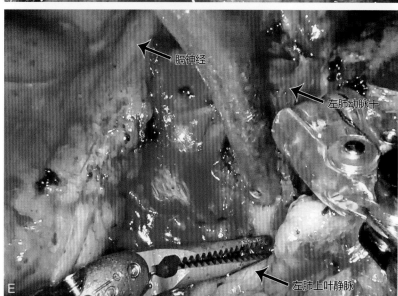

图 5-3-25E、F. 进一步游离左肺上叶静脉上缘后侧与左肺动脉干之间的间隙。

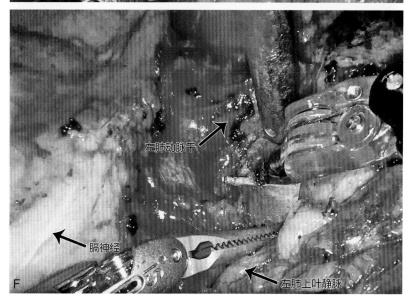

图 5-3-25　游离左肺上叶静脉上缘与左肺动脉干间隙

进一步游离左肺上叶静脉上缘后壁(图5-3-26A、B),此间隙的充分游离利于顺利掏过左肺上叶静脉,助手将肺牵向头侧,游离左肺上叶静脉下缘(图5-3-26C、D),注意区分左肺下叶静脉,注意分辨极少数左肺上、下叶静脉共干的情况。进一步游离左肺上叶静脉下缘后壁(图5-3-26E、F),此间隙的充分游离利于卡蒂尔镊顺利掏过左肺上叶静脉。用卡蒂尔镊掏过静脉(图5-3-26G)。助手用内镜用切割缝合器经3号臂孔处理左肺上叶静脉(图5-3-26H)。

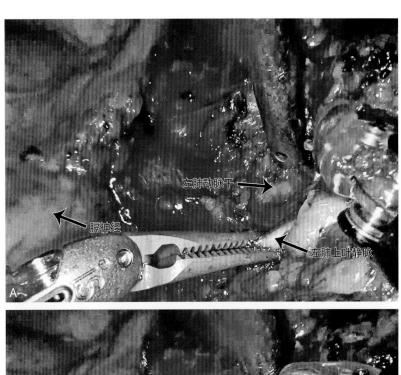

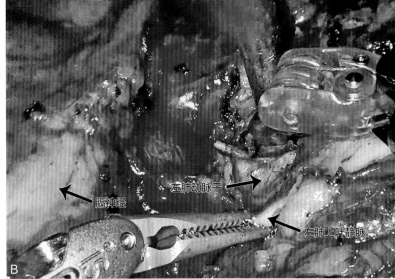

图 5-3-26A、B. 进一步游离左肺上叶静脉上缘后壁。

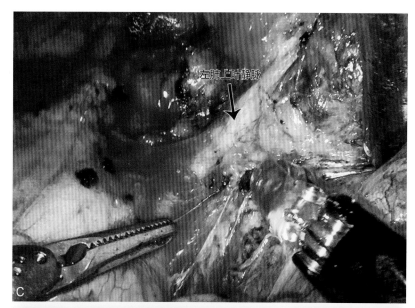

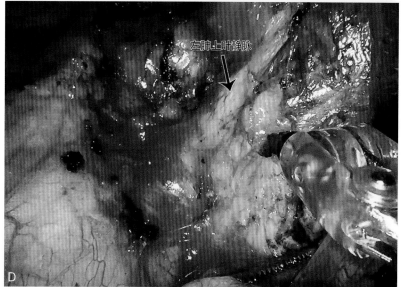

图 5-3-26C、D. 游离左肺上静脉下缘。

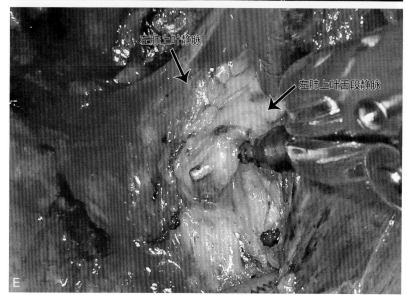

图 5-3-26E. 进一步游离左肺上叶静脉下缘后壁。

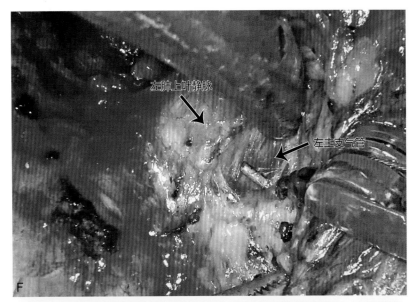

图 5-3-26F. 进一步游离左肺
上叶静脉下缘后壁。

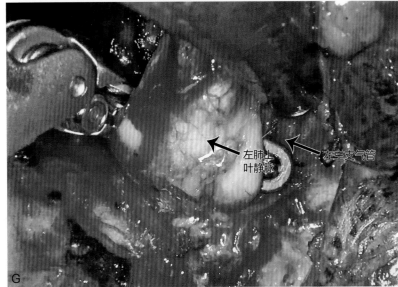

图 5-3-26G. 用卡蒂尔镊掏过
左肺上叶静脉。

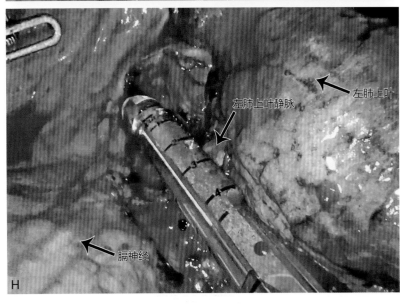

图 5-3-26H. 助手用内镜用切
割缝合器经 3 号臂孔处理左
肺上叶静脉。

图 5-3-26　游离左肺上叶静脉上缘与下缘后壁

　　助手将肺牵向脚侧,游离左肺上叶支气管上缘(图5-3-27A),助手将左肺动脉干轻轻推向头侧与背侧,主刀医师用卡蒂尔镊将左肺上叶支气管后壁推向脚侧、腹侧,游离支气管上缘后壁(图5-3-27B~D),如果看到左肺上叶支气管上缘的支气管动脉,注意小心游离并用电凝钩离断,此间隙的充分游离利于主刀医师顺利用卡蒂尔镊掏过左肺上叶支气管。

图 5-3-27A. 游离左肺上叶支气管上缘。

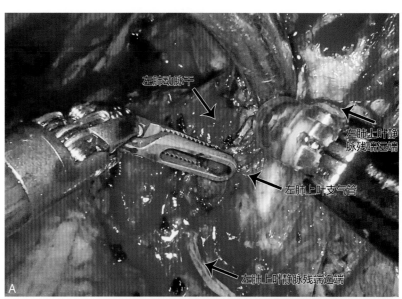

图 5-3-27B. 游离左肺上叶支气管上缘后壁。

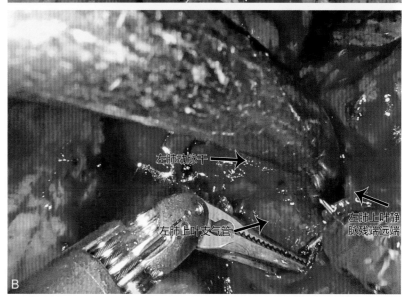

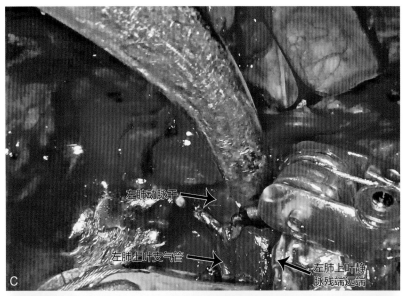

左肺动脉干

左肺上叶支气管

左肺上叶静脉残端远端

C

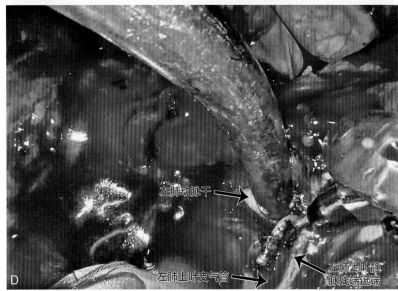

左肺动脉干

左肺上叶支气管

左肺上叶静脉残端远端

D

图 5-3-27C、D. 游离左肺上叶支气管上缘后壁。

图 5-3-27　游离左肺上叶支气管上缘与左肺动脉干间隙

　　助手将肺牵向头侧,游离左肺上叶支气管下缘(图 5-3-28A~C)。可以看到次隆突淋巴结,游离淋巴结左肺下叶支气管侧(图 5-3-28D)。进一步游离淋巴结左肺上叶支气管侧,通常可以看到左肺上叶支气管下缘较粗的支气管动脉,可用电凝钩离断(图 5-3-28E)。进一步游离左肺上叶支气管下缘后壁(图 5-3-28F、G),注意游离左肺上叶支气管后壁与左肺动脉干之间的黏连组织(图 5-3-28H),勿损伤左肺动脉干。助手用直角钳掏过左肺上叶支气管(图 5-3-28I),或者主刀医师用卡蒂尔镊掏过左肺上叶支气管。助手用内镜用切割缝合器经 3 号臂孔处理左肺上叶支气管(图 5-3-28J)。

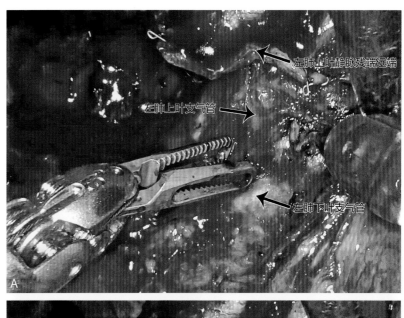

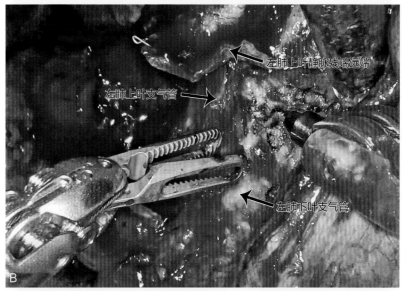

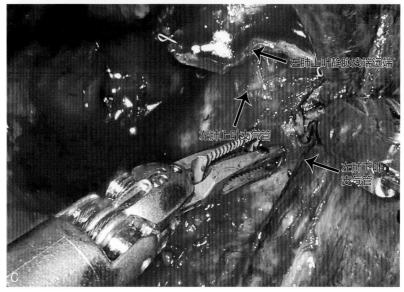

图 5-3-28A~C. 游离左肺上叶支气管下缘。

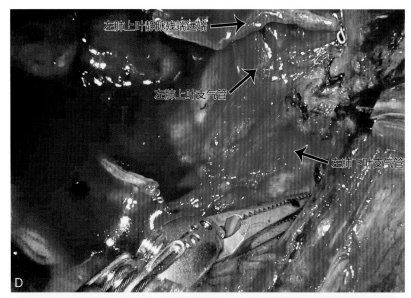

左肺上叶静脉残端远端

左肺上叶支气管

左肺下叶支气管

图 5-3-28D. 游离淋巴结左肺下叶支气管侧。

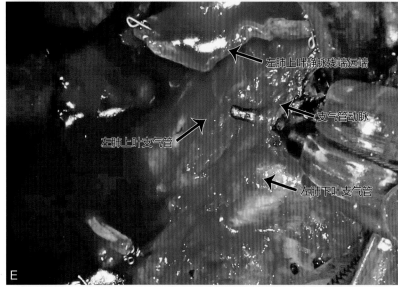

左肺上叶静脉残端远端

支气管动脉

左肺上叶支气管

左肺下叶支气管

图 5-3-28E. 用电凝钩离断左肺上叶支气管下缘较粗的支气管动脉。

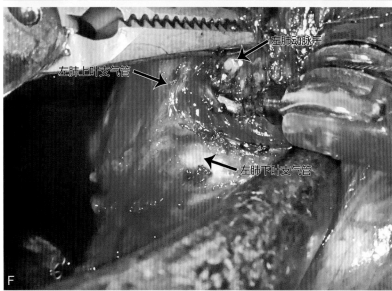

左肺动脉干

左肺上叶支气管

左肺下叶支气管

图 5-3-28F. 进一步游离左肺上叶支气管下缘后壁。

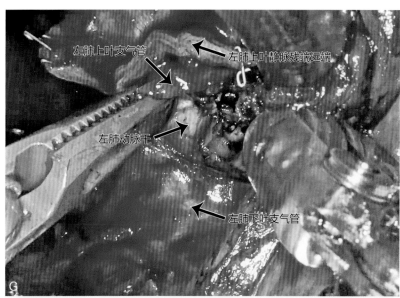

图 5-3-28G. 进一步游离左肺上叶支气管下缘后壁。

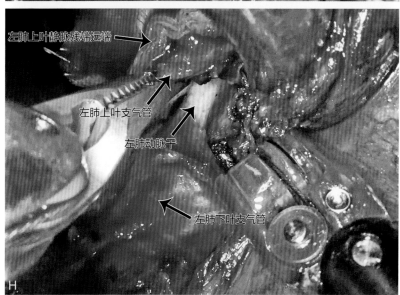

图 5-3-28H. 注游离左肺上叶支气管后壁与左肺动脉干之间的黏连组织。

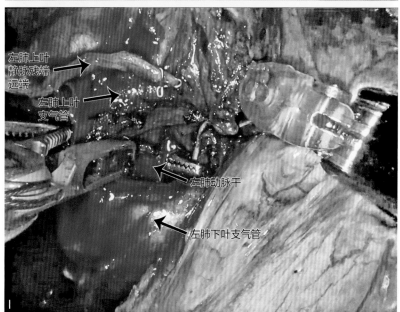

图 5-3-28I. 助手用直角钳掏过左肺上叶支气管。

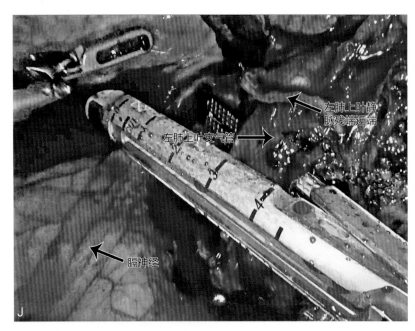

图 5-3-28J. 助手用内镜用切割缝合器经 3 号臂孔处理左肺上叶支气管。

图 5-3-28 进一步游离左肺上叶支气管

助手用大弯钳提起左肺上叶支气管残端远端,显露支气管背侧的动脉,游离左肺动脉干表面鞘膜(图 5-3-29A),游离至左肺上叶动脉各分支(图 5-3-29B~D)。

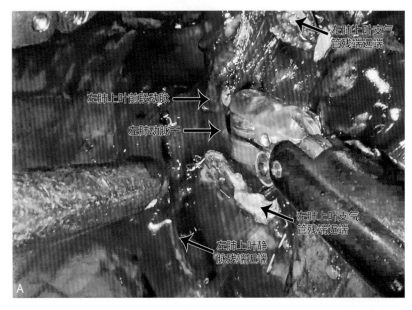

图 5-3-29A. 游离左肺动脉干表面鞘膜。

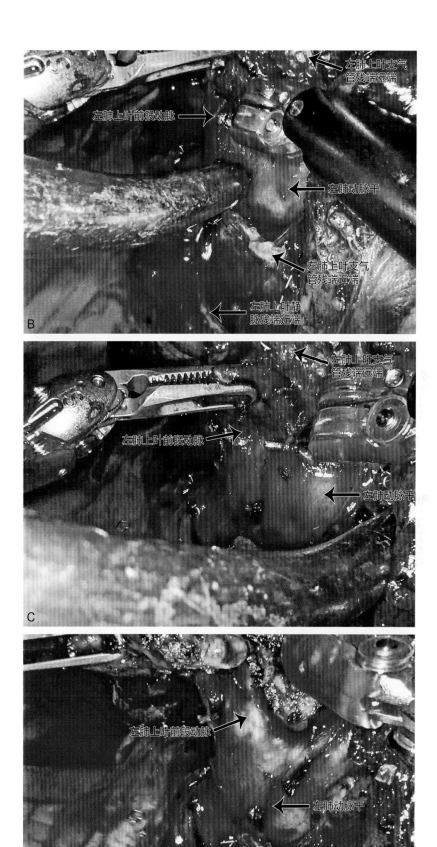

图 5-3-29B~D. 游离至左肺上叶
动脉各分支。

图 5-3-29　游离左肺上叶动脉前壁血管鞘膜

游离次隆突淋巴结至显露舌段动脉(图5-3-30A、B),注意区分舌段动脉与前内基底段动脉(图5-3-30C、D)。游离舌段动脉与左肺动脉干表面的鞘膜(图5-3-30E~G)。充分游离后可以清楚地显示前内基底段动脉(图5-3-30H)。主刀医师用卡蒂尔镊掏过舌段动脉(图5-3-30I)。助手用止血夹或主刀医师用机器人止血夹夹闭舌段动脉。助手用超声刀离断舌段动脉(图5-3-30J)。

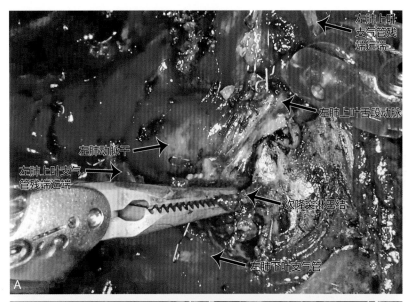

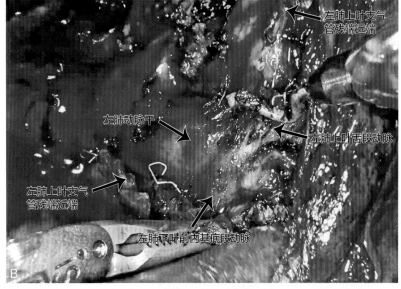

图 5-3-30A、B. 游离次隆突淋巴结至显露舌段动脉。

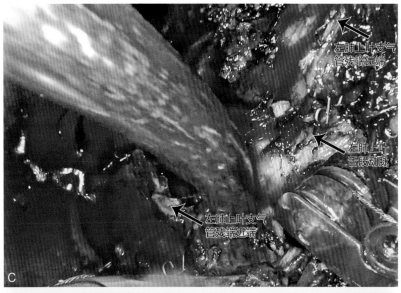

图 5-3-30C、D. 注意区分舌段动脉与前内基底段动脉。

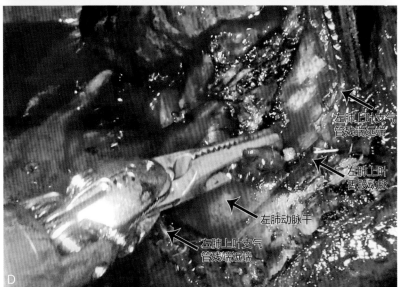

图 5-3-30E. 游离舌段动脉与左肺动脉干表面的鞘膜。

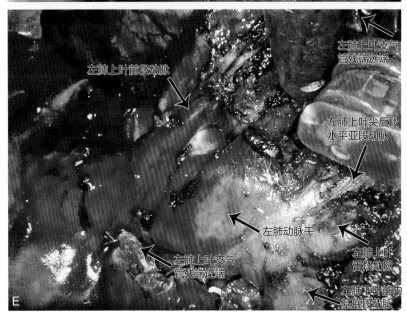

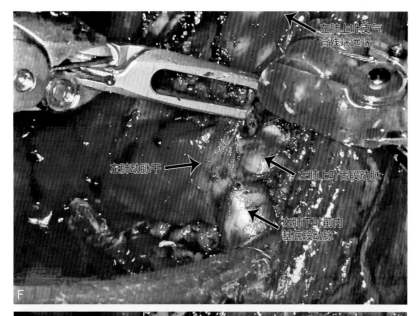

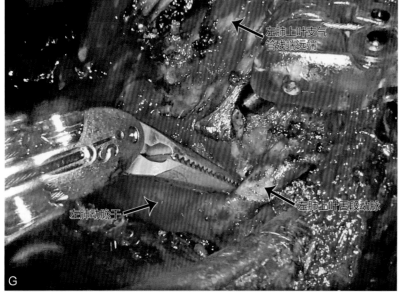

图 5-3-30F、G. 游离舌段动脉与左肺动脉干表面的鞘膜。

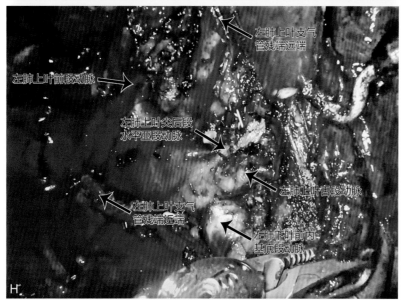

图 5-3-30H. 充分游离后可以清楚地显示前内基底段动脉。

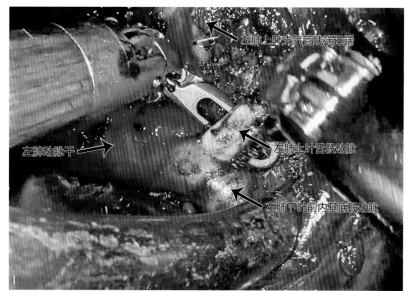

图 5-3-30I. 主刀医师用卡蒂尔镊掏过舌段动脉。

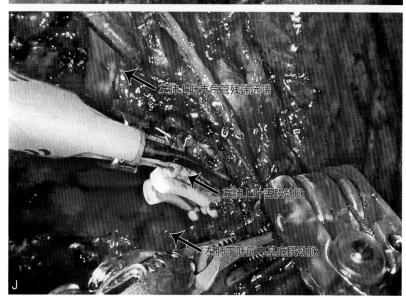

图 5-3-30J. 助手用止血夹夹闭舌段动脉，并用超声刀离断舌段动脉。

图 5-3-30　游离左肺上叶舌段动脉

　　由于舌段影响手术医师对于肺门结构的暴露，可以用内镜用切割缝合器处理斜裂的前半部分，注意切割缝合器头端在舌段动脉残端近端和远端之间经过（图 5-3-31A、B），助手将肺轻轻牵向头侧、上侧，从前肺门游离左肺上叶尖后段水平亚段动脉（图 5-3-31C~E）和尖后段尖后亚段动脉（图 5-3-31F）。

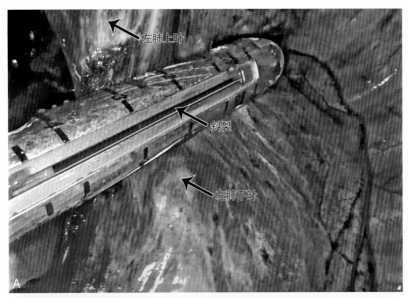

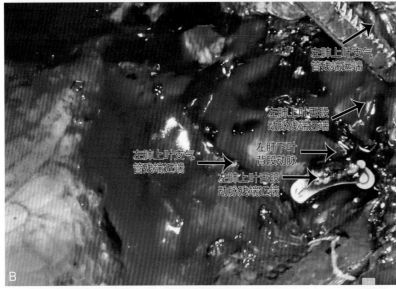

图 5-3-31A、B. 用内镜用切割缝合器处理斜裂的前半部分，注意切割缝合器头端在舌段动脉残端近端和远端之间经过。

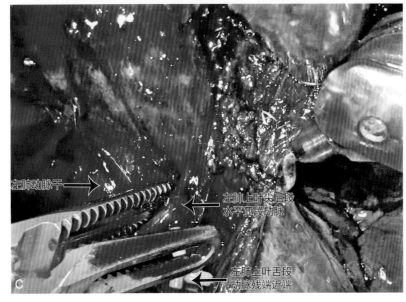

图 5-3-31C. 从前肺门游离左肺上叶尖后段水平亚段动脉。

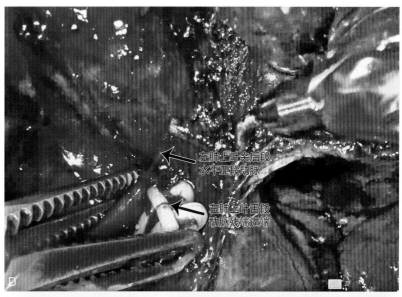

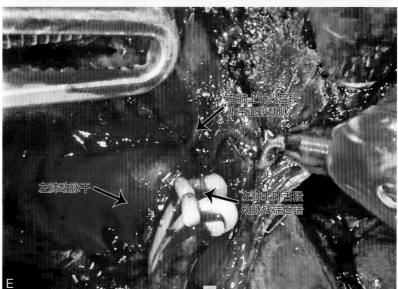

图 5-3-31D、E. 从前肺门游离左肺上叶尖后段水平亚段动脉。

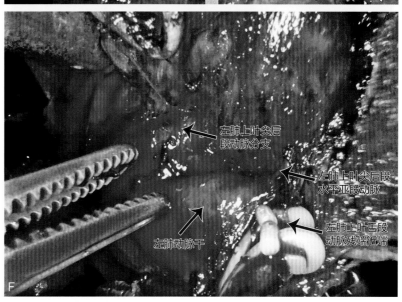

图 5-3-31F. 游离尖后段尖后亚段动脉。

图 5-3-31 处理斜裂前半部

当前肺门分离困难时,可考虑从后肺门游离鞘膜,游离左肺上叶各动脉分支的后侧(图5-3-32A~E),因为从后方可以很好地显露左肺上叶尖后段水平亚段动脉(图5-3-32F)。

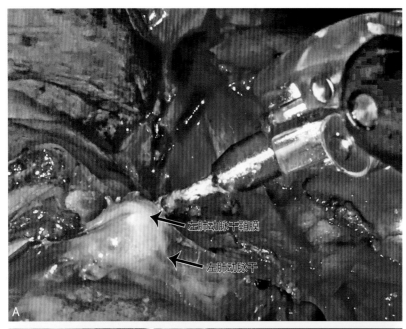

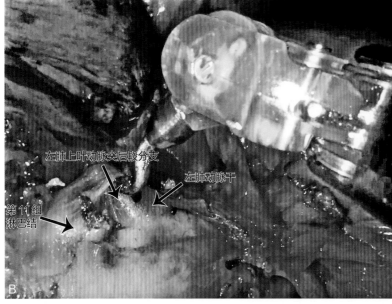

图 5-3-32A、B. 从后肺门游离鞘膜,游离左肺上叶各动脉分支的后侧。

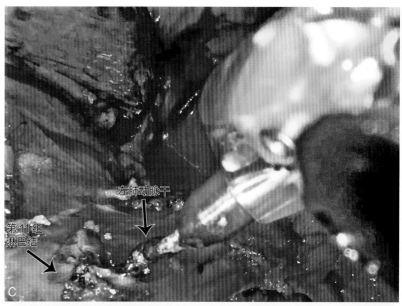

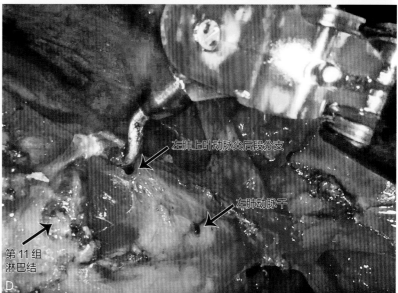

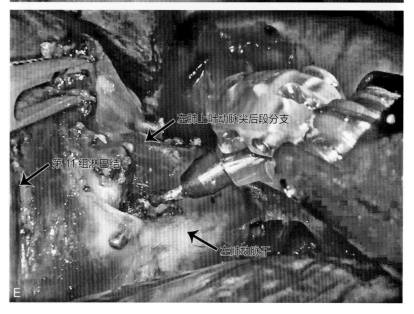

图 5-3-32C~E. 从后肺门游离鞘膜,游离左肺上叶各动脉分支的后侧。

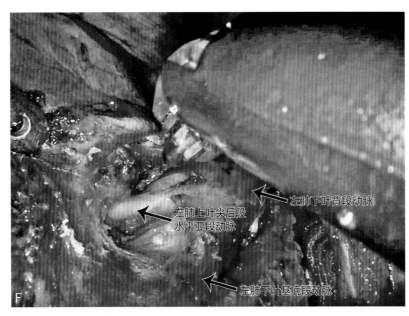

图 5-3-32F. 显露左肺上叶尖后段水平亚段动脉。

图 5-3-32　游离左肺上叶动脉后壁血管鞘膜

　　由于血管较细、间隙较小，主刀医师用机器人止血夹夹闭血管(图 5-3-33A)，助手用超声刀离断血管(图 5-3-33B)。继续游离左肺上叶尖后段尖后亚段动脉后壁侧(图 5-3-33C)。从前肺门进一步游离尖后段和前段动脉的间隙(图 5-3-33D)，主刀医师用止血夹夹闭左肺上叶尖后段尖后亚段动脉(图 5-3-33E)，助手用超声刀离断之(图 5-3-33F)。助手用长弯钳掏过左肺上叶前段动脉(图 5-3-33G)，并经 3 号臂孔用内镜用切割缝合器处理左肺上叶前段动脉，须注意避开各个止血夹(图 5-3-33H~J)。

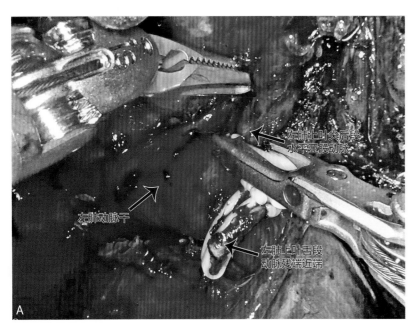

图 5-3-33A. 主刀医师用机器人止血夹夹闭血管。

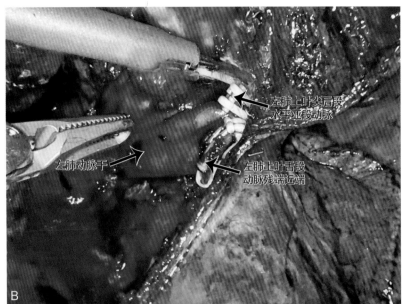

图 5-3-33B. 助手用超声刀离断血管。

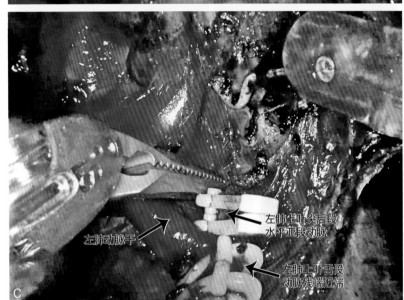

图 5-3-33C. 游离左肺上叶尖后段尖后亚段动脉后壁侧。

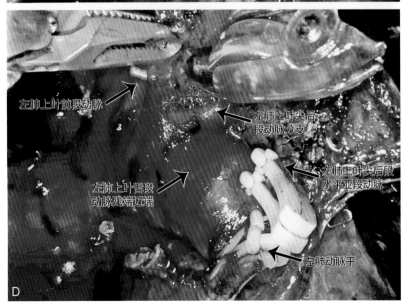

图 5-3-33D. 从前肺门进一步游离尖后段和前段动脉的间隙。

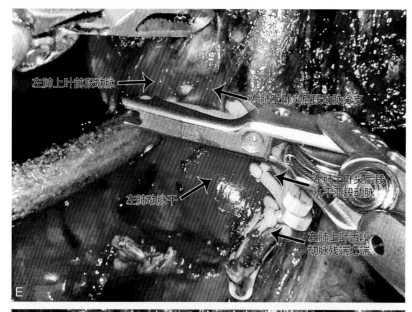

左肺上叶前段动脉 ← 左肺上叶尖后段动脉分支

左肺动脉干 → 左肺上叶尖后段
水平亚段动脉

左肺上叶舌段
动脉残端近端

图 5-3-33E. 主刀医师用止血夹夹闭左肺上叶尖后段尖后亚段动脉。

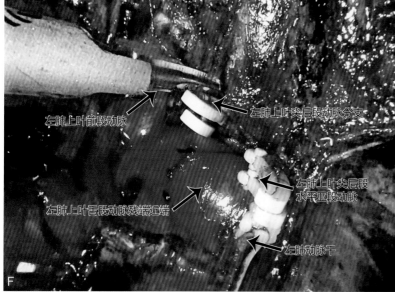

左肺上叶前段动脉 ← 左肺上叶尖后段动脉分支

左肺上叶尖后段
水平亚段动脉

左肺上叶舌段动脉残端近端

左肺动脉干

图 5-3-33F. 助手用超声刀离断血管。

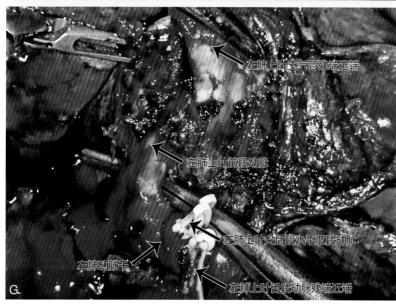

左肺上叶支气管残端远端

左肺上叶前段动脉

左肺上叶尖后段水平亚段动脉

左肺动脉干

左肺上叶舌段动脉残端近端

图 5-3-33G. 助手用长弯钳掏过左肺上叶前段动脉。

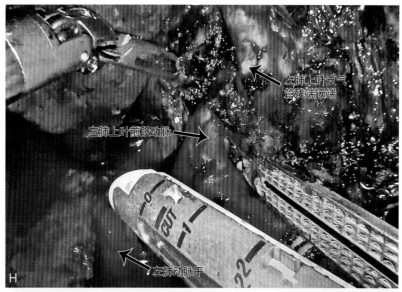

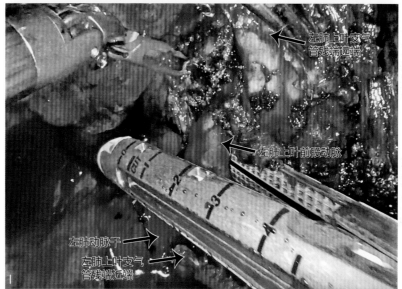

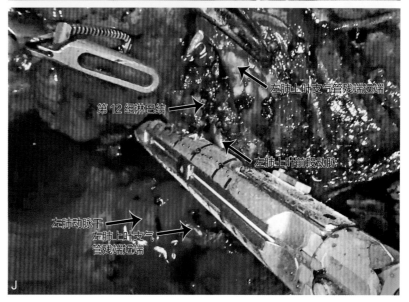

图 5-3-33H~J. 助手经 3 号臂孔用内镜用切割缝合器处理左肺上叶前段动脉。

图 5-3-33 处理左肺上叶动脉剩余分支

左肺上叶动脉分支处理完毕后(图5-3-34A),助手用内镜用切割缝合器经1号臂孔处理剩余部分斜裂(图5-3-34B)。胸腔注水膨肺检查左肺上叶支气管残端无漏气(图5-3-34C),同时检查隆突下和气管旁无漏气(图5-3-34D)。

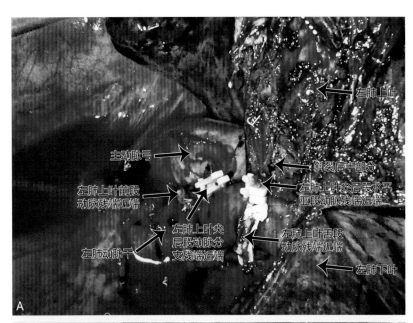

图 5-3-34A. 左肺上叶动脉分支处理完毕后情况。

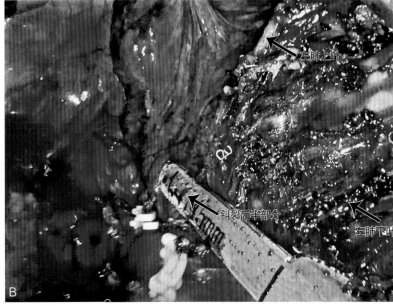

图 5-3-34B. 助手用内镜用切割缝合器经1号臂孔处理剩余部分斜裂。

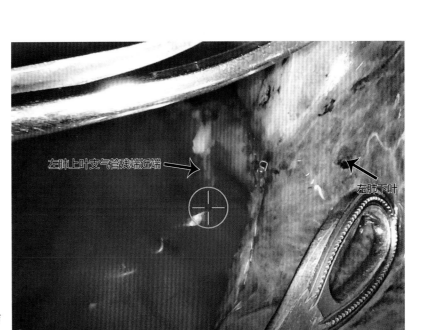

图 5-3-34C. 注水膨肺检查左肺上叶支气管残端无漏气。

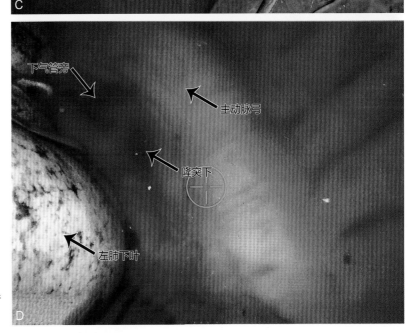

图 5-3-34D. 检查隆突下和气管旁无漏气。

图 5-3-34　处理斜裂后半部及漏气检查

（2）斜裂发育较好或部分发育时：可考虑使用单向式手术方式。也可采用斜裂—肺裂处动脉分支—左肺上叶静脉—左肺上叶支气管—左肺上叶动脉其他分支。具体操作如下：助手将左肺上叶牵向腹侧，游离斜裂处左肺动脉干与左主支气管之间的间隙，此为斜裂后半部分"隧道"出口附近，将肺牵向头侧，游离斜裂处左肺动脉干及左肺上叶动脉分支表面的脏胸膜（图 5-3-35A）。助手用卵圆钳将左肺上叶牵向上方，同时助手用吸引器将斜裂处左肺上叶推向头侧，主刀医师从斜裂中部找到左肺动脉的主干，打开血管鞘（图 5-3-35B），按血管鞘内层次分别向前后游离。向前游离至左肺上叶舌段动脉与左肺下叶前内基底段动脉之间的区域，向后游离至左肺下叶背段动脉上缘。继续沿左肺动脉干血管鞘向后游离，一般能看到左肺上叶尖后段水平亚段动脉(图5-3-35C)。助手从主操作孔用长弯钳从左肺下叶背段动脉上缘和左肺上叶尖后段水平亚段动脉的间隙进入，从后肺门左肺下叶背段支气管上缘掏出，分离出另一隧道，助手经主操作孔用内镜用切割缝合器通过该隧道切开斜裂后半部(图5-3-35D)。

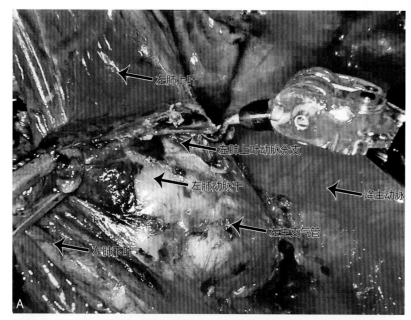

图 5-3-35A. 游离斜裂处左肺动脉干与左主支气管之间的间隙，游离斜裂处左肺动脉干及左肺上叶动脉分支表面的脏胸膜。

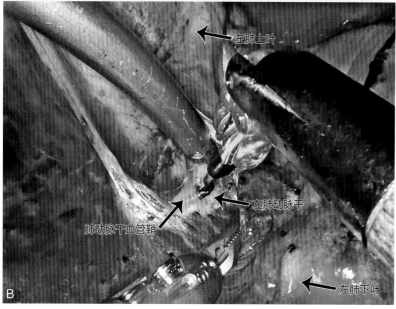

图 5-3-35B. 从斜裂中部找到左肺动脉的主干，打开血管鞘。

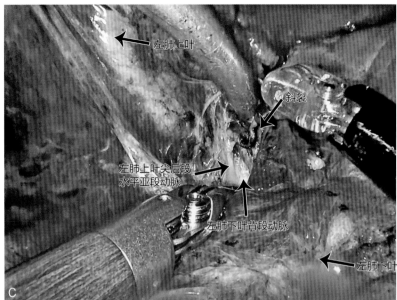

图 5-3-35C. 按血管鞘内层次分别向前后游离, 沿左肺动脉干血管鞘向后游离, 一般能看到左肺上叶尖后段水平亚段动脉。

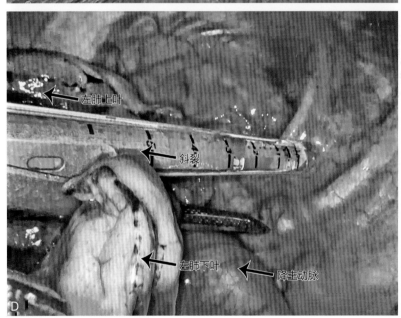

图 5-3-35D. 助手经主操作孔用内镜用切割缝合器通过该左肺下叶背段动脉上缘和左肺上叶尖后段水平亚段动脉的间隙与后肺门左肺下叶背段支气管上缘之间的隧道切开斜裂后半部。

图 5-3-35　处理斜裂后半部

　　处理完斜裂后半部后, 继续沿左肺动脉干处理左肺上叶动脉尖后段水平亚段动脉。助手用内镜用切割缝合器游离左肺上叶尖后段尖后亚段动脉(图 5-3-36A~C), 主刀医师用卡蒂尔镊掏过动脉, 用电凝钩打开少许粘连(图 5-3-36D)。助手继续用内镜用切割缝合器处理左肺上叶尖后段尖后亚段动脉(图 5-3-36E)。向腹侧游离舌段动脉后(图 5-3-36F、G), 助手用内镜用切割缝合器处理(图 5-3-36H)。

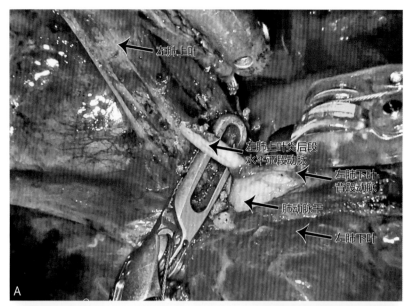

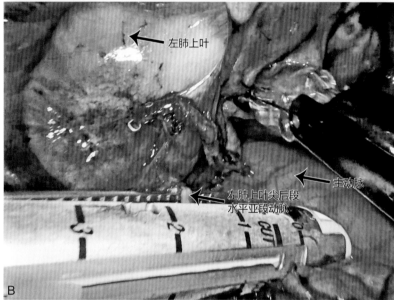

图 5-3-36A、B. 沿左肺动脉干游离左肺上叶尖后段水平亚段动脉，助手用内镜用切割缝合器处理。

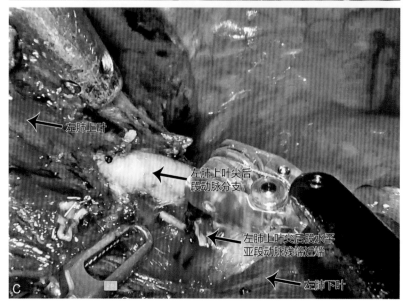

图 5-3-36C. 游离左肺上叶尖后段尖后亚段动脉。

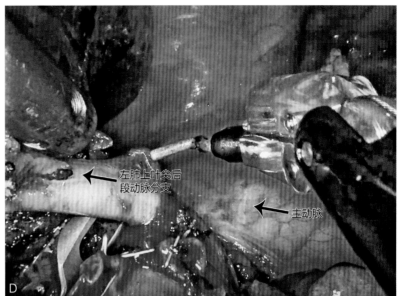

图 5-3-36D. 主刀医师用卡蒂尔镊掏过左肺上叶尖后段尖后亚段动脉。

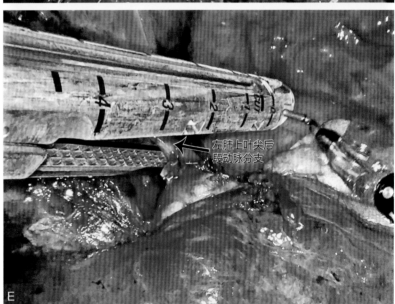

图 5-3-36E. 助手用内镜用切割缝合器处理左肺上叶尖后段尖后亚段动脉。

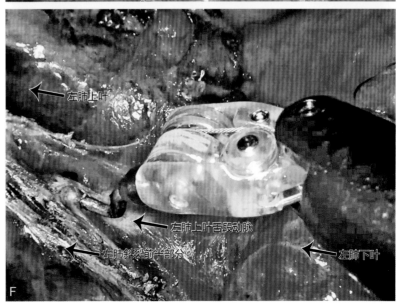

图 5-3-36F. 向腹侧游离舌段动脉。

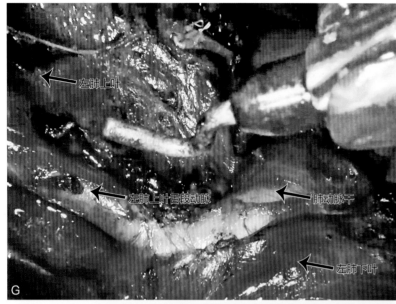

图 5-3-36G. 向腹侧游离舌段动脉。

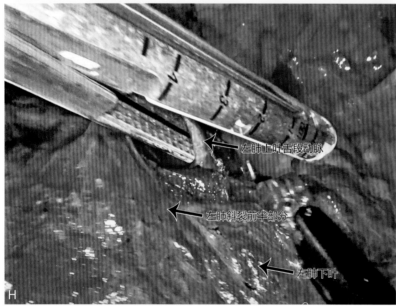

图 5-3-36H. 助手用内镜用切割缝合器处理舌段动脉。

图 5-3-36 处理左肺上叶动脉尖后支

　　在舌段动脉附近或在淋巴结表面游离次隆突淋巴结或在淋巴结表面游离,此为建立的隧道出口(图 5-3-37A)。游离前肺门次隆突淋巴结上方间隙,此为建立的隧道入口(图 5-3-37B)。主刀医师用卡蒂尔镊掏过斜裂前半部分隧道(图 5-3-37C),助手用内镜用切割缝合器处理斜裂的前半部分(图 5-3-37D)。

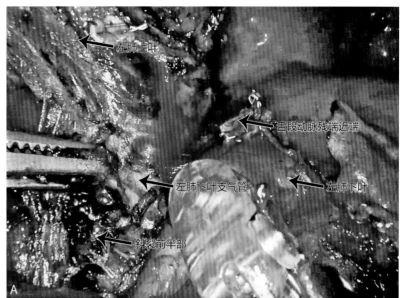

图 5-3-37A. 游离斜裂前半部
分隧道出口。

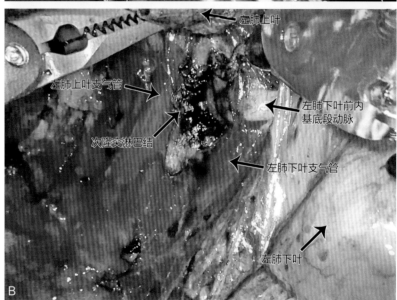

图 5-3-37B. 游离斜裂前半部
分隧道入口。

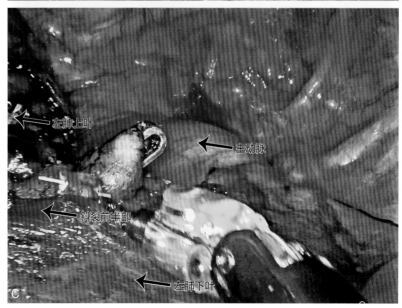

图 5-3-37C. 主刀医师用卡蒂
尔镊掏过斜裂前半部分隧道。

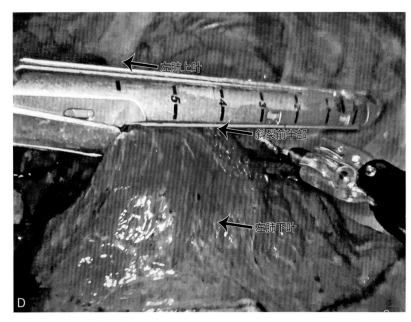

图 5-3-37D. 助手用内镜用切割缝合器处理斜裂的前半部分。

图 5-3-37 处理斜裂前半部分

　　游离左肺上叶静脉下缘后壁与左肺上叶支气管的间隙（图 5-3-38A），再沿此间隙进一步游离左肺上叶静脉后壁与左肺动脉干的间隙（图 5-3-38B），主刀医师用卡蒂尔镊经左肺上叶静脉下缘掏进，从左肺上叶静脉上缘掏出，掏过左肺上叶静脉（图 5-3-38C），助手经 3 号臂孔用内镜用切割缝合器处理左肺上叶静脉（图 5-3-38D）。

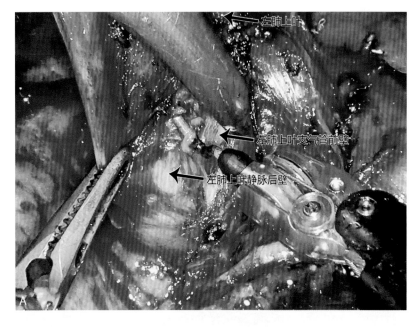

图 5-3-38A. 游离左肺上叶静脉下缘后壁与左肺上叶支气管的间隙。

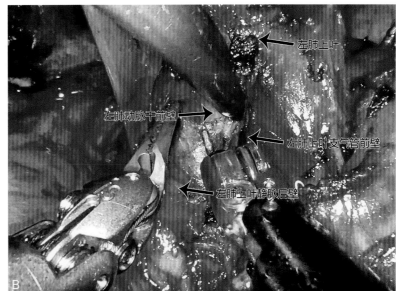

图 5-3-38B. 进一步游离左肺上叶静脉后壁与左肺动脉干的间隙。

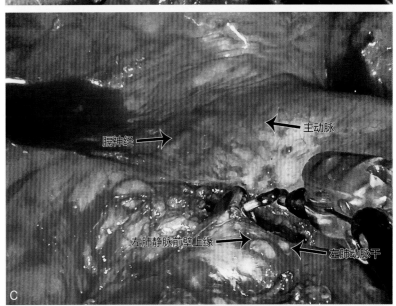

图 5-3-38C. 主刀医师用卡蒂尔镊掏过左肺上叶静脉。

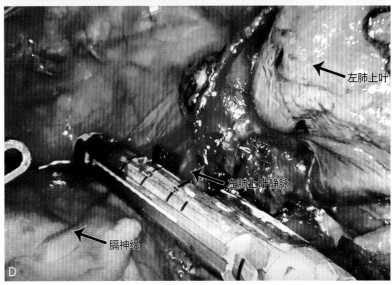

图 5-3-38D. 助手经 3 号臂孔用内镜用切割缝合器处理左肺上叶静脉。

图 5-3-38 处理左肺上叶静脉

　　助手用吸引器轻轻将左肺动脉干推向头侧、背侧,在前肺门游离左肺上叶支气管上缘与肺动脉干的间隙(图5-3-39A),此间隙的充分游离有利于顺利掏过左肺上叶支气管。助手将肺牵向头侧、腹侧,用吸引器轻轻将左肺动脉干推向背侧,在后肺门进一步游离左肺上叶支气管和肺动脉干的间隙(图5-3-39B),经此间隙继续游离到与左肺上叶支气管上缘相通(图5-3-39C)。助手经3号臂孔用内镜用切割缝合器处理左肺上叶前段支气管(图5-3-39D)。

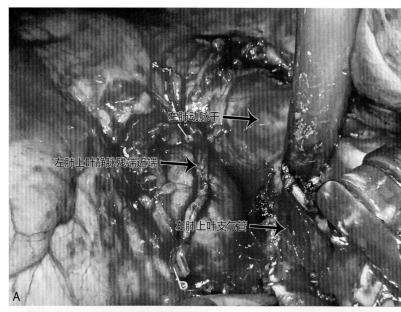

左肺动脉干 →

左肺上叶静脉残端近端 →

左肺上叶支气管 →

图 5-3-39A. 在前肺门游离左肺上叶支气管上缘与肺动脉干的间隙。

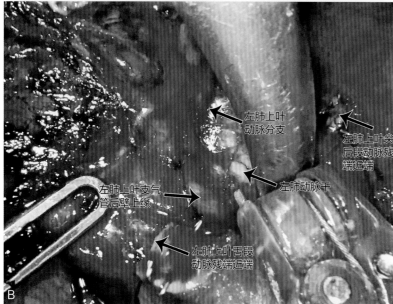

← 左肺上叶动脉分支

← 左肺上叶尖后段动脉残端近端

左肺上叶支气管后壁上缘 →

← 左肺动脉干

← 左肺上叶舌段动脉残端近端

图 5-3-39B. 在后肺门进一步游离左肺上叶支气管和肺动脉干的间隙。

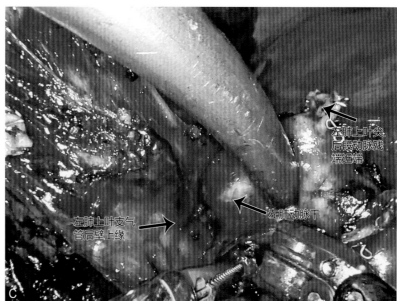

图 5-3-39C. 经左肺上叶支气管与肺动脉干的间隙继续游离到与左肺上叶支气管上缘相通。

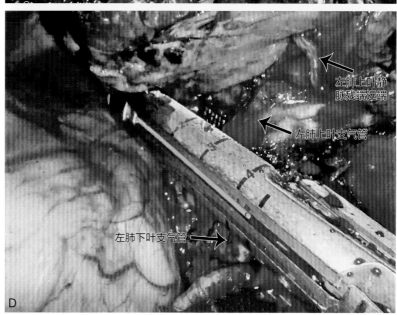

图 5-3-39D. 助手经 3 号臂孔用内镜用切割缝合器处理左肺上叶前段支气管。

图 5-3-39　处理左肺上叶支气管

助手经 3 号臂孔用内镜用切割缝合器处理左肺上叶前段动脉（图 5-3-40A），注水检查左肺上叶支气管残端无漏气、肺裂无漏气（图 5-3-40B），同时检查隆突下和下气管旁无漏气（图 5-3-40C）。

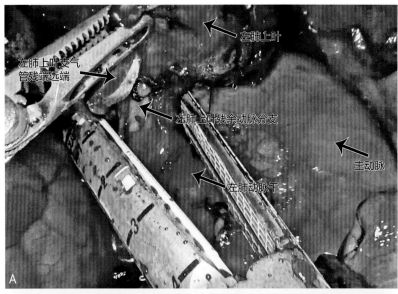

左肺上叶

左肺上叶支气管残端远端

左肺上叶残余动脉分支

主动脉

左肺动脉干

图 5-3-40A. 助手经 3 号臂孔用内镜用切割缝合器处理左肺上叶前段动脉。

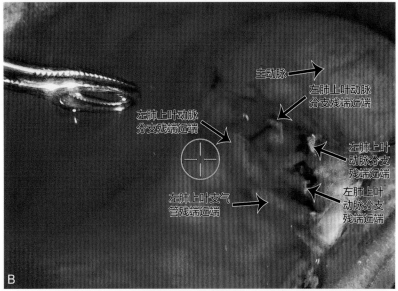

主动脉

左肺上叶动脉分支残端近端

左肺上叶动脉分支残端近端

左肺上叶动脉分支残端近端

左肺上叶支气管残端近端

左肺上叶动脉分支残端近端

图 5-3-40B. 注水检查左肺上叶支气管残端无漏气、肺裂无漏气。

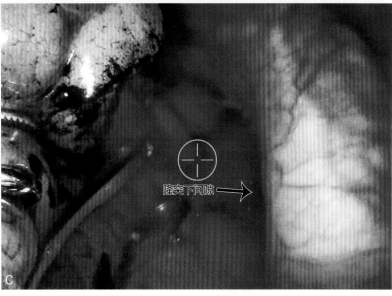

隆突下间隙

图 5-3-40C. 检查隆突下和下气管旁无漏气。

图 5-3-40　处理左肺上叶动脉剩余分支并进行漏气检查

5. 左肺下叶切除术

（1）当斜裂发育差时：建议采用单向式手术方式，按照左肺下叶静脉—左肺下叶支气管—左肺下叶动脉分支—斜裂的顺序进行处理，具体操作如下。用卵圆钳将左肺下叶牵向头侧，游离左肺下叶韧带至左肺下叶静脉旁（图5-3-41A），将左肺下叶牵向前方，用电钩钩开后纵隔胸膜，在背段静脉起始部朝近心端游离下肺静脉后肺门处（图5-3-41B），将左肺下叶牵向后方，助手用吸引器推开左肺下叶支气管，主刀医师用电钩游离左肺下叶静脉与左肺下叶支气管的间隙（图5-3-41C、D）。

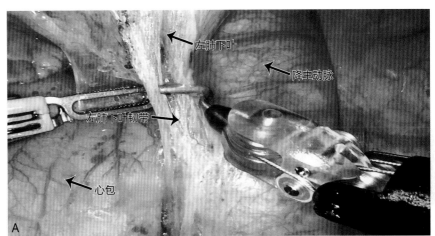

图 5-3-41A. 游离左肺下叶韧带至左肺下叶静脉旁。

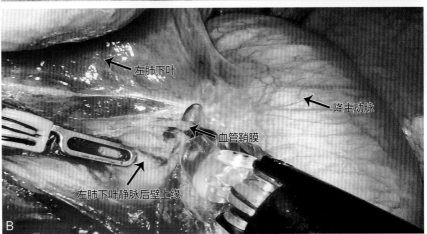

图 5-3-41B. 在背段静脉起始部朝近心端游离下肺静脉后肺门处。

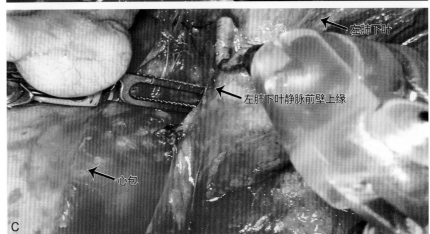

图 5-3-41C. 游离左肺下叶静脉与左肺下叶支气管的间隙。

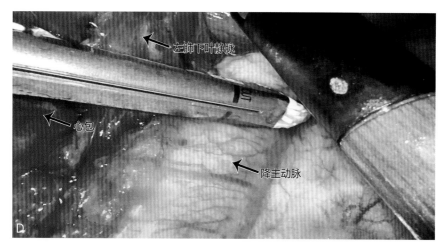

图 5-3-41D. 游离左肺下叶静脉与左肺下叶支气管的间隙。

图 5-3-41 处理左肺下叶静脉

助手用长弯钳或主刀医师用带孔双极镊或卡蒂尔镊掏过左肺下叶静脉,助手经主操作孔用内镜用切割缝合器切断左肺下叶静脉。将左肺下叶牵向前方,游离左肺下叶背段支气管和左肺下叶背段动脉的间隙,并向左主支气管方向游离,将左肺下叶牵向后方(图 5-3-42A、B)。主刀医师将左肺上叶舌段静脉、左肺上叶舌段支气管推向头侧、后侧,同时将次隆突淋巴结牵向头侧(图 5-3-42C),用电钩游离左肺下叶支气管和基底段动脉的间隙(图 5-3-42D)。助手用长弯钳或主刀医师用卡蒂尔镊或带孔双极镊从前间隙进入,从左肺下叶背段支气管和左肺下叶背段动脉之间并向左主支气管方向的间隙穿出(图 5-3-42E),助手经辅助孔用内镜用切割缝合器处理左肺下叶支气管(图 5-3-42F)。

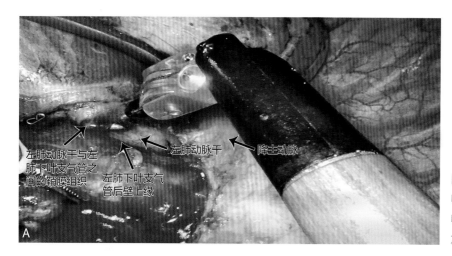

图 5-3-42A. 游离左肺下叶背段支气管和左肺下叶背段动脉的间隙,并向左主支气管方向游离。

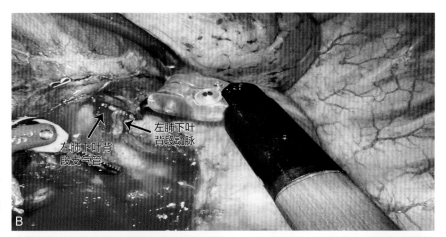

图 5-3-42B. 游离左肺下叶背段支气管和左肺下叶背段动脉的间隙,并向左主支气管方向游离。

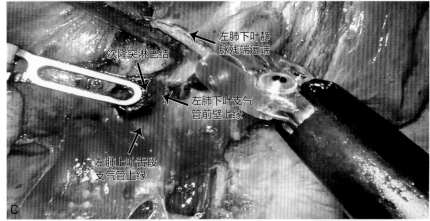

图 5-3-42C. 主刀医师将左肺上叶舌段静脉、左肺上叶舌段支气管推向头侧、后侧,同时将次隆突淋巴结牵向头侧。

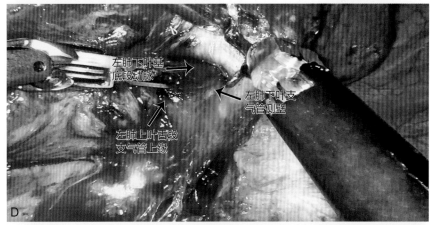

图 5-3-42D. 游离左肺下叶支气管和基底段动脉的间隙。

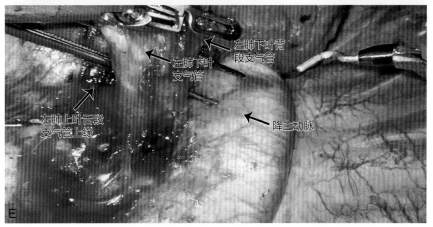

图 5-3-42E. 助手用长弯钳从前间隙进入,从左肺下叶背段支气管和左肺下叶背段动脉之间并向左主支气管方向的间隙穿出。

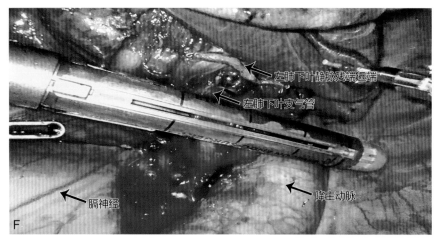

左肺下叶静脉残端远端

左肺下叶支气管

膈神经

降主动脉

图 5-3-42F. 助手经辅助孔用内镜用切割缝合器处理左肺下叶支气管。

图 5-3-42　处理左肺下叶支气管

　　助手用大弯钳提起左肺下叶远端支气管残端，主刀医师用电钩游离朝向远端支气管残端的基底段动脉和背段动脉，并向近心端游离（图 5-3-43A）。有时候难以区分舌段动脉和前内基底段动脉，注意切勿误伤舌段动脉（图 5-3-43B）。游离前内基底段动脉和舌段动脉的间隙（图 5-3-43C），游离前内基底段动脉和外后基底段动脉的间隙（图 5-3-43D）。主刀医师用带孔双极镊或卡蒂尔镊掏过基底段动脉（图 5-3-43E），助手经主操作孔用内镜用切割缝合器处理基底段动脉（图 5-3-43F），游离背段动脉基底段动脉侧（图 5-3-43G），分别处理背段动脉各亚段分支（图 5-3-43H）。如果背段动脉各亚段分支共干，可以一起处理，注意勿损伤左上肺尖后段水平亚段分支。

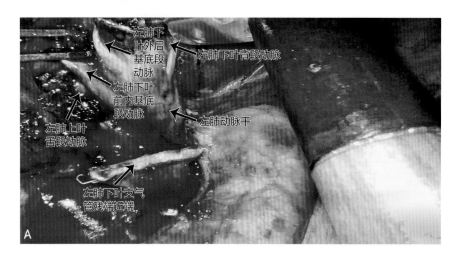

左肺下叶外后基底段动脉

左肺下叶背段动脉

左肺下叶前内基底段动脉

左肺动脉干

左肺上叶舌段动脉

左肺下叶支气管残端远端

图 5-3-43A. 游离朝向远端支气管残端的基底段动脉和背段动脉，并向近心端游离。

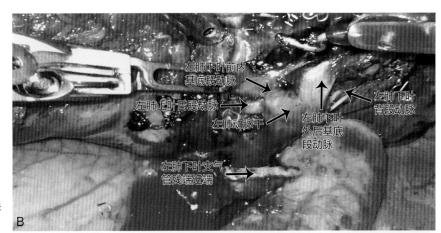

图 5-3-43B. 注意切勿误伤舌段动脉。

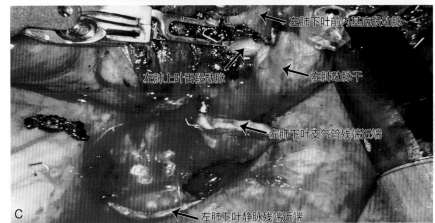

图 5-3-43C. 游离前内基底段动脉和舌段动脉的间隙。

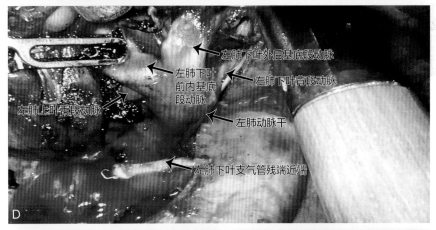

图 5-3-43D. 游离前内基底段动脉和外后基底段动脉的间隙。

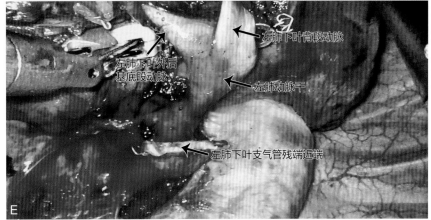

图 5-3-43E. 主刀医师用带孔双极镊或卡蒂尔镊掏过基底段动脉。

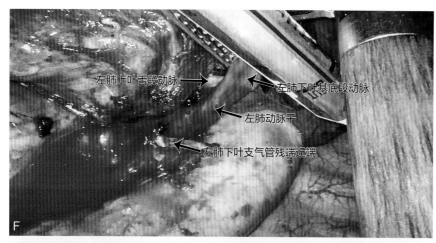

图 5-3-43F. 助手经主操作孔用内镜用切割缝合器处理基底段动脉。

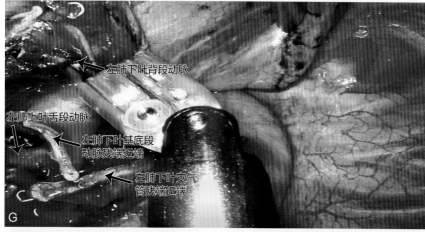

图 5-3-43G. 游离背段动脉基底段动脉侧。

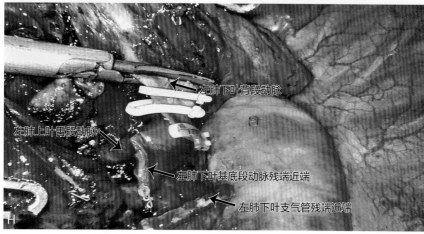

图 5-3-43H. 分别处理背段动脉各亚段分支。

图 5-3-43　处理左肺下叶动脉

助手经主操作孔用止血夹或内镜用切割缝合器分别或一起处理左肺下叶基底段和背段动脉。如肺裂未发育,无法分辨上下肺的间隙,可予以荧光显影或膨胀萎陷法显示出肺裂位置(图 5-3-44A),助手经主操作孔用内镜用切割缝合器切开未分化的斜裂(图 5-3-44B、C)。内镜用切割缝合器需从左肺下叶支气管残端近、远端之间和左肺下叶动脉残端近、远端之间通过(图 5-3-44D~G),膨肺检查支气管残端、隆突下、下气管旁、肺切割缝合面无漏气(图 5-3-44H)。

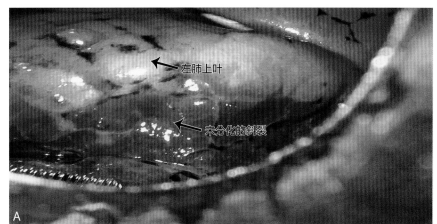

图 5-3-44A. 如肺裂未发育，无法分辨上下肺的间隙，可予以荧光显影或膨胀萎陷法显示出肺裂位置。

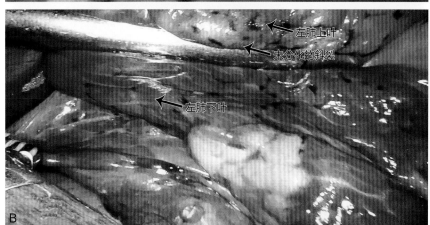

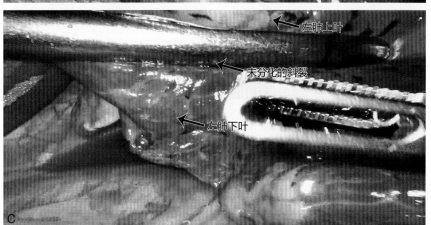

图 5-3-44B、C. 助手经主操作孔用内镜用切割缝合器切开未分化的斜裂。

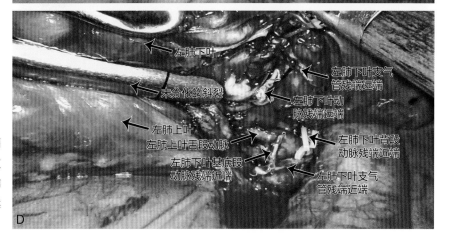

图 5-3-44D. 内镜用切割缝合器需从左肺下叶支气管残端近、远端之间和左肺下叶动脉残端近、远端之间通过。

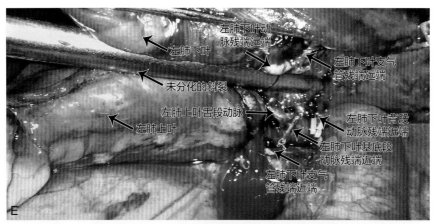

左肺下叶动脉残端远端

左肺下叶支气管残端远端

左肺下叶

未分化的斜裂

左肺上叶舌段动脉

左肺下叶背段动脉残端远端

左肺上叶

左肺下叶基底段动脉残端近端

左肺下叶支气管残端近端

E

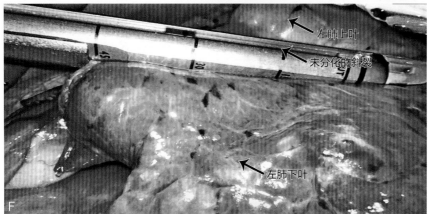

左肺上叶

未分化的斜裂

左肺下叶

F

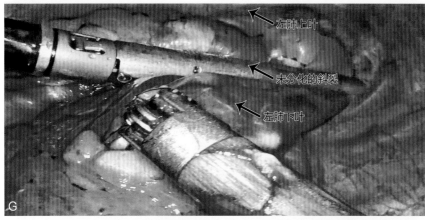

左肺上叶

未分化的斜裂

左肺下叶

G

图 5-3-44E~G. 内镜用切割缝合器需从左肺下叶支气管残端近、远端之间和左肺下叶动脉残端近、远端之间通过。

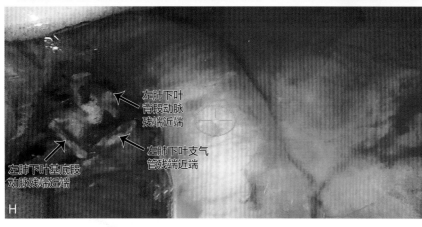

左肺下叶背段动脉残端近端

左肺下叶支气管残端近端

左肺下叶基底段动脉残端近端

H

图 5-3-44H. 膨肺检查支气管残端、隆突下、下气管旁、肺切割缝合面无漏气。

图 5-3-44　处理斜裂及漏气检查

（2）斜裂发育较好时：建议采用单向式手术方式，但肺动脉显露较容易，也可采用斜裂—肺动脉—肺静脉—支气管的处理顺序，具体操作如下。助手将左肺上叶牵向头侧，主刀医师用卡蒂尔镊或带孔双极镊将左肺下叶轻轻压向脚侧，自斜裂前下方向后上方游离，用电凝或内镜用切割缝合器打开前方斜裂，主刀医师用电凝钩游离出左肺下叶前内基底段动脉前壁，打开血管鞘，从血管鞘内沿斜裂方向向后上方游离，必要时用内镜用切割缝合器按前述建立隧道的方法切开斜裂后部。充分打开基底段和背段动脉血管鞘，助手经主操作孔用止血夹或内镜用切割缝合器分别或一起处理左肺下叶基底段和背段动脉。游离下肺韧带和左肺下叶静脉，用内镜用切割缝合器对其进行处理，最后再游离左肺下叶支气管并用内镜用切割缝合器处理。

6. 淋巴结清扫　对于淋巴结清扫的操作，可以用卡蒂尔镊或带孔双极镊钳夹淋巴结及其周围组织，用机器人电凝钩进行分离，助手的吸引器可以协助进行解剖暴露，淋巴结以整个完整切除为原则。肺标本通过辅助孔取出。柏启州等学者发现机器人辅助系统在肺癌根治术淋巴结清扫中，操作安全、创伤小，且在清扫胸部淋巴结时更加有效，更利于患者的术后恢复，能减少复发及转移的可能性，使患者切实获益。

（1）右侧淋巴结清扫：清扫第8组淋巴结时，助手注意推开下腔静脉避免损伤之（图5-3-45A）。清扫第9组淋巴结时，注意勿损伤右肺下叶静脉、食管、下腔静脉及降主动脉（图5-3-45B）。

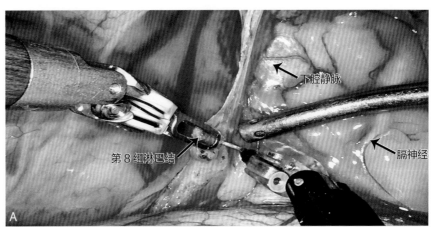

图5-3-45A. 清扫第8组淋巴结。

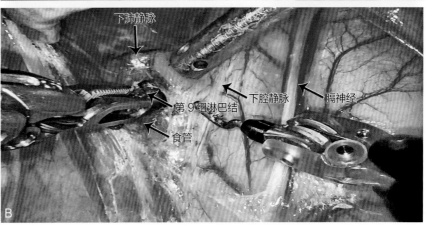

图5-3-45B. 清扫第9组淋巴结。

图5-3-45　清扫右侧第8、9组淋巴结

清扫第 7 组淋巴结的步骤:打开后纵隔胸膜,游离右肺下叶静脉上缘(图 5-3-46A),沿心包面游离(图 5-3-46B),游离淋巴结与食管侧间隙,游离贴近左主支气管侧(图 5-3-46C),进一步游离食管侧(图 5-3-46D),游离隆突间(图 5-3-46E),注意支气管动脉的游离与止血,游离右中间支气管侧(图 5-3-46F)。

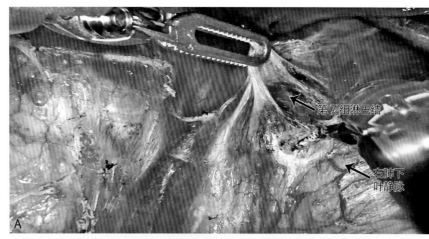

图 5-3-46A. 打开后纵隔胸膜,游离右肺下叶静脉上缘。

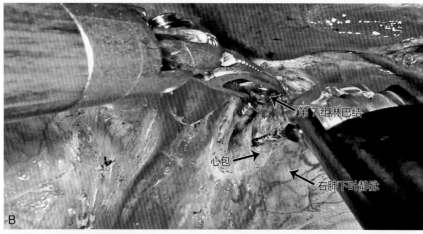

图 5-3-46B. 沿心包面游离。

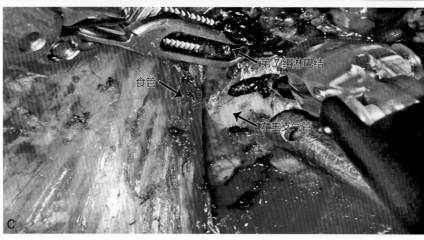

图 5-3-46C. 游离淋巴结与食管侧间隙,游离贴近左主支气管侧。

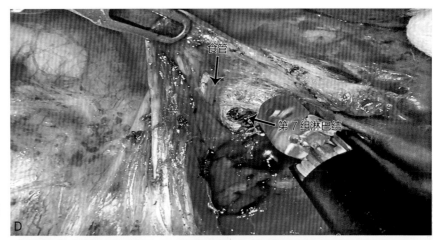

图 5-3-46D. 进一步游离
食管侧。

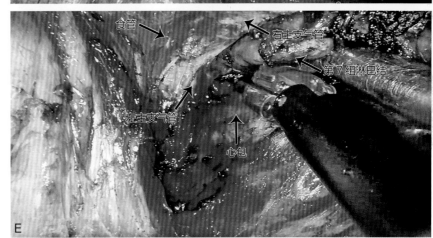

图 5-3-46E. 游离隆突间。

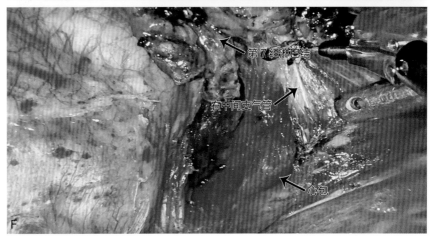

图 5-3-46F. 游离右中间
支气管侧。

图 5-3-46　清扫右侧第 7 组淋巴结

　　清扫第 3 组淋巴结时,注意勿损伤胸廓内血管、上腔静脉和左无名静脉(图 5-3-47A)。清扫第 10 组淋巴结(图 5-3-47B),清扫第 11 组淋巴结(图 5-3-47C~E),清扫第 12 组淋巴结(图 5-3-47F),注意保护淋巴结周围结构。

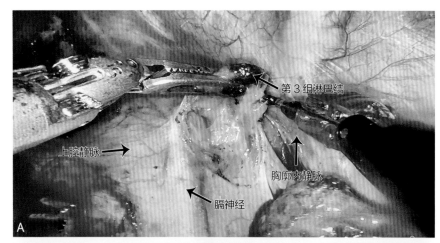

图 5-3-47A. 清扫第 3 组淋巴结。

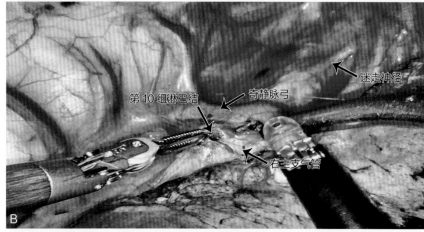

图 5-3-47B. 清扫第 10 组淋巴结。

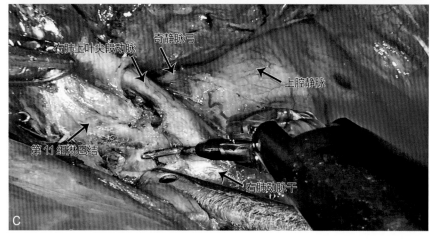

图 5-3-47C. 清扫第 11 组淋巴结。

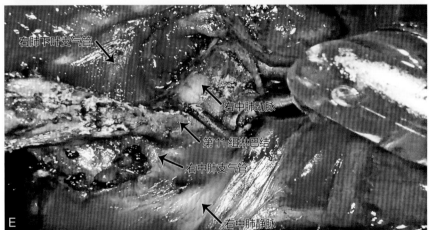

图 5-3-47D、E. 清扫第 11 组淋巴结。

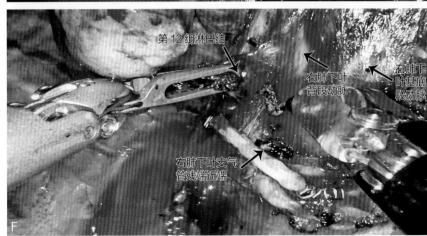

图 5-3-47F. 清扫第 12 组淋巴结。

图 5-3-47　清扫右侧第 3、10、11、12 组淋巴结

清扫第2、4组淋巴结上腔静脉侧（图5-3-48A）、奇静脉弓侧（图5-3-48B）、头臂干侧（图5-3-48C）及气管侧（图5-3-48D），注意勿损伤脐静脉弓、上腔静脉、气管、右迷走神经、右喉返神经、主动脉弓、头臂干、锁骨下动脉等结构。

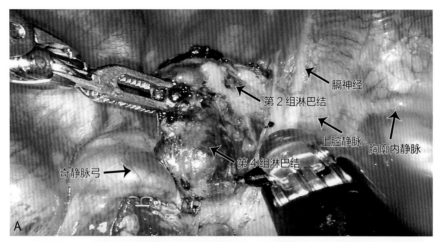

图 5-3-48A. 清扫第 2、4 组淋巴结上腔静脉侧。

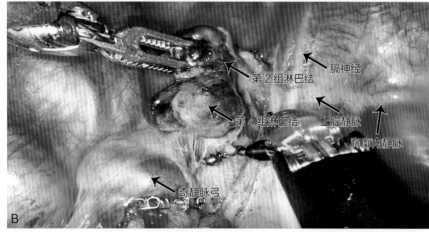

图 5-3-48B. 清扫第 2、4 组淋巴结奇静脉弓侧。

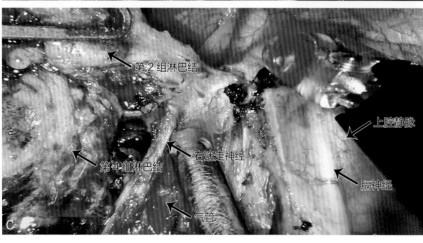

图 5-3-48C. 清扫第 2、4 组淋巴结头臂干侧。

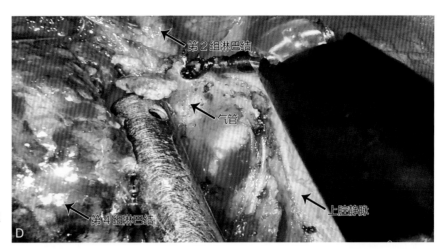

图 5-3-48D. 清扫第 2、4 组
淋巴结气管侧。

图 5-3-48　清扫右侧第 2、4 组淋巴结

（2）左侧淋巴结清扫：清扫第 5 组淋巴结时，注意保护左膈神经、左肺动脉干、左肺上叶静脉、主动脉弓、左喉返神经（图 5-3-49A）。清扫第 6 组淋巴结时，注意保护左膈神经、左肺动脉干、左肺上叶静脉、主动脉弓（图 5-3-49B）。清扫第 8 组淋巴结时，注意保护食管（图 5-3-49C）。清扫第 9 组淋巴结时，注意保护左肺下叶静脉（图 5-3-49D）。

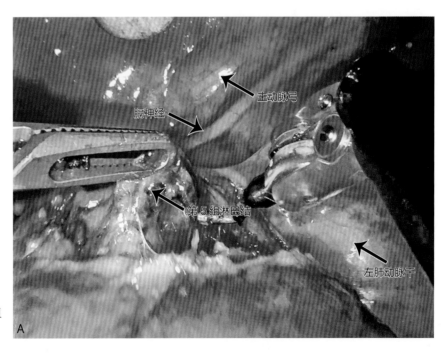

图 5-3-49A. 清扫第 5 组
淋巴结。

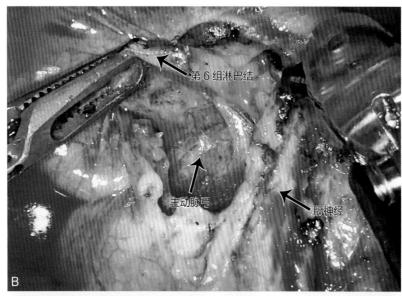

图 5-3-49B. 清扫第 6 组淋巴结。

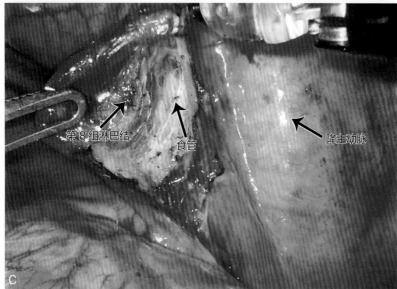

图 5-3-49C. 清扫第 8 组淋巴结。

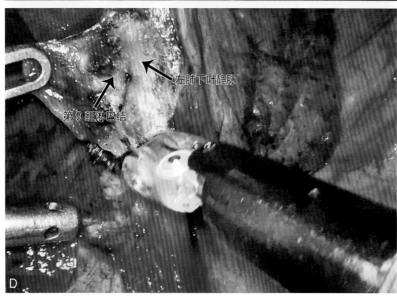

图 5-3-49D. 清扫第 9 组淋巴结。

图 5-3-49　清扫左侧第 5、6、8、9 组淋巴结

　　清扫第 7 组淋巴结的步骤:游离后纵隔胸膜(图 5-3-50A),游离左主支气管侧(图 5-3-50B),游离心包侧(图 5-3-50C),进一步游离左主支气管侧(图 5-3-50D),游离食管侧(图 5-3-50E),游离第 7 组淋巴结最下缘(图 5-3-50F),游离淋巴结右中间支气管侧(图 5-3-50G),游离隆突间(图 5-3-50H),注意分辨支气管动脉并止血。

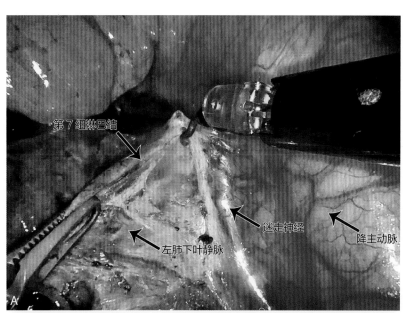

图 5-3-50A. 游离后纵隔胸膜。

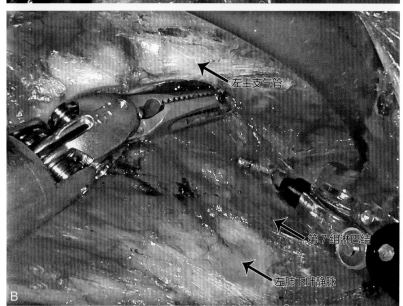

图 5-3-50B. 游离左主支气管侧。

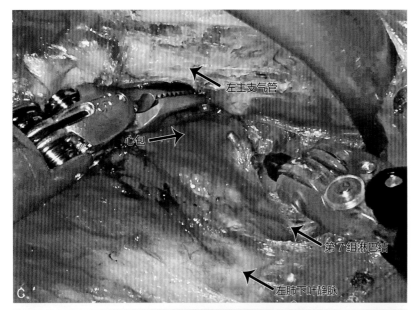

图 5-3-50C. 游离心包侧。

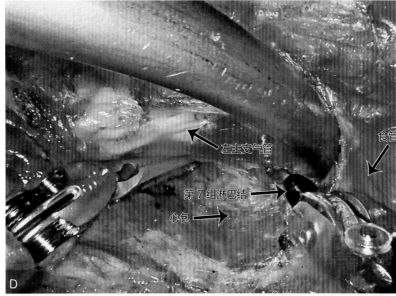

图 5-3-50D. 进一步游离左主支气管侧。

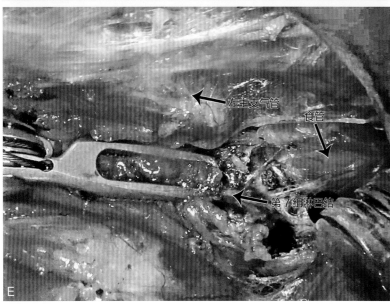

图 5-3-50E. 游离食管侧。

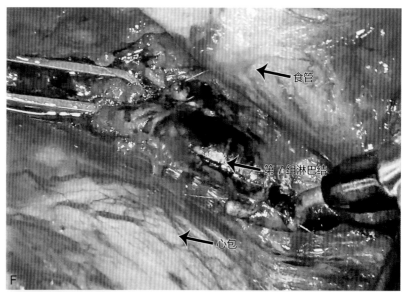

图 5-3-50F. 游离第 7 组淋巴结
最下缘。

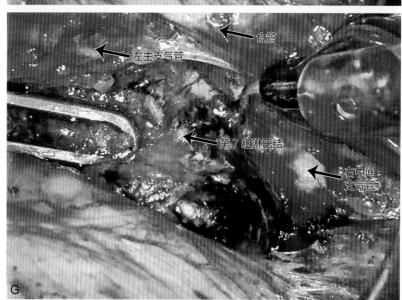

图 5-3-50G. 游离淋巴结右中间
支气管侧。

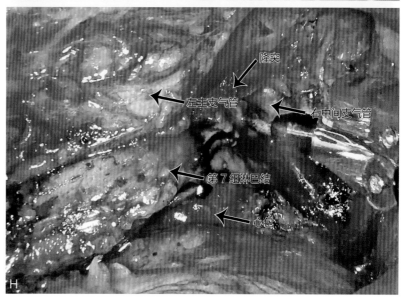

图 5-3-50H. 游离隆突间。

图 5-3-50　清扫左侧第 7 组淋巴结

清扫左侧第4组淋巴结时(图5-3-51A),应先游离气管侧(图5-3-51B),再游离肺动脉侧(图5-3-51C),清扫时注意保护左喉返神经(图5-3-51D)和食管。

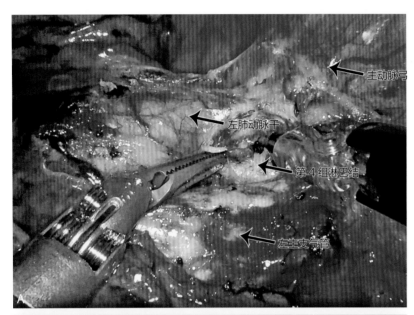

图5-3-51A. 清扫左侧第4组淋巴结。

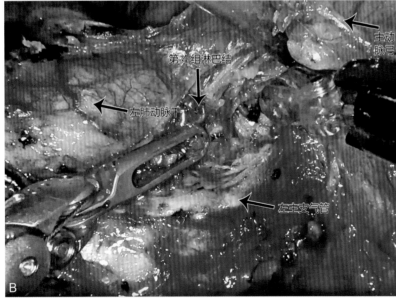

图5-3-51B. 游离气管侧。

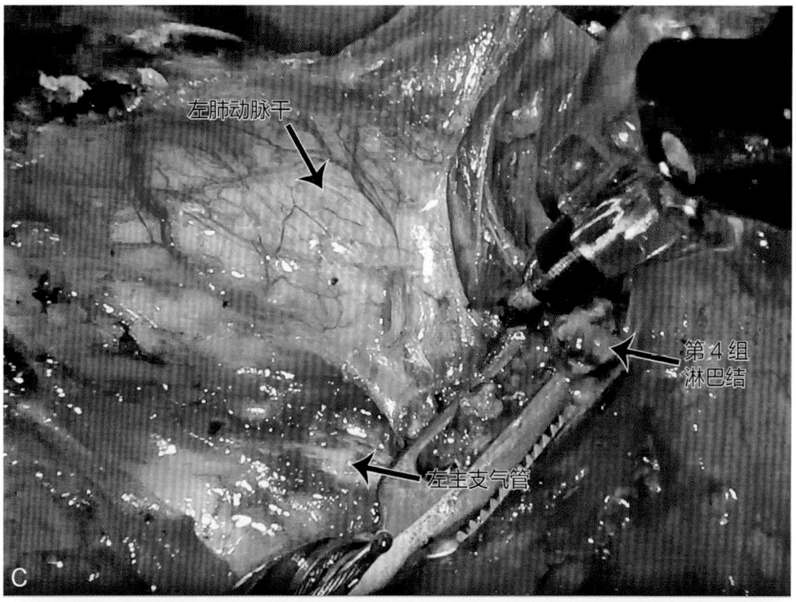

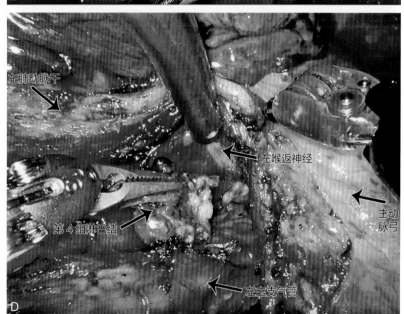

图 5-3-51C. 游离肺动脉侧。

图 5-3-51D. 清扫时注意保护左喉返神经。

图 5-3-51　清扫左侧第 4 组淋巴结

　　清扫左侧第 10 组淋巴结时,注意保护肺动脉干和左主支气管(图 5-3-52A、B)。切除左肺上叶时清扫次隆突第 11 组淋巴结(图 5-3-52C),打开斜裂后继续清扫第 11 组淋巴结(图 5-3-52D),切除左肺下叶时清扫次隆突第 11 组淋巴结(图 5-3-52E)。清扫第 12 组淋巴结时,注意保护淋巴结周围结构(图 5-3-52F)。

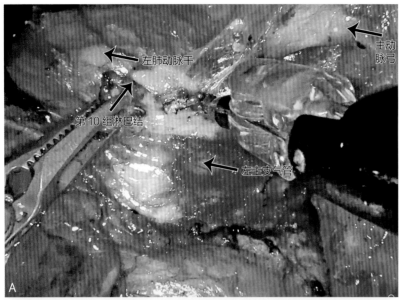

主动
脉弓

左肺动脉干

第 10 组淋巴结

左主支气管

A

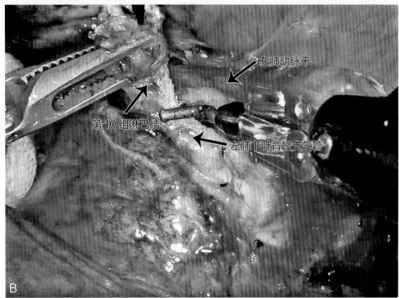

左肺动脉干

第 10 组淋巴结

左肺下叶背段支气管

B

图 5-3-52A、B. 清扫左侧第 10 组淋巴结时，注意保护肺动脉干和左主支气管。

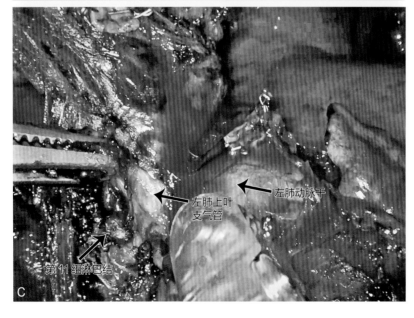

左肺动脉干

左肺上叶支气管

第 11 组淋巴结

C

图 5-3-52C. 切除左肺上叶时清扫次隆突第 11 组淋巴结。

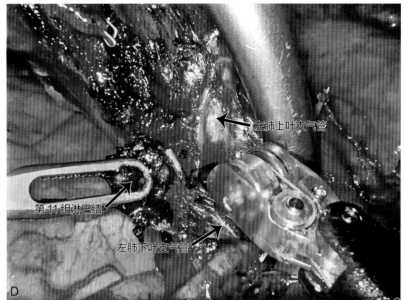

图 5-3-52D. 打开斜裂后继续清
扫第 11 组淋巴结。

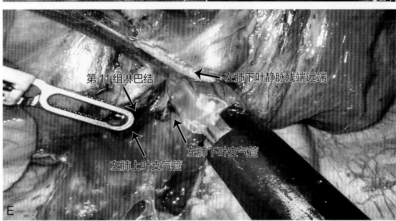

图 5-3-52E. 切除左肺下叶时清
扫次隆突第 11 组淋巴结。

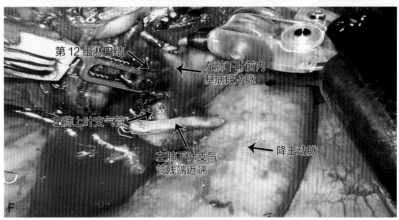

图 5-3-52F. 清扫第 12 组淋巴结
时,注意保护淋巴结周围结构。

图 5-3-52　清扫左侧第 10、11、12 组淋巴结

7. 注意事项 处理支气管前须确认余下的肺能通气(图 5-3-53A)。注意检查肺切割缝合面,有裂开或明显漏气的地方需要用 3-0 或 4-0 粗细的聚丙烯不可吸收缝线进行缝合(图 5-3-53B)。在切除右肺下叶和左肺下叶时,可以考虑在离断下肺静脉后进行第 7 组淋巴结的清扫。

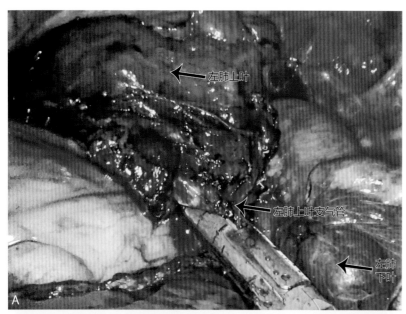

图 5-3-53A. 处理支气管前须确认余下的肺能通气。

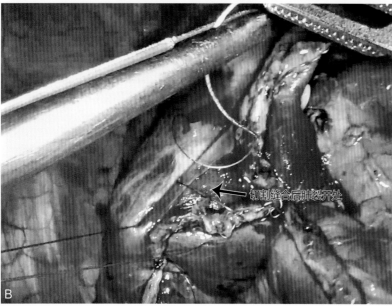

图 5-3-53B. 肺切割缝合面有裂开或明显漏气的地方需用 3-0 或 4-0 粗细的聚丙烯不可吸收缝线进行缝合。

图 5-3-53 肺修补

(杨浩贤 徐 全 杨劲松 喻本桐 周燕武)

三、肺段切除术

随着低剂量 CT 筛查的应用和普及,越来越多的早期肺癌被发现。2021 年 5 月,日本临床肿瘤组织(Japan Clinical Oncology Group,JCOG)开展的 JCOG0802 研究的结果在第 101 届美国胸外科协会(American Association for Thoracic Surgery,AATS)年会上被公布。JCOG0802 研究是针对肿瘤最大直径≤2cm,实性成分占比>50% 的周围性Ⅰa 期非小细胞肺癌(non-small cell lung cancer,NSCLC),对比肺段切除术和肺叶切除术两种不同手术方式的前瞻性、随机对照临床研究。结果显示,在 5 年生存率方面,肺段切除术高于肺叶切除术(94.3% *vs.*91.1%,*P*=0.008 2);但在局部复发率方面,肺段切除术高于肺叶切除术(10.0% *vs.* 5.4%,*P*=0.001 8);而在术后 3 个月和 6 个月肺功能下降率方面,肺段切除术低于肺叶切除术(10.4% *vs.* 12.1%,8.5% *vs.* 12.0%,*P*<0.000 1)。总体可见,肺段切除术在生存率和肺功能保护方面,优于肺叶切除术。JCOG0802 研究使得肺段切除术在用于早期肺癌的治疗中有了更加充足的循证医学证据,即≤2cm 的周围型 NSCLC 患者是肺段切除术的优选人群。

同时,随着人口老龄化趋势的发展,70 岁以上的高龄患者也越来越多,而高龄患者往往合并一种或多种全身性疾病,根据流行病学研究,其中最常见的为肺部疾病,如慢性支气管炎、肺气肿甚至是肺源性心脏病。对于此类高龄肺癌患者,我们更多需要注重的是患者术后生存与生活质量的并存。一项多中心的回顾性研究表明,对于 75 岁以上的Ⅰ期 NSCLC 肺癌患者,肺段切除术和肺叶切除术的短期生存率无差异,但肺段切除术有更好的围手术期结果,如术中失血少、住院时间短、留置胸管时间短等。当前 NSCLC 的美国国立综合癌症网络(National Comprehensive Cancer Network,NCCN)临床指南(2021 年 8 月 9 日公布 2022 年第 1 版)推荐,亚肺叶切除术(即肺段切除术或肺部分切除术)在不增加手术风险并且技术允许的前提下,可以应用于以下情况:①肺功能差或因为其他严重并发症不能耐受肺叶切除术的患者;②CT 检查提示为肺内周围型非侵袭性病变(指位于肺实质外侧 1/3),病变直径≤2cm,并且具有以下任一特征:病理检查证实为单纯的原位腺癌(adenocarcinoma in situ,AIS);CT 随访 1 年以上高度怀疑为恶性肿瘤,磨玻璃成分≥50%;影像学检查证实肿瘤倍增时间≥400 天。除此之外,该指南还强调术中需要保证所切除的肺组织切缘与病变边缘的距离≥2cm,或者切缘距离大于等于肿瘤直径,快速病理检查结果显示为切缘阴性。在不增加手术风险及技术条件允许的前提下,应适当对肺门及纵隔淋巴结进行淋巴结采样。在不违反肿瘤治疗标准和胸部手术原则的基础上,对无解剖学和手术禁忌证的早期肺癌患者,优先考虑行微创手术。

因解剖操作更加精细、血管分支存在变异、段间平面没有发育等因素,肺段切除术比肺叶切除术在技术上要求更高,术后漏气的并发症发生率也相对较高,导致日间手术开展肺段切除术面临着巨大挑战。而机器人辅助手术的开展和应用,解决了操作灵活性及段间平面快速识别的问题;3D 立体视野让肺段切除术更加精准、创伤更小、术后并发症更少,让肺段切除日间手术变为可能。此外,为了推广肺段切除手术,简化肺段切除手术的复杂性,中南大学湘雅医院自 2020 年 12 月起,1 年多来已完成 150 多例不同肺段切除的机器人辅助日间手术,积累了一定的临床经验。

现就简化机器人辅助肺段切除日间手术的概念、简化肺段切除日间手术的适应证及禁忌证、术前规划、患者体位和注意事项、切口设计及操作要点等方面,针对不同部位的肺段切除术,介绍简化机器人辅助肺段切除日间手术方案的要点。

(一) 简化肺段切除日间手术概念

肺段切除术是指以支气管为核心的解剖性亚肺叶切除。根据段间平面的维度,可以将肺段切除术分为:一维肺段切除,如左肺上叶尖后段、舌段、下叶背段等(图5-3-54);二维肺段切除,如右肺上叶的各段、左肺上叶前段等(图5-3-55);三维肺段切除,主要是指基底段前、外、后基底段及相应的一些亚段等(图5-3-56)。

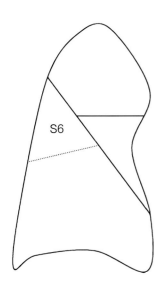
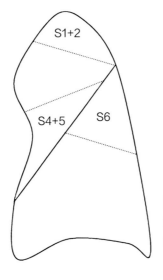

图 5-3-54 一维肺段段间平面示意
S1+2:左上肺尖后段;S4+5:左上肺舌段;
S6:下肺背段。

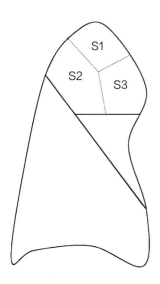
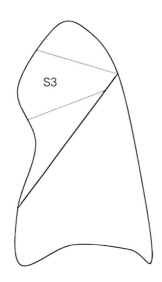

图 5-3-55 二维肺段段间平面示意
S1:右上肺尖段;S2:右上肺后段;S3:上肺前段。

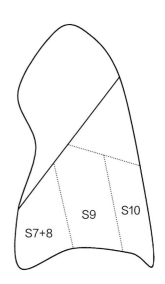

图5-3-56 三维肺段段间平面示意
S7:右下肺内基底段;S7+8:左下肺内前基底段;S8:右下肺前基底段;S9:下肺外基底段;S10:下肺后基底段。

根据肺段切除术的难易程度,可将肺段分为简单肺段和复杂肺段。一维肺段通常都是简单肺段;三维肺段基本上属于复杂肺段;对于二维肺段,可以通过不同的手术策略降低肺段切除难度,使之变为简单肺段切除。

肺段切除日间手术需要尽可能地缩短手术时间和减少手术副损伤,从而减少术后并发症。为此,张春芳教授团队提倡对于肺段切除日间手术实行简化肺段切除手术,以达到加速康复的目的。简化肺段切除术是相对于精准肺段切除术而言,主要包含以下几个要点:①最小范围的段门解剖;②精准识别段间平面;③弱化静脉处理;④减少能量器械对段间平面的裁剪;⑤保证手术切缘。

(二) 机器人辅助肺段切除日间手术的适应证与禁忌证

结合目前已有的文献报道及临床应用经验,我们将肺段切除手术的适应证根据疾病种类进行分类,同时对于恶性病变,根据文献报道我们将其归为妥协性肺段切除术、意向性肺段切除术和特异性肺段切除术三种。

1. 肺部良性病变 适用肺段切除术的肺部良性病变适应证包括病变范围较大、解剖位置深而无法进行部分切除术者;或良性肿块局限于某个肺段,如支气管扩张、结核球、炎性假瘤、肺囊肿、硬化性血管瘤、先天性囊性腺瘤样畸形等。

2. 肺部恶性病变 对于肺部的恶性病变,肺段切除术可分为妥协性肺段切除术、意向性肺段切除术和特异性肺段切除术三种。

（1）妥协性肺段切除术的适应证:①心肺功能差、无法耐受肺叶切除术,且分期为T1aN0-1M0,即Ⅰa期~部分Ⅱb期;②患者年龄≥75岁,且存在多种合并症;③有实性恶性肿瘤病史且术中病理冰冻快速切片不能证实其结节是原发性肺癌还是转移性的;④有肺部手术史;⑤肺内有多发病灶需要同时切除或将来需要再次手术。

（2）意向性肺段切除术的适应证:①周围型早期NSCLC(Ⅰa期为主),肿瘤直径≤2cm,且没有外侵和转移;②肿瘤恶性程度低[原位腺癌(adenocarcinoma in situ, AIS)和微浸润腺癌（minimally invasive adenocarcinoma，MIA）〕或磨玻璃样病变（ground-glass opacity，GGO）成分≥50%；③血清肿瘤学标志物正常，如癌胚抗原（carcinoembryonic antigen，CEA）等水平正常，术中纵隔淋巴结（N1）、肺门淋巴结（N2）采样活检阴性；④若病灶位于多个肺段之间或者支气管根部，则可行联合肺段切除术或者肺叶切除术。

（3）特异性肺段切除术的适应证：①可疑转移性或术前难以明确性质的肺结节，若病灶位置深（但仍位于某一肺段内），紧邻肺段血管、肺段支气管而不能行肺部分切除术者，为避免肺叶切除术可以考虑行肺段切除术；②肺部分切除术不能保证切缘阴性。

3. 肺段切除日间手术的适应证　根据目前肺段切除术的临床指南和共识，结合我们的日间手术临床实践，肺段切除日间手术的适应证主要是针对恶性病变进行的意向性肺段切除术，具体指征如下：①年龄 18~70 岁；②临床考虑为早期肺癌，病变≤2cm，位于中外 1/3 肺野；③术前胸部CT 评估肺门及纵隔淋巴结无转移和钙化；④3D 重建明确结节及 2cm 切缘完全位于一个一维或二维肺段内；⑤既往胸腔无手术史，无高血压、冠心病、糖尿病、肝肾功能不全、心肺功能不全等基础疾病，无结核病史，无胸膜炎或胸腔积液病史；⑥患者和家属同意日间手术。

4. 肺段切除日间手术的禁忌证　肺段切除日间手术患者的选择应尽量考虑手术的难易程度和术后的快速康复。基于我们的临床实践，肺段切除日间手术的相对禁忌证如下：①≥70 岁的高龄患者；②病变位于肺野内侧 1/3 或肺门；③术前怀疑有淋巴结转移，或术中冰冻病理明确有淋巴结转移；④术前 CT 提示肺门淋巴结肿大、融合并钙化，肺裂显示不清，提示肺裂发育不全者；⑤患者既往有胸腔手术史，胸膜炎或胸腔积液病史；⑥有高血压、冠心病、糖尿病、肝肾功能不全、心肺功能不全等基础疾病；⑦患者及家属拒绝日间手术。

总之，准确把握肺段切除术的适应证和禁忌证，可以最大限度地保留健康肺组织，减少肺功能的损失，同时也保证手术的安全性及疗效。然而，肺段切除手术操作复杂，技术要求高，日间手术更是如此，因此胸外科医师在开展机器人辅助肺段切除日间手术前需要经过严格的专科培训，掌握手术技巧，严格掌握手术的适应证和禁忌证，重视术前规划、规范手术操作。

（三）机器人辅助肺段切除日间手术的术前规划

术前规划是机器人辅助肺段切除日间手术的术前准备工作，常规包括二维薄层 CT 扫描和肺结节 3D 重建。术前规划的目的：①评估手术切除方案；②了解靶段支气管和血管的变异情况。下面以左肺上叶磨玻璃结节为例介绍机器人辅助肺段切除日间手术的术前规划。

【病例示范】

基本病史：患者女性，49 岁。主因"体检发现左肺上叶结节 8 月余，定期复查，左肺上叶结节无明显进展"入院。既往体健。

体格检查：心肺检查基本正常。

辅助检查：心肺功能正常；头部 MRI 及腹部 B 超未发现转移病灶；胸部薄层 CT 检查示左肺上叶前段囊腔型磨玻璃结节，内可见含气囊腔，大小约 1.8cm，LU-RADS 分级为 4B 类（图 5-3-57）。

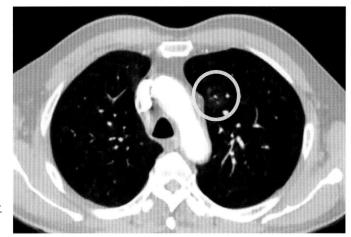

图 5-3-57　患者胸部薄层 CT 显示左肺上叶前段囊腔型磨玻璃样病变（黄色圆圈内）

临床诊断：左肺上叶结节，早期肺癌？

治疗方案：机器人辅助肺段切除日间手术。

【术前规划】

同一个肺结节，根据 3D 重建的结果，可以选择不同的手术切除方案，而不同的手术规划，其手术难度会不同。该患者为左肺上叶磨玻璃结节，根据术前进行 CT 3D 重建，其重建的示意图、血管和支气管情况见图 5-3-58。

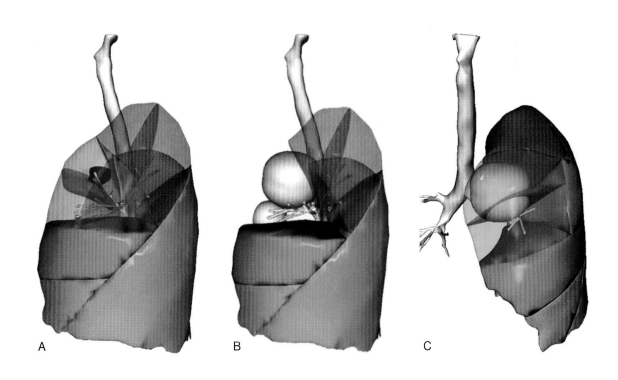

A　　　　　　　　　　B　　　　　　　　　　C

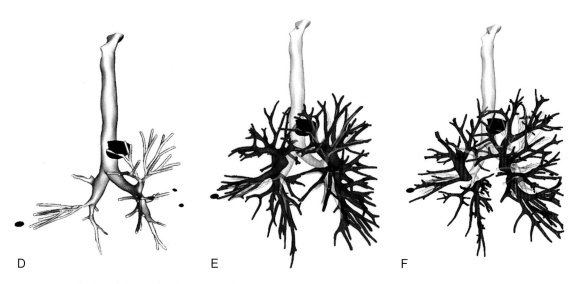

图 5-3-58　左肺上叶前段肺结节的 3D 重建模拟示意
显示左肺上叶磨玻璃结节定位于左肺上叶前段的 c 亚段(LS3^c),毗邻 b 亚段。
A~C.结节及 2cm 切缘球范围 3D 重建示意;D.支气管 3D 重建示意;E.肺动脉 3D 重建示意;F.肺静脉 3D 重建示意。

　　根据 3D 重建结果,结合切缘球(距病变 2cm 的范围),手术切除范围或切除可选方案见表 5-3-1。手术方案的选择,除了参考肺结节的位置及切缘球的范围、保证外科手术切除的原则,还需要考虑到日间手术的可行性,术前规划的手术方案及其优缺点见表 5-3-1。

表 5-3-1　本案例手术方案及其优缺点

	手术方案	优缺点
方案一	左肺上叶部分切除术	简单易行,但由于病变位置稍偏深,难以保证足够切缘
方案二	LS1+2+3 左肺上叶固有段切除术	范围足够,容易操作,血管变异少,但切除范围偏大
方案三	LS3^b+LS3^c+LS(1+2)^a 左肺上叶联合亚段切除术	保证了切缘范围,最大限度地保留了肺组织,但手术难度大,创面大,术后并发症多,难以在 24 小时内出院
方案四	LS3^b+LS3^c 联合亚段的扩大切除术,即 LS3^b+LS3^c 联合 LS(1+2)部分切除术	较方案三难度稍降低,创面减少,同时可保证切缘范围
方案五	左肺上叶肺叶切除术	操作简单,但切除的肺组织较多

　　综上分析,如要既满足外科手术要求又满足日间手术需求,则应选择推荐方案四,该方案既保证了外科手术范围,减少了手术难度,同时又保留了更多的健康肺组织。

(四)机器人辅助肺段切除日间手术的患者体位及注意事项

　　机器人辅助肺段切除日间手术与常规肺叶切除术等体位一致,即侧卧折刀位(图 5-3-59)。
　　为减少患者因体位压迫和牵拉所引起的术后不适,避免由此导致患者延迟出院,在术中摆放体位时应注意以下几点。

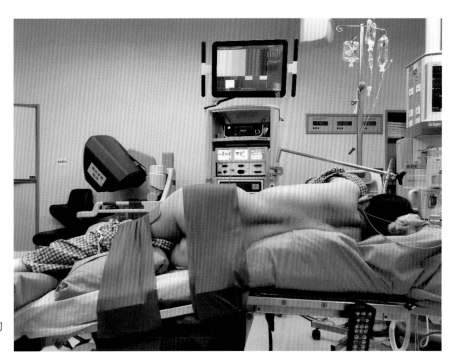

图 5-3-59 机器人辅助
肺段切除日间手术体位

1. 患者健侧的耳朵、肩膀、侧胸、骨盆及腿部等受力点下方应铺盖缓冲垫或凝胶软垫等。

2. 为防止术中患者体位移动,在胸背侧辅助填塞沙袋,骨盆和腿部辅助使用固定带进行固定。

3. 患侧上肢保持生理弯曲,避免上肢过度牵拉及肘关节的反曲。

4. 对于骨盆较宽的患者,可通过折刀位并抬高头侧,以减少患侧骨盆对操作器械的干扰。

5. 术中注意患者保暖。

(五)机器人辅助肺段切除日间手术的切口设计

1. 切口设计要素 机器人辅助肺段切除日间手术的切口设计因人而异,3 个 8mm 的机械臂孔和 1 个 2~3cm 的辅助孔。切口设计须考虑三要素:①方便操作;②创伤最小;③术后疼痛最小(图 5-3-60)。

2. 机械臂孔设计 基于以上三要素,对于不同肺叶的肺段切除术其机械臂孔会略作调整。上肺各肺段切除术的光源孔在腋中线和腋后线之间第 7 肋间,胸部辅助孔在腋前线第 6 肋间,背部的辅助孔在肩胛下第 8 肋间。做下肺的肺段切除术时,上述机械臂孔均下移一肋间,其下移肋间的目的是减少机械臂的套管针对肋间的挤压力,从而减少术后的疼痛。

3. 助手操作切口设计 助手操作切口主要是供台上助手使用,用于帮助主刀医师暴露操作视野,使用内镜下直线切割缝合器处理血管、支气管或肺组织,以及取标本等。对于该操作切口的设计,主要应考虑台上助手使用和操作方便。

切口大小:对于机器人辅助肺段切除日间手术,该切口只需要同时进一个抽吸器和一个暴露手术视野的器械,且肺段切除的标本容积较小,操作切口一般设计为 2cm。

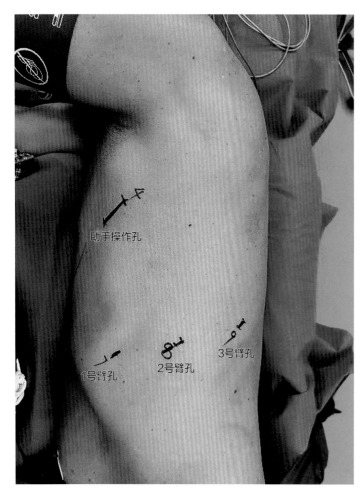

图 5-3-60　机器人辅助肺段切除日间手术切口设计（LS6 切除）

切口位置：因不用考虑主刀医师操作的方便，因此该切口位置的选择应首选方便台上助手操作，主要是便于牵拉暴露和使用内镜下切割缝合器等，同时需要避免或减少与主刀医师操作器械之间的干扰。一般选择在腋前线第 4 肋间。

（六）机器人辅助肺段切除日间手术的操作要点

1. 切口制作要点　①先做助手操作切口再做机械臂孔，便于观察胸腔内是否存在粘连或闭锁，以及了解肺萎陷情况，但应避免在做机械臂孔时损伤肺组织；②保护切口皮缘，预防电刀损伤导致的愈合延迟或不愈合；③机械臂孔不宜过大，不需要使用电刀离断肋间肌肉；④机械臂孔的方向应选择操作器械指向的方向，以免在手术过程中因机械臂的大幅度移动导致套管针部位周边的壁层胸膜和肋间肌肉撕裂而出血；⑤胸侧辅助孔置入套管针时建议在腔镜引导下操作，以免损伤膈肌或心脏。

2. 手术过程操作要点　对于机器人辅助肺段切除日间手术，张春芳教授团队在大量的实践基础上，提出了五点处理原则：①以动脉为核心；②弱化静脉处理；③精准识别段间平面；④保证安全切缘；⑤复杂肺段简单化。基于以上五点原则，经过手术团队长期的临床经验积累，总结出一套适合在日间手术开展的机器人辅助肺段切除手术的操作流程。下面就左肺上叶尖后段、固有段、舌段切除术,右肺上叶各段切除术,肺下叶背段切除术,以及基底段的简化肺段切除术流程分别进行介绍。

（1）左肺上叶尖后段（LS1+2）切除术:左肺上叶尖后段切除术属于一维肺段切除术,其段间平面基本在一个平面。手术常采用经过肺裂入路的方式,一次处理S1+2的动脉分支和支气管,弱化静脉处理(视频5-3-1)。

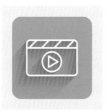

视频 5-3-1　左肺上叶尖后段切除术

纵隔胸膜:打开后纵隔胸膜,找到肺动脉干,沿着主动脉的方向依次打开纵隔胸膜至肺门上方。

解剖肺裂:对于肺裂发育欠佳的患者,可建立隧道打开后斜裂。寻找S1+2动脉的分支,一般有1~3支。

动脉处理:打开肺动脉干的动脉鞘,向肺动脉近端逐步解剖和游离,依次解剖S1+2的分支,近端使用Hemolock双重结扎处理,远端超声刀离断。

支气管处理:处理完动脉后,解剖B1+2,使用切割缝合器处理,提拉支气管残端,稍加游离,保证支气管残端和肺组织间有一切割缝合钉舱的宽度。

静脉处理:不需要处理。

段间平面处理:使用吲哚菁绿荧光染色法,标记段间平面,将切割缝合器从背部机械臂孔进入,做段间平面的裁剪。

淋巴结处理:对于考虑肺癌的患者,需行第5、6、7、10、11、12组淋巴结采样。

（2）左肺上叶固有段（LS1+2+3）切除术:左肺上叶固有段切除术与右肺上叶切除术类似,手术较其他肺段切除术简单,并可以保留舌段（S4+5）功能,根据肺段处理顺序,我们的操作步骤如下。

静脉处理:上肺静脉一般有3条属支,上支引流尖后段静脉（V1+2）,中间支引流前段静脉（V3）,另有舌段静脉（V4+5）引流舌段,操作中应注意保留。当段静脉分支较多,不易判断时,我们的原则是尽可能减少静脉分支的切断,以避免引起术后咯血等并发症。在术中操作时,首先向前方牵拉肺,沿逆时针方向绕肺门向上方分离出胸膜,显露出肺上静脉与后面的斜裂。然后,松解左肺下叶韧带,从前肺门处打开纵隔胸膜,暴露离断左肺上叶固有段静脉。

动脉处理:在离断左肺上叶固有段静脉后,解剖暴露左肺上叶固有段动脉前段支A3和尖后段支A1+2,用切割闭合器离断后,在部分患者可以看到副舌段动脉。副舌段动脉可有分支供应左肺上叶固有段,解剖时应小心操作。

肺裂和后段动脉处理:将肺叶拉开,暴露肺裂中部,建立隧道,切开肺裂后部,解剖尖后段动脉 A1+2^c 分支。

支气管处理:上叶支气管一般分为固有段支气管 B1+2+3 和舌段支气管 B4+5。前者再细分为前段支气管 B3 和尖后段支气管 B1+2。各支气管均较短易漏,在解剖时应注意辨别。在离断动脉和静脉后,牵拉肺实质,暴露、辨认舌段支气管和固有段支气管二分叉结构,游离左肺上叶固有段支气管,用切割闭合器夹闭后膨肺,见左肺上叶舌段及左肺下叶膨胀良好后,离断左肺上叶固有段支气管 B1+2+3。

段间裂处理:采用吲哚菁绿荧光染色法标记固有段和舌段的段间平面,用切割闭合器沿着肺段界限完整切除左肺上叶固有段。这样切除左肺上叶固有段后,部分患者可出现舌段扭转,因此在手术结束时膨肺,将该保留的肺段保持在自然位置后,使用缝合器与下肺叶固定在一起。

淋巴结处理:对于考虑肺癌的患者,需行第 5、6、7、10、11、12 组淋巴结采样。

(3)左肺上叶舌段切除术(LS4+5):左肺上叶舌段血管、支气管走行清晰,变异少,段间平面属于一维肺段平面,手术复杂性相对较低,是机器人辅助肺段切除日间手术的首选。其常规处理顺序是:动脉—静脉—前斜裂—支气管—段间平面。

动脉处理:舌段动脉 A4+5 在肺裂中起自肺动脉前侧面,另有一些患者可能存在从前干发出的副舌段动脉,根据术前 3D 重建结果可明确动脉血管的变异。打开斜裂前部,寻找肺动脉干,打开动脉鞘膜,解剖 A4+5 用切割闭合器钉合处理。

静脉处理:舌段静脉 V4+5 是上肺静脉的最下属支,可为一根独立的舌段静脉,也可以为多根静脉,同时引流舌段。打开前纵隔胸膜,解剖左肺上叶静脉及属支,暴露并离断左肺上叶舌段静脉 V4+5,如果不能判断舌段引流静脉,则可等到舌段完全游离、段间平面确认后,再进行处理。

斜裂处理:对于肺裂发育不良的患者,经肺门在舌段静脉残端,沿着次隆突表面和舌段动脉根部建立隧道,用切割闭合器钉合处理前斜裂。

支气管处理:处理完前斜裂后,在左肺上叶支气管的分叉处解剖分离左肺上叶舌段支气管 B4+5,先用切割闭合器夹闭膨胀的肺,通气时可见左肺上叶固有段及左肺下叶膨胀良好,切割闭合左肺上叶舌段支气管 B4+5。由于舌段支气管较短,周围空间较小,所以要谨慎保护舌段支气管后方的前段动脉。

段间裂处理:采用吲哚菁绿荧光染色法标记段间平面后,助手使用切割闭合器经助手操作孔沿着肺段界限完整切除左肺上叶舌段 S4+5。

淋巴结处理:对于考虑肺癌的患者,需行第 5、6、7、10、11、12 组淋巴结采样。

(4)右肺上叶尖段(RS1)切除术:右肺上叶尖段(RS1)虽属于二维肺段,但 RS1 与 RS2 和 RS3 之间的段间平面在裁剪时并未明显增加段间平面的处理难度,可以通过调整切割缝合器与 RS2 或 RS3 之间的角度实现一维肺段平面的裁剪。对于机器人辅助右肺上叶尖段日间手术的处理流程如下。

静脉处理:在肺门前上方打开前纵隔胸膜,同时清扫第 10 组淋巴结,解剖并暴露出右上叶静脉及其属支及尖前动脉干 A1+3,沿着右肺上叶静脉的第一个属支即尖段静脉向远端分离至段间

静脉 $V1^a$、$V1^b$ 汇合处后继续向远端分离 $V1^a$ 至足够长度,近端使用血管夹双重结扎,远端用超声刀离断,保留 $V1^b$。

动脉处理:在肺门前上方沿着尖前动脉干向远端分离,显露出尖段动脉 A1,前段动脉 A3,继续向远端分离 A1 直至足够长度后予以离断,在这一过程中要注意辨别保留可能存在的发至后段的返支动脉($Rec.A^2$)。近端使用血管夹双重结扎,远端用超声刀离断 A1。

支气管处理:在肺门后方切开纵隔胸膜,解剖并暴露出右肺上叶支气管根部,首先从肺门前上方提起 A1 远端残端,向远端解剖、暴露尖段支气管 B1,然后从肺门的后方自右肺上叶支气管根部向远端分离,完整显露出 B1 及后段支气管 B2 后,用切割闭合器处理 B1。在操作过程中,应注意谨慎操作,避免损伤走行于 B1 根部后方的 $Rec.A^2$,同时切除第 11、12 组淋巴结。

段间裂处理:采用吲哚菁绿荧光染色法标记段间平面后,台上助手使用直线切割器,经过助手操作孔沿着段间平面进行段间平面裁剪,完整切除右肺上叶尖段(S1)。

淋巴结处理:对于考虑肺癌的患者,需行第 2、3、4、7、10、11、12 组淋巴结采样。

（5）右肺上叶后段(RS2)切除术:同右肺上叶尖段一样,右肺上叶后段虽属于二维肺段,但 RS2 与 RS1 和 RS3 之间的段间平面在裁剪时并未明显增加段间平面的处理难度,可以通过调整切割缝合器与 RS1 或 RS3 之间的角度实现一维肺段平面的裁剪。对于机器人辅助右肺上叶后段日间手术的处理顺序是后肺裂—动脉—支气管—静脉—段间平面,具体流程如下。

解剖肺裂:打开后纵隔胸膜充分暴露右肺上叶支气管根部至肺门上方,解剖后斜裂,建立隧道,用切割缝合器处理后斜裂。

动脉解剖:处理完后斜裂后,显露出右肺动脉干,从水平裂及斜裂的交汇处向远端分离,暴露出右肺上叶后升支动脉 $A2^b$,用切割闭合器或血管夹离断 $A2^b$。

支气管处理:处理完右肺上叶后升支动脉后,仔细游离右肺支气管根部,并向远端充分游离寻找 B2,可见中央静脉从 B2 与 B3 分叉处穿过,常可作为寻找 B2 的标志。B2 使用直线切割缝合器处理。处理完 B2 后,需要警惕是否有后返支动脉 $Rec.A^2$ 的存在,因此术前应仔细阅读 3D 重建影像,如有后返支动脉 $Rec.A^2$ 存在则应予以解剖处理。

静脉处理:处理完 B2 后,充分提拉 B2 远端残端,可见中央静脉远端的属支,如 $V2^b$ 是 S2 的段内静脉且容易解剖,可解剖处理,也可弱化处理,仅行 B2 残端的充分游离。对于右肺上叶后段静脉的解剖,首先打开肺门上缘的纵隔胸膜,于右肺斜裂和水平裂交界处解剖打开叶间裂,显露中心静脉后,需要辨认前段静脉 V3、后段静脉 V2。V2′ 走行于叶间胸膜,为 V2 的属支,离断后需要在 V2′ 的起点处继续向深处游离后段静脉主干,显露和辨认 $V2^{a+b}$ 及 $V2^c$。

段间裂处理:采用吲哚菁绿荧光染色法标记段间平面后,台上助手使用直线切割器,经过辅助操作孔沿着段间平面进行段间平面裁剪,完整切除右肺上叶后段(S2)。

淋巴结处理:对于考虑肺癌的患者,需行第 2、3、4、7、10、11、12 组淋巴结采样。

（6）右肺上叶前段(RS3)切除术:相对于尖段切除术和后段切除术来说,由于水平裂的存在,以及前段与手术切口的位置关系,使得右肺上叶前段的切除术相对复杂一些。对于机器人辅助右肺上叶前段切除日间手术的操作顺序是水平裂—静脉—支气管—动脉—段间平面,具体操作流程要点如下。

水平裂处理:打开前纵隔胸膜,解剖右肺上叶静脉,注意识别右肺中叶静脉并予以保护。经肺裂寻找肺动脉干,打开动脉鞘膜,经肺门与肺动脉干表面建立隧道,使用切割缝合器处理水平裂。

静脉处理:打开水平裂后,右肺上叶前段静脉属支一目了然,使用血管夹处理右肺上叶前段的段内静脉,注意保留右肺中叶的叶间静脉属支。

支气管处理:处理完静脉后,提拉静脉残端,可见右肺上叶前段支气管 B3,予以解剖后带线,在胸腔内通过牵拉,使用切割缝合器处理前段支气管。

动脉处理:处理完前段支气管后,可见后方伴行的前段动脉 A3,A3 的处理可通过肺门上方肺动脉处解剖处理。

段间平面处理:采用吲哚菁绿荧光染色法标记段间平面后,台上助手通过牵拉并顺时针旋转右肺上叶尖段,使用直线切割器经过助手操作孔沿着段间平面进行段间平面裁剪,完整切除右肺上叶前段(S3)。

淋巴结处理:对于考虑肺癌的患者,需行第 2、3、4、7、10、11、12 组淋巴结采样。

(7)双肺下叶背段(S6)切除术:肺下叶的背段因为属于一维段间平面,使其成为肺段切除术中较为简单的肺段,也是机器人辅助肺段切除日间手术首选的肺段。双肺下叶背段在解剖上具有共同点,其处理流程如下。

打开后纵隔胸膜:松解下肺韧带,顺便采样第 9 组淋巴结,打开后纵隔胸膜至肺动脉干处,同时采样第 7 组淋巴结。

解剖肺裂:在肺裂中部,寻找肺动脉干,打开动脉鞘膜,建立隧道,使用切割缝合器处理后斜裂,同时行第 11 组淋巴结采样。

动脉处理:打开后斜裂后,解剖肺下叶背段动脉 A6,因为左肺下叶背段 S6 由背段动脉 A6 供血,该动脉在肺裂后部从肺动脉后侧面发出。使用切割缝合器或血管夹处理。

支气管处理:处理完 A6 后,提拉 A6 远端残端可见背段支气管 B6 位于背段动脉后方。进一步解剖游离下肺背段支气管 B6,同时行第 12 组淋巴结采样,使用切割缝合器处理,在这个过程中注意保护基底段支气管和动脉。

静脉处理:在肺下叶背段支气管的后面可以直接看到背段静脉,如果提拉背段支气管可以充分暴露背段段门,肺下叶背段静脉可弱化处理,如无法充分暴露,则向远端分离,显露出肺下叶静脉的背段属支即左肺下叶背段静脉 V6 后予以离断。

段间裂的处理:采用吲哚菁绿荧光染色法标记段间平面后,台上助手使用直线切割器,经过助手操作孔沿着段间平面进行段间平面裁剪,完整切除肺下叶背段(S6)。

淋巴结处理:对于考虑肺癌的患者,需行第 7、9、10、11、12 组淋巴结采样。

(8)肺下叶基底段的简化肺段切除术:各基底段的肺段切除术,因其不规则及复杂的段间平面,常不适合开展日间手术,但对于靠近肺斜裂的前或外基底段的病灶,可通过机器人辅助简化肺段切除日间手术实现加速康复,其处理流程可简化为肺裂—动脉—段间平面,具体处理要点如下。

解剖肺裂,寻找靶段的动脉分支,充分游离后予以结扎后离断。因肺动脉被离断后,靶段失去了肺动脉血供,此时采用吲哚菁绿荧光染色,可精准识别段间平面并予以标记,使用切割缝合器沿着段间平面进行裁剪,完成以肺动脉为核心的简化肺段切除术。

3. 机器人辅助肺段切除日间手术要点总结

（1）精准的肺段动脉解剖和离断:只有肺段动脉精准解剖和离断,后面通过荧光染色法识别段间平面时才能精准。

（2）避免过度解剖段间平面:在寻找肺段动脉时,往往需要解剖肺段间平面,而对于段间平面过度的解剖或操作粗糙,会导致术后漏气,从而影响术后拔管。因此应结合术前 3D 重建影像,精准定位动脉位置,操作时尽量靠近靶段肺组织进行解剖。

（3）不强求保留段间静脉:精准的肺段切除术,段间静脉的保留被视为一个重要的考量,而段间静脉的暴露和保留,常常需要对段间平面进行精准地识别、判断和裁剪。但是对于一些复杂肺段切除术,为了追求保留段间静脉,常常需要使用能量平台劈开段间平面的肺组织,从而增加了术后漏气的概率。

（4）避免过度清扫淋巴结:选择肺段切除术的患者,术前评估基本是Ⅰa2 期以内的患者,淋巴结基本是阴性。因此,机器人辅助肺段切除日间手术的淋巴结处理,推荐是淋巴结采样,至少需要包含第 7、10、11、12 四组淋巴结。

（5）灵活使用切割缝合器:在裁剪段间平面时,尤其是裁剪靠近段门附近的肺组织时,一般选择绿色顶舱进行裁剪,这样做可减少对肺组织的压榨,以避免造成术后切割线附近肺组织复张不良。

（6）对于基底段复杂肺段切除术,可采用以肺动脉为核心的简化肺段切除术,实现日间手术加速康复。

（闫小龙　周一凡　程远大）

参考文献

［1］ 洛树东,高振平主编；樊平,冯克俭,何欣,等副主编；王根本主审. 医用局部解剖学［M］. 北京:人民卫生出版社,2011.

［2］ 姜宗来,于伟勇,张炎. 胸心外科临床解剖学［M］. 济南:山东科学技术出版社,2010.

［3］ 苟云久,王兵,金大成,等. 达芬奇机器人与胸腔镜在肺癌淋巴结整块清扫中的对比研究［J］. 机器人外科手术学杂志(中英文),2020,1(2):134-140.

［4］ VERONESI G. Robotic lobectomy and segmentectomy for lung cancer:results and operating technique［J］. J Thorac Dis,2015,7(Suppl 2):S122-S130.

［5］ 罗清泉,王述民,李鹤成,等. 机器人辅助肺癌手术中国临床专家共识［J］. 中国胸心血管外科临床杂志,2020,27(10):1119-1126.

［6］ 张春芳,高阳,张恒,等. 机器人胸外科日间手术临床实践专家共识［J］. 中国内镜杂志,2021,27(8):10-20.

［7］ ZHANG Z,FENG H,ZHAO H,et al. Sublobar resection is associated with better perioperative outcomes in elderly patients with clinical stage I non-small cell lung cancer:a multicenter retrospective cohort study［J］. J Thorac Dis,2019,11(5):1838-1848.

［8］ 王化生主编. 当代胸部外科实用手术学［M］. 济南:山东科学技术出版社,2004.

［9］ 姜宗来,于伟勇,张炎编著. 胸心外科临床解剖学［M］. 济南:山东科学技术出版社,2010.

［10］ Godwin JD,Tarrer RD,刘荫棣. 肺的副裂［J］. 国外医学(临床放射学分册),1986,(4):218-220.

［11］ 刘桂付,谢家政,柯永胜. 右肺上叶奇叶合并右肺下叶肺癌 1 例［J］. 沈阳医学院学报,2021,23(4):370-372.

［12］ 孙即昆,赵崇伟主编. 肺外科学［M］. 北京:人民卫生出版社,1987.

［13］ 张传森,党瑞山主编. 外科及断层影像应用解剖学［M］. 第 2 版. 上海:第二军医大学出版社,2011.

［14］ 姜宗来,于伟勇,张炎编著. 胸心外科临床解剖学［M］. 济南:山东科学技术出版社,2010.

［15］ 陶绍霖,李青元,康珀铭,等. 经前侧入路机器人辅助肺叶切除术 180 例临床分析［J］. 中国胸心血管外科临床杂志,2020,27(10):1140-1144.

［16］ AL-MNAYYIS A,AL-ALAMI Z,ALTAMIMI N,et al. Azygos Lobe:Prevalence of an Anatomical Variant and Its Recognition among Postgraduate Physicians［J］. Diagnostics(Basel),2020,10(7):470.

［17］ BAI C,CHOI C M,CHU C M,et al. Evaluation of pulmonary nodules:clinical practice consensus guidelines for Asia［J］. Chest,2016,150(4):877-893.

［18］ 姜格宁,陈昶,朱余明,等. 上海市肺科医院磨玻璃结节早期肺腺癌的诊疗共识(第一版)［J］. 中国肺癌杂志,2018,21(3):147-159.

［19］ SUZUKI K,KOIKE T,ASAKAWA T,et al. A prospective radiological study of thin-section computed tomography to predict pathological noninvasiveness in peripheral clinical IA lung cancer(Japan Clinical Oncology Group 0201)［J］. J Thorac Oncol,2011,6(4):751-756.

［20］ ROSTAD H,STRAND T E,NAALSUND A,et al. Resected synchronous primary malignant lung tumors:a population-based study［J］. Ann Thorac Surg,2008,85(1):204-209.

［21］YU Y C,HSU P K,YEH Y C,et al. Surgical results of synchronous multiple primary lung cancers:similar to the stage-matched solitary primary lung cancers? ［J］. Ann Thorac Surg,2013,96（6）:1966-1974.

［22］DE LEYN P,DOOMS C,KUZDZAL J,et al. Revised ESTS guidelines for preoperative mediastinal lymph node staging for non-small-cell lung cancer ［J］. Eur J Cardiothorac Surg,2014,45（5）:787-798.

［23］ASAMURA H,CHANSKY K,CROWLEY J,et al. The International Association for the Study of Lung Cancer Lung Cancer Staging Project:Proposals for the Revision of the N Descriptors in the Forthcoming 8th Edition of the TNM Classification for Lung Cancer ［J］. J Thorac Oncol,2015,10（12）:1675-1684.

［24］DARLING G E,ALLEN M S,DECKER P A,et al. Randomized trial of mediastinal lymph node sampling versus complete lymphadenectomy during pulmonary resection in the patient with N0or N1（less than hilar）non-small cell carcinoma:results of the American College of Surgery Oncology Group Z0030 Trial ［J］. J Thorac Cardiovasc Surg,2011,141（3）:662-670.

［25］BRUNELLI A,CHARLOUX A,BOLLIGER C T,et al. ERS/ESTS clinical guidelines on fitness for radical therapy in lung cancer patients（surgery and chemo-radiotherapy）［J］. Eur Respir J,2009,34（1）:17-41.

［26］CHEN W,ZHENG R,BAADE P D,et al. Cancer statistics in China,2015 ［J］. CA Cancer J Clin,2016,66（2）:115-132.

［27］DARLING G E,ALLEN M S,DECKER P A,et al. Randomized trial of mediastinal lymph node sampling versus complete lymphadenectomy during pulmonary resection in the patient with N0 or N1（less than hilar）non-small cell carcinoma:results of the American College of Surgery Oncology Group Z0030 Trial ［J］. J Thorac Cardiovasc Surg,2011,141（3）:662-670.

［28］DETTERBECK F C,POSTMUS P E,TANOUE L T. The stage classification of lung cancer:Diagnosis and management of lung cancer,3rd ed:American College of Chest Physicians evidence-based clinical practice guidelines ［J］. Chest,2013,143（5 Suppl）:e191S-e210S.

［29］HISHIDA T,MIYAOKA E,YOKOI K,et al. Lobe-Specific Nodal Dissection for Clinical Stage I and Ⅱ NSCLC:Japanese Multi-Institutional Retrospective Study Using a Propensity Score Analysis ［J］. J Thorac Oncol,2016,11（9）:1529-1537.

［30］LEVENTAKOS K,PEIKERT T,MIDTHUN D E,et al. Management of Multifocal Lung Cancer:Results of a Survey ［J］. J Thorac Oncol,2017,12（9）:1398-1402.

［31］SHIMADA Y,SAJI H,OTANI K,et al. Survival of a surgical series of lung cancer patients with synchronous multiple ground-glass opacities,and the management of their residual lesions ［J］. Lung Cancer,2015,88（2）:174-180.

［32］GAO R W,BERRY M F,KUNDER C A,et al. Survival and risk factors for progression after resection of the dominant tumor in multifocal,lepidic-type pulmonary adenocarcinoma ［J］. J Thorac Cardiovasc Surg,2017,154（6）:2092-2099.e2.

［33］KOCATURK C I,GUNLUOGLU M Z,CANSEVER L,et al. Survival and prognostic factors in surgically resected synchronous multiple primary lung cancers ［J］. Eur J Cardiothorac Surg,2011,39（2）:160-166.

［34］LIU M,HE W,YANG J,et al. Surgical treatment of synchronous multiple primary lung cancers:a retrospective analysis of 122 patients［J］. J Thorac Dis,2016,8（6）:1197-1204.

［35］KOZOWER B D,LARNER J M,DETTERBECK F C,et al. Special treatment issues in non-small cell lung cancer:Diagnosis and management of lung cancer,3rd ed:American College of Chest Physicians evidence-based clinical practice guidelines［J］. Chest,2013,143（5 Suppl）:e369S-e399S.

［36］KERRIGAN D C,SPENCE P A,CRITTENDEN M D,et al. Methylene blue guidance for simplified resection of a lung lesion［J］. Ann Thorac Surg,1992,53（1）:163-164.

［37］YAO F,YAO J,XU L,et al. Computed tomography-guided cyanoacrylate localization of small pulmonary nodules:feasibility and initial experience［J］. Interact Cardiovasc Thorac Surg,2019,28（3）:387-393.

［38］HUANG B Y,ZHOU J J,SONG X Y,et al. Clinical analysis of percutaneous computed tomography-guided injection of cyanoacrylate for localization of 115 small pulmonary lesions in 113 asymptomatic patients［J］. J Int Med Res,2019,47（5）:2145-2156.

［39］CHO S,YANG H,KIM K,et al. Pathology and prognosis of persistent stable pure ground-glass opacity nodules after surgical resection［J］. Ann Thorac Surg,2013,96（4）:1190-1195.

［40］SIM H J,CHOI S H,CHAE E J,et al. Surgical management of pulmonary adenocarcinoma presenting as a pure ground-glass nodule［J］. Eur J Cardiothorac Surg,2014,46（4）:632-636.

［41］THISTLETHWAITE P A,GOWER J R,HERNANDEZ M,et al. Needle localization of small pulmonary nodules:Lessons learned［J］. J Thorac Cardiovasc Surg,2018,155（5）:2140-2147.

［42］CALLISTER M E,BALDWIN D R,AKRAM A R,et al. British Thoracic Society guidelines for the investigation and management of pulmonary nodules［J］. Thorax,2015,70 Suppl 2:ii1-ii54.

［43］OKUMURA T,KONDO H,SUZUKI K,et al. Fluoroscopy-assisted thoracoscopic surgery after computed tomography-guided bronchoscopic barium marking［J］. Ann Thorac Surg,2001,71（2）:439-442.

［44］SAKAMOTO T,TAKADA Y,ENDOH M,et al. Bronchoscopic dye injection for localization of small pulmonary nodules in thoracoscopic surgery［J］. Ann Thorac Surg,2001,72（1）:296-297.

［45］MOON S W,CHO D G,CHO K D,et al. Fluoroscopy-assisted thoracoscopic resection for small intrapulmonary lesions after preoperative computed tomography-guided localization using fragmented platinum microcoils［J］. Thorac Cardiovasc Surg,2012,60（6）:413-418.

［46］ZHOU Z,WANG Z,ZHENG Z,et al. An "alternative finger" in robotic-assisted thoracic surgery:intraoperative ultrasound localization of pulmonary nodules［J］. Med Ultrason,2017,19（4）:374-379.

［47］ANAYAMA T,QIU J,CHAN H,et al. Localization of pulmonary nodules using navigation bronchoscope and a near-infrared fluorescence thoracoscope［J］. Ann Thorac Surg,2015,99（1）:224-230.

［48］ZHANG C,LIN H,FU R,et al. Application of indocyanine green fluorescence for precision sublobar resection［J］. Thorac Cancer,2019,10（4）:624-630.

［49］ENDO M,KOTANI Y,SATOUCHI M,et al. CT fluoroscopy-guided bronchoscopic dye marking for resection of small peripheral pulmonary nodules［J］. Chest,2004,125（5）:1747-1752.

［50］VANDONI R E,CUTTAT J F,WICKY S,et al. CT-guided methylene-blue labelling before thoracoscopic resection of pulmonary nodules［J］. Eur J Cardiothorac Surg,1998,14（3）:265-270.

［51］HSU P K,WU Y C. Electromagnetic Navigation-Guided One-Stage Dual Localization of Small Pulmonary Nodules［J］. Chest,2018,154（6）:1462-1463.

［52］周清华,范亚光,王颖,等. 中国肺癌低剂量螺旋 CT 筛查指南（2018 年版）［J］. 中国肺癌杂志,2018,21（2）: 67-75.

［53］中华医学会呼吸病学分会肺癌学组,中国肺癌防治联盟专家组. 肺结节诊治中国专家共识（2018 年版）［J］. 中华结核和呼吸杂志,2018,41（10）:763-771.

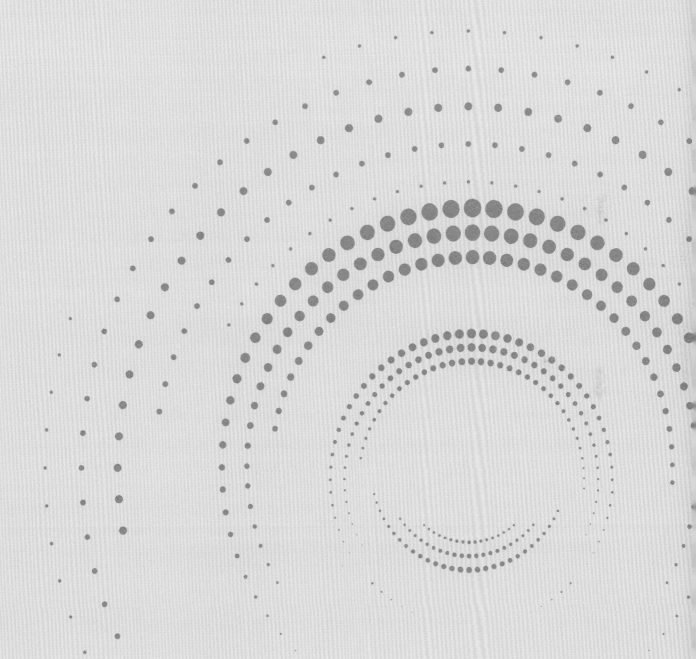

第六章

机器人辅助胸外科日间手术实例

第一节

右肺上叶肺叶切除术病例展示

【病情介绍】

患者男性,51 岁。于 2021 年 12 月 1 日就诊于中南大学湘雅医院胸外科门诊。

10 天前患者于外院体检发现右肺上叶多发结节,无咳嗽、咳痰,无胸闷、胸痛,无气促,无呼吸困难,无发热、畏寒,无盗汗,就诊于当地医院,未做特殊治疗。有吸烟史,既往吸烟 20 年,平均 20 支/天,已戒烟 5 年,无高血压、糖尿病、冠心病等基础疾病,无脑梗死等血栓病史。患者为求进一步治疗就诊于中南大学湘雅医院胸外科门诊。

考虑患者为中年男性,右肺上叶多发结节,有手术指征,预估手术时间在 2 小时以内,经综合评估,认为患者具备接受机器人辅助胸外科日间手术的条件。与患者沟通后,患者及家属同意进行机器人辅助胸外科日间手术。胸外科门诊完善相关术前检验检查,未见明显手术禁忌证,麻醉科门诊完善术前麻醉评估,康复科进行术后康复训练指导。完成相关评估及手术预约后,等待手术。

【术前检查】

1. **胸部 CT** 右肺上叶后段实性结节,大小约 25mm×14mm,呈分叶状,与周围血管关系密切;平均 CT 值为 38HU,动脉期 53HU,静脉期 49HU;右肺上叶前段见一纯磨玻璃结节,大小约 5mm×4mm;右肺上叶前段见一实性结节,大小约 4mm×3mm(图 6-1-1)。

2. **电子支气管镜** 声门:声带可见滤泡样囊肿,闭合可。气管、隆突:未见异常。右肺:1~4 级支气管黏膜充血肿胀,表面光滑,管腔通畅,未见活动性出血及新生物。左肺:1~4 级支气管黏膜充血肿胀,表面光滑,管腔通畅,未见活动性出血及新生物。影像学所示病变镜下未探及,考虑支气管炎症(图 6-1-2)。

3. **心电图** 窦性心律,肢导联 QRS 波群低电压倾向。

4. **腹部彩色多普勒超声** 脂肪肝,左肝钙化灶,右肝实质性结节。

【手术介绍】

患者右肺上叶多发结节,较大者为实性结节,位于后段,大小约 25mm×14mm,右肺上叶前段见一纯磨玻璃结节,大小约 5mm×4mm,以及一实性结节,大小约 4mm×3mm。经影像学评估,转移不能排除,根据患者结节情况考虑手术方式为右肺上叶肺叶切除术。与患者沟通病情及手术风险后,患者同意手术方式并签署手术同意书。

患者于手术当日 08:00 进入中南大学湘雅医院日间病房,完善术前资料准备。患者于 09:00 进入手术等待区,核对信息并置入留置针。根据手术方式设计,麻醉医师于术前 30 分钟在超声

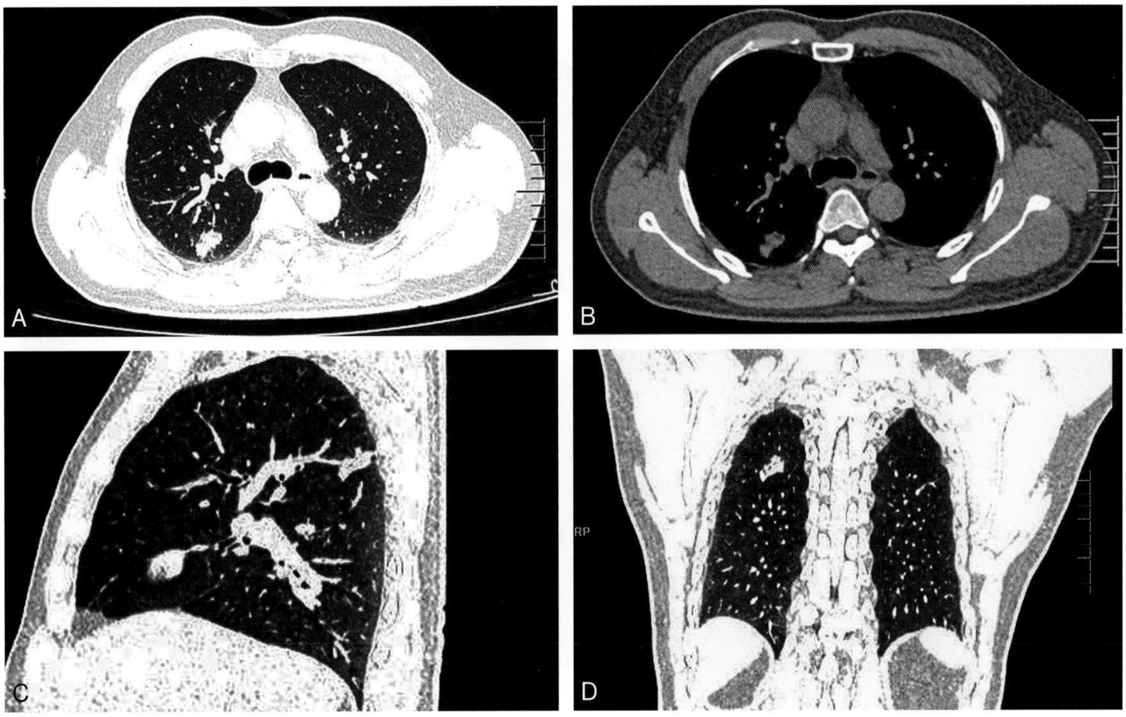

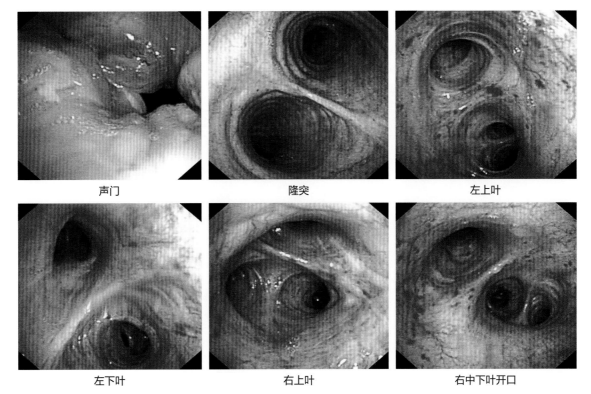

图 6-1-1　肺结节 CT 影像
A. 横断面肺窗；B. 横断面纵隔窗；C. 矢状面肺窗；D. 冠状面肺窗。

声门　　　　　　　　　　隆突　　　　　　　　　　左上叶

左下叶　　　　　　　　　右上叶　　　　　　　右中下叶开口

图 6-1-2　右肺上叶多发结节患者术前电子支气管镜所见

引导下分别于第 6 肋间神经根旁和第 4 肋间神经根旁注射 0.375% 罗哌卡因 20ml 进行肋间神经阻滞。手术取右侧腋中线第 7 肋间作为观察孔,取腋前线第 6 肋间、腋后线第 8 肋间作为操作孔,取第 4 肋间作为辅助孔。常规麻醉后取左侧卧位固定患者,沿上述切口设计切开皮肤置入密封件,沿辅助孔置入切口保护套。连接观察孔机器人机械臂,置入机器人胸腔镜镜头,将定位标记对准右上肺门进行机械臂预设位置自动定位。定位成功后连接剩余机械臂。背侧操作孔置入带孔双极钳,腹侧操作孔置入永久电钩。助手使用肺叶钳将右肺上叶向后上方牵引,充分暴露肺门结构(图 6-1-3)。打开右上肺门胸膜组织,清扫第 4 组淋巴结。使用永久电钩充分游离右上肺门结构(图 6-1-4)。使用带孔双极钳从右肺上叶静脉下方将软组织顶起,打开右肺上叶静脉间隙,充分游离右肺上叶静脉后(图 6-1-5),用丝线牵引静脉。调整胸腔镜镜头位置,于无名静脉下方打开右肺上叶动脉间隙,充分游离右肺上叶动脉。主刀医师使用带孔双极钳将右肺上叶向后方推移,助手提起静脉牵引丝线,使用切割缝合器白钉通过静脉间隙,缓慢抽出丝线后使用切割缝合器白钉离断右肺上叶静脉。使用同样方法离断右肺上叶动脉。离断右肺上叶动脉后见第 12 组淋巴结于支气管上方,使用带孔双极钳将淋巴结向上牵引后使用永久电钩进行淋巴结采样(图 6-1-6)。使用永久电钩游离支气管前侧表面软组织,暴露支气管。翻转右肺上叶,从后纵隔暴露肺门。使用永久电钩游离软组织,从后方打开纵隔间隙,游离支气管后侧组织,彻底暴露右肺上叶支气管。使用切割缝合器绿钉从前侧沿支气管间隙夹闭支气管。嘱麻醉医师鼓肺,检查右中肺及右肺下叶能否顺利膨起,确认无误后离断上肺支气管。恢复右肺上叶解剖位置,用肺叶钳将右肺上叶向上提起,充分暴露肺裂。使用切割缝合器蓝钉沿肺裂裁剪右肺上叶,完整切除右肺上叶(图 6-1-7)。使用标本带装好右肺上叶后沿辅助操作孔取出右肺上叶。将余肺向上牵引暴露右下肺叶韧带,离

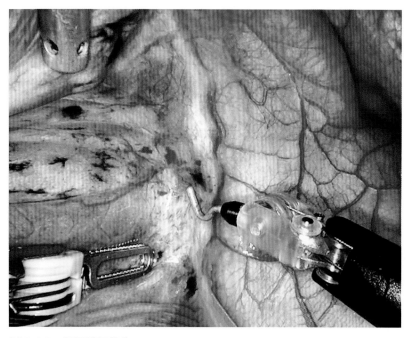

图 6-1-3　暴露肺门结构

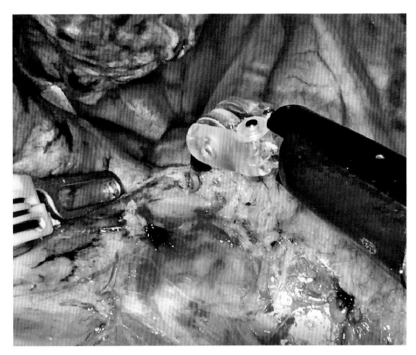

图 6-1-4 游离右上肺门结构

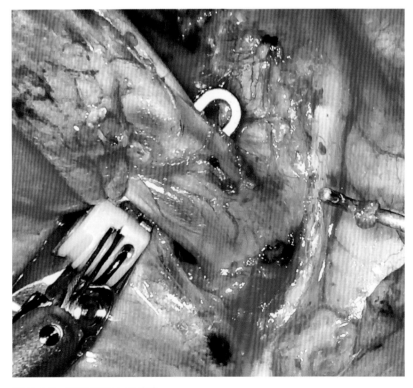

图 6-1-5 游离右肺上叶静脉

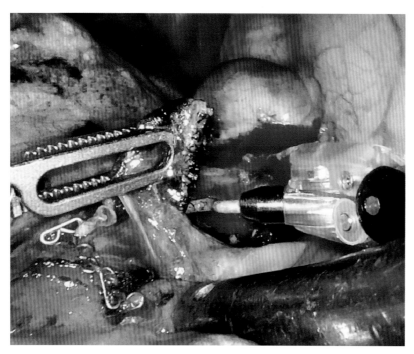

图 6-1-6　第 12 组淋巴结采样

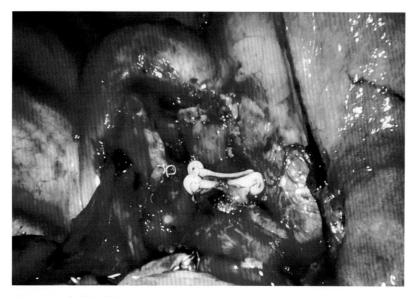

图 6-1-7　完整切除右肺上叶

断右下肺叶韧带并清扫第 9 组淋巴结。使用圈钳纱布将余肺向前侧推移,暴露第 7 组淋巴结,使用永久电钩对第 7 组淋巴结进行清扫。调整视野范围,清扫第 2 组、第 4 组淋巴结。使用 500ml 生理盐水冲洗胸腔后检查残端及胸壁无明显活动性出血。使用 1 000ml 灭菌盐水淹没残端后,嘱麻醉医师鼓肺至气道压 20mmHg,未见明显漏气。沿观察孔置入胸腔闭式引流管,放置于肋膈角。缝合切口,固定引流管,连结胸腔闭式引流瓶。手术结束,患者返回麻醉后监测治疗室(post anesthesia care unit,PACU)进行麻醉复苏。

【术后情况】

患者于 11:30 手术完毕后送往 PACU 观察,手术过程 100 分钟,术中出血 30ml,输液 500ml,患者于 PACU 观察 60 分钟后于 12:30 返回日间病房。返回病房后即抬高床位到 30°,以帮助患者引流胸腔积液。返回病房时引流量约 100ml,疼痛视觉模拟评分(visual analogue scale,VAS)为 4 分。鼓励患者咳嗽。患者返回病房 2 小时后,嘱患者下床站立活动,患者诉胸痛、气促拒绝配合,请康复科医师于床旁指导患者进行呼吸训练。患者 16:10 诉排尿困难,予以腹部热敷后排尿 200ml 左右,18:00 术后查房时嘱患者下床行步行训练 200 米,患者在家属搀扶下顺利步行 300 米左右。术后 6 小时引流量约为 230ml,手术后第 1 天 08:00 患者复查胸部 X 线片示:机器人辅助胸腔镜下右肺上叶肺癌根治术+淋巴结清扫术+胸膜粘连松解术后,双肺纹理增多,双肺可见条索影及斑片影,心影增大呈术后改变,右侧胸腔可见置管影。双侧肋膈角及后肋膈角清晰锐利(图 6-1-8)。经家属帮助步行返回病房,步行距离约 2 000m。

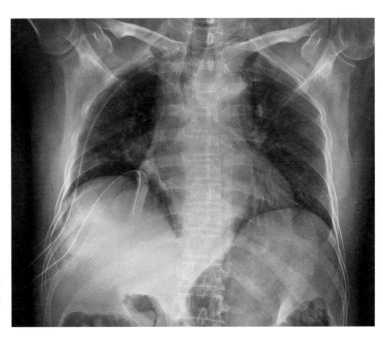

图 6-1-8　机器人辅助胸腔镜下右肺上叶肺癌根治术+淋巴结清扫术+胸膜粘连松解术后胸部 X 线片

患者术后无明显发热、畏寒,无恶心、呕吐,术后胸腔闭式引流液体约 260ml。经评估患者术后康复良好,无明显并发症,达到出院标准。与家属沟通交代注意事项后,患者于术后第 1 天 10:30 办理手续出院。出院时采用日常生活活动(activities of daily living,ADL)评分表对患者进行日常生活能力评估,患者得分为 80 分,日常生活能力良好。

【术后病理结果】

肿瘤所在位置:右肺上叶。肿瘤大体类型:周围型单发。肿瘤大小:25mm×14mm(结合临床)。组织学类型:腺泡型腺癌(ICD-O 编码 8551/3)50%;乳头型腺癌(ICD-O 编码 8260/3)30%;贴壁型腺癌(ICD-O 编码 8250/3)20%。组织学分化:中分化。脉管内癌栓(-);神经侵犯(-);支气管切缘(-);余肺(-)。淋巴结转移情况:总数 0/6(转移数/淋巴结总数);第 2 组(0/1);第 4 组(0/1);第 7 组(0/1);第 9 组(0/1);第 11 组(0/3)。病理学分期:pT1cN0M0。免疫组织化学:CK7(+),TTF-1(+),NapsinA(+),ALK 对照 x3/EML4-ALK(ventana)(-),EBER(原位杂交)(-),Ki67(约 15%+),P53(突变型),CEA(+)。

【术后 1 个月随访情况】

患者于 2022 年 1 月 17 日返院行术后复查完善相关检查。

1. 胸部 CT 右肺上叶肺癌根治术后。与 2021 年 12 月 4 日的术前 X 线片对比,现在的 X 线片示右肺缩小,呈右肺上叶切除术后改变,右膈上抬。双肺纹理增多,双下肺野见条索状密度增高影,边界清晰。心膈影正常。其余情况基本同前(图 6-1-9)。

2. 颈部彩色多普勒超声 未见明显淋巴结肿大。

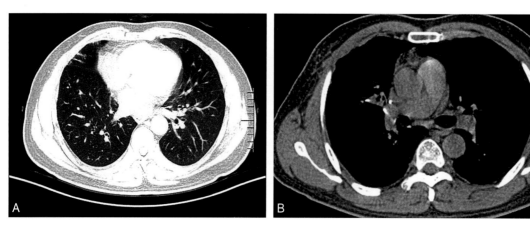

图 6-1-9 机器人辅助胸腔镜下右肺上叶肺癌根治术+淋巴结清扫术+胸膜粘连松解术后 1 个月 CT 影像
A. 横断面肺窗;B. 横断面纵隔窗。

(付军科 李 明)

第二节

左肺上叶舌段切除术病例展示

【病情介绍】

患者女性,46岁。于2021年12月1日就诊于中南大学湘雅医院胸外科门诊。

1个月前患者于外院体检时发现左肺上叶结节,无咳嗽、咳痰,无胸闷、胸痛,无气促,无呼吸困难,无发热、畏寒,无盗汗,就诊于当地医院,未做特殊治疗。患者无吸烟史,无高血压、糖尿病、冠心病等基础疾病,无脑梗死等血栓病史,为求进一步治疗就诊于中南大学湘雅医院胸外科门诊。

考虑患者为中年女性,左肺上叶结节,有手术指征,预估手术时间在2小时以内,经综合评估,认为患者具备接受机器人辅助胸外科日间手术的条件。与患者沟通后,患者及家属同意进行机器人辅助胸外科日间手术。胸外科门诊完善相关术前检验检查,未见明显手术禁忌证,麻醉科门诊完善术前麻醉评估,康复科进行术后康复训练指导。完成相关评估及手术预约后,等待手术。

【术前检查】

1. 胸部CT 左肺上叶舌段见一混合磨玻璃结节,大小约20mm×15mm,内见血管穿行,增强扫描强化不明显。纵隔内未见肿大淋巴结影,双侧胸膜肥厚。左肺上叶混合磨玻璃结节,肺部结节CT报告分级系统(lung reporting and data system,LU-RADS)4B,早期肺癌可能性大(图6-2-1)。

2. 电子支气管镜 声门、气管、隆突:未见异常。右肺:1~4级支气管黏膜充血肿胀,表面光滑,管腔通畅,未见活动性出血及新生物。左肺:1~4级支气管黏膜充血肿胀,表面光滑,管腔通畅,未见活动性出血及新生物。在左上叶支气管予生理盐水灌洗,留取肺泡灌洗液行病原学检测。影像学所示病变镜下未探及。考虑支气管炎症(图6-2-2)。

3. 心电图 窦性心律,正常心电图。

4. 肺功能基本检查 用力肺活量(forced vital capacity,FVC):A,第1秒用力呼气量(forced expiratory volume in first second,FEV1):A。肺通气功能正常。

5. 腹部彩色多普勒超声 肝、胆、脾、胰未见明显异常,门静脉系未见明显异常,双侧肾上腺区未见明显肿块。

6. 3D重建 结节局限于左肺上叶舌段(图6-2-3)。

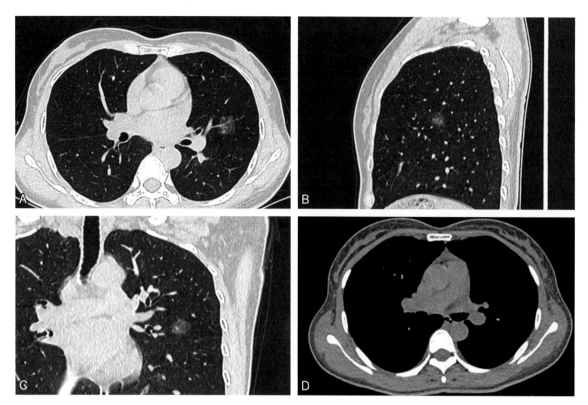

图 6-2-1　肺结节 CT 影像

A. 横断面肺窗；B. 横断面纵隔窗；C. 矢状面肺窗；D. 冠状面肺窗。

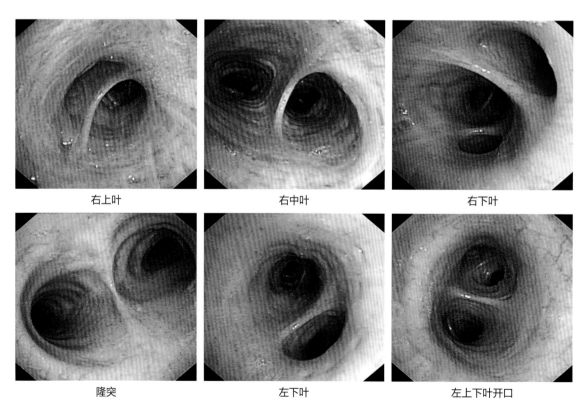

图 6-2-2　左肺上叶结节患者术前电子支气管镜所见

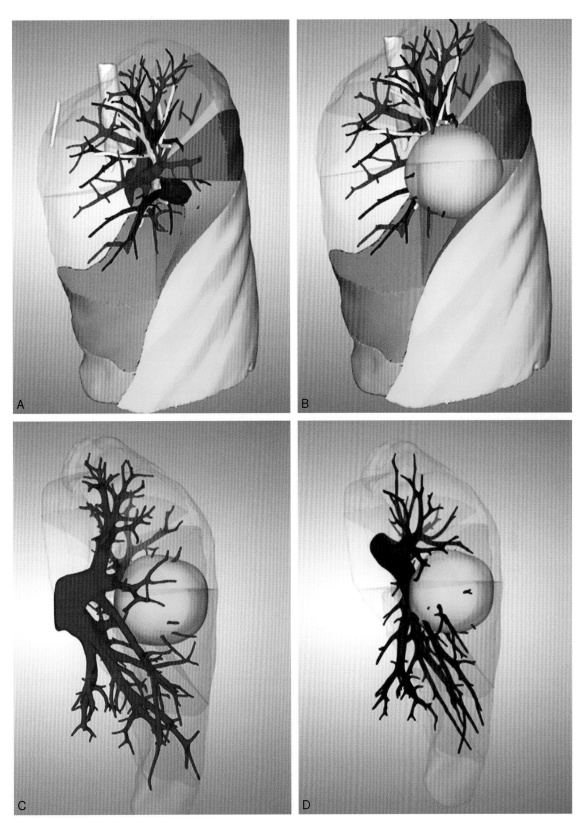

图 6-2-3　左肺上叶舌段结节 3D 重建所见

A. 结节位置；B. 结节 2cm 切缘球范围；C. 2cm 切缘球与肺动脉各分支关系；D. 2cm 切缘球与肺静脉各分支关系

【手术介绍】

患者左肺上叶混合磨玻璃结节,位于舌段,大小约 20mm×15mm,内见血管穿行及周围血管扭曲影。患者胸部 CT 肺窗提示结节实性成分占比约 30%,结合 3D 重建影像考虑手术方式为左肺上叶肺段切除术。与患者沟通病情及手术风险后,患者同意手术方式并签署手术同意书。

患者手术当日 08:00 进入中南大学湘雅医院日间病房,完善术前资料准备。患者于 10:00 进入手术等待区,核对基本信息后置入留置针。根据手术方式设计,麻醉医师于术前 30 分钟在超声引导下分别于左侧第 6 肋间神经根旁和第 4 肋间神经根旁注射 0.375% 罗哌卡因 20ml 进行肋间神经阻滞。手术取左侧腋中线第 7 肋间作为观察孔,取腋前线第 6 肋间、腋后线第 8 肋间作为操作孔,取第 4 肋间作为辅助孔。常规麻醉后取右侧卧位,沿上述切口设计切开皮肤置入钝型闭孔器和密封件,沿辅助孔切开胸壁并放置切口保护套。连接观察孔机器人机械臂,置入机器人胸腔镜镜头,将定位标记对准左肺上叶舌段段门进行机械臂预设位置自动定位。定位成功后连接剩余机械臂。腹侧操作孔置入带孔双极钳,背侧操作孔置入永久电钩。助手使用肺叶钳将左肺上叶向前下方牵引,充分暴露肺门与主动脉间隙(图 6-2-4)。使用永久电钩沿主动脉下缘分离脏胸膜与纵隔组织,充分暴露左上肺门。使用带孔双极钳将第 6 组淋巴结向上牵引并完成淋巴结采样。助手松开左上方牵引,使用吸引器将左肺上叶向上推移;主刀医师使用带孔双极钳将左肺下叶向下推移,暴露肺裂(图 6-2-5)。使用永久电钩沿肺裂分离肺叶间隙,使用切割缝合器裁剪肺组织分离左肺上叶及左肺下叶。分离左肺上叶和左肺下叶后可充分暴露肺门结构(图 6-2-6)。使用带孔双极钳和永久电钩采样肺门淋巴结。结合术前 3D 重建,精准定位左肺上叶舌段动脉及侧支动脉,使用可吸收生物夹阻断该动脉。使用能量器械从动脉远端离断动脉。暴露段门结构,对段门淋巴结进行采样。继续游离段门组织,充分暴露左肺上叶舌段静脉,使用切割缝合器离断该静脉。调整镜头位置,充分观察患者整个左肺,调整视野滤镜后由护士于外周静脉注射吲哚菁绿。采用反染法显示预定切除的肺段,用电钩沿着染色边缘进行烧灼标记肺段边缘(图 6-2-7)。使用切割缝合器沿烧灼标记边缘裁剪肺组织,完整切除左肺上叶舌段。使用标本袋装取手术标本。从辅助孔倒入 500ml 生理盐水进行胸腔冲洗。再使用 1 000ml 灭菌盐水淹没残端,嘱麻醉医师膨肺至气道压 20mmHg,未见明显漏气。填入可吸收止血纱布于段门处。检查无明显出血后沿观察孔置入胸腔闭式引流管,置于肋膈角进行充分引流。缝合各切口,连接胸腔闭式引流瓶。手术结束,患者返回 PACU 进行麻醉复苏。

【术后情况】

患者于 12:20 手术结束送往 PACU 观察,手术过程 80 分钟,术中出血 40ml,输液 900ml,患者于 PACU 观察 30 分钟后于 12:50 分返回日间病房。返回病房即抬高床位到 30°,以帮助患者引流胸腔积液。返回病房时引流量约 40ml,VAS3 分。患者返回病房 3 小时后,在家属帮助下下床站立活动,于床旁站立 5 分钟,扶床缓慢步行 10 米。下午 6 点查房时患者自诉已排尿,切口敷料干燥,未诉呼吸困难、胸闷等不适,左侧胸腔闭式引流管总计引流出血性液体约 80ml,均可见明

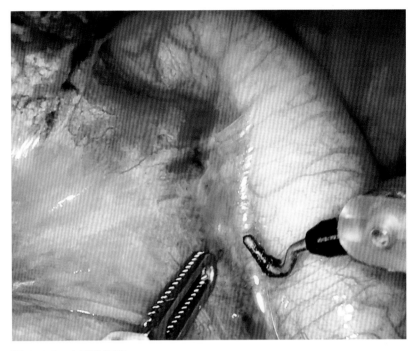

图 6-2-4　主动脉间隙

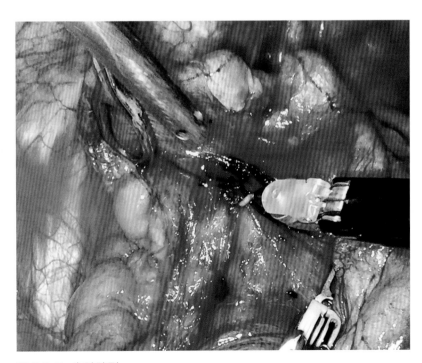

图 6-2-5　左肺肺裂

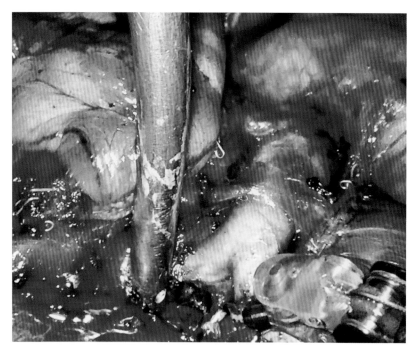

图 6-2-6 左肺肺门结构

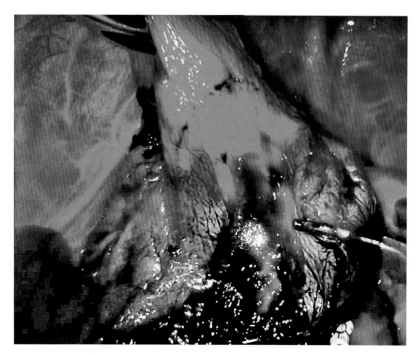

图 6-2-7 用吲哚菁绿反染法标记肺段

显水柱波动,嘱患者下床行步行训练 200 米,患者在家属搀扶下顺利完成步行训练。术后第 1 天 08:00 患者复查胸部 X 线片示:左肺上叶舌段切除术后,左肺体积缩小,左膈上抬,呈术后改变。左侧胸腔内见引流管影,余肺复张良好,无明显气胸(图 6-2-8)。经家属帮助步行返回病房,步行距离约 500 米。患者术后无明显发热、畏寒,无恶心、呕吐,术后胸腔闭式引流液体约 190ml。经评估患者术后康复良好,无明显并发症,达到出院标准。与家属沟通交代注意事项后患者于术后第 1 天 10:30 办理手续出院。出院时采用 ADL 评分表对患者进行日常生活能力评估,患者得分为 75 分,日常生活能力良好。

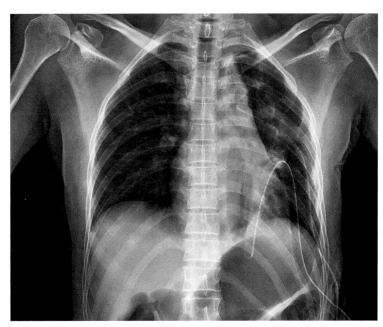

图 6-2-8　左肺上叶舌段切除
术后胸部 X 线片

【术后病理结果】

肿瘤所在位置:左肺上叶。肿瘤大体类型:周围型。肿瘤大小:最大径 2cm。组织学类型:微浸润性腺癌,非黏液型(ICD-O 编码 8256/3)。组织学分化:高分化。脉管内癌栓:(–);神经侵犯:(–);肺膜浸润:(–);切缘:(–);余肺:(–)。气道播散(spread through air space,STAS):无。淋巴结转移情况:总数(0/7)(转移数/淋巴结总数);第 6 组(0/1);第 7 组(0/1);第 9 组(0/1);第 10 组(0/2);第 11 组(0/2)。病理学分期:pT1cN0M0。免疫组织化学:CK7(+),TTF-1(+),NapsinA(+),ALK 对照 x3/EML4-ALK(ventana)(–),EBER(原位杂交)(–),Ki67(2%+),CD34(+),CEA(+)。

【术后 1 个月随访情况】

患者于 2022 年 1 月 10 日返院行术后复查完善相关检查。

1. 胸部 CT 与 2021 年 11 月 15 日的术前胸部 CT 影像对比：①左肺上叶肺癌根治术后改变，左肺上叶舌段病灶已切除，未见残留及复发征象，残余左肺少许炎症；②双肺微小结节同前（图 6-2-9）。

2. 腹部彩色多普勒超声 脂肪肝，肝大，胰腺实质回声增强。

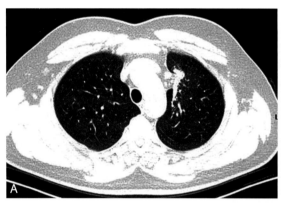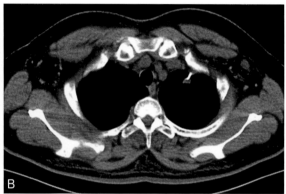

图 6-2-9 左肺上叶舌段切除术后 1 个月胸部 CT 影像
A. 横断面肺窗；B. 横断面纵隔窗。

（高 阳 易 斌）

第三节

右肺上叶尖段切除术病例展示

【病情介绍】

患者女性,44 岁。于 2021 年 12 月 1 日就诊于中南大学湘雅医院胸外科门诊。

1 年前患者于外院体检时发现右肺上叶结节,无胸闷、胸痛,无咳嗽、咳痰,无气促,无发热、畏寒,无呼吸困难,无盗汗,就诊于当地医院未做特殊治疗,半年前于外院随访观察 CT,自诉结节未见明显变化。1 周前患者复查胸部 CT 示结节较前增大,为求进一步治疗就诊于中南大学湘雅医院胸外科门诊。患者无吸烟史,无高血压、糖尿病、冠心病等基础疾病,无脑梗死等血栓病史。

考虑患者为中年女性,右肺上叶结节较前增大,考虑恶性可能性大,有手术指征,预估手术时间在 2 小时以内,综合评估患者情况,认为患者具备机器人辅助胸外科日间手术条件。与患者沟通后,患者及家属同意进行机器人辅助胸外科日间手术。胸外科门诊完善相关术前检验检查,未见明显手术禁忌证,麻醉科门诊完善术前麻醉评估,康复科进行术后康复训练指导。完成相关评估及手术预约后,等待手术。

【术前检查】

1. 胸部增强 CT 双肺支气管血管束增粗紊乱,右肺上叶尖段磨玻璃样结节较 2020 年 11 月 4 日稍增大,现大小约为 9mm×7mm,密度较前稍增高,并可见血管集束征;气管支气管通畅,叶间裂无移位,纵隔内未见明显增大淋巴结,无胸腔积液征。增强后未见明显异常强化灶(图 6-3-1)。

2. 电子支气管镜 声门、气管、隆突:未见异常。右肺:1~4 级支气管黏膜充血肿胀,表面光滑,管腔通畅,未见活动性出血及新生物。左肺:1~4 级支气管黏膜充血肿胀,表面光滑,管腔通畅,未见活动性出血及新生物。考虑支气管炎症,影像学所示病变镜下未探及(图 6-3-2)。

3. 心电图 窦性心律,肢导联 QRS 波群低电压倾向。

4. 腹部彩色多普勒超声 脂肪肝,左肝钙化灶,右肝实质性结节。

5. 3D 重建 患者右肺上叶尖段结节局限于单一肺段内(图 6-3-3)。

【手术介绍】

患者右肺上叶多发结节,随访 1 年,较前有明显变化,考虑恶性可能性大,具有手术指征。因考虑后段结节良性可能性大,建议继续观察,但患者强烈要求同期处理后段结节,根据患者意愿结合患者后段结节情况综合考虑手术方式为右肺上叶尖段合并后段切除术。与患者沟通病情及手术风险后患者同意治疗方式并签署手术同意书。

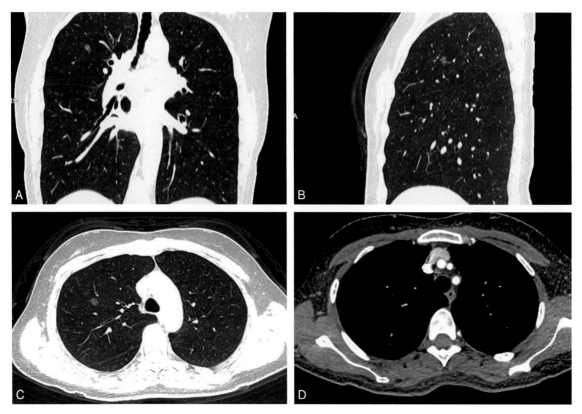

图 6-3-1　肺结节增强 CT 影像
A. 横断面肺窗；B. 横断面纵隔窗；C. 矢状面肺窗；D. 冠状面肺窗。

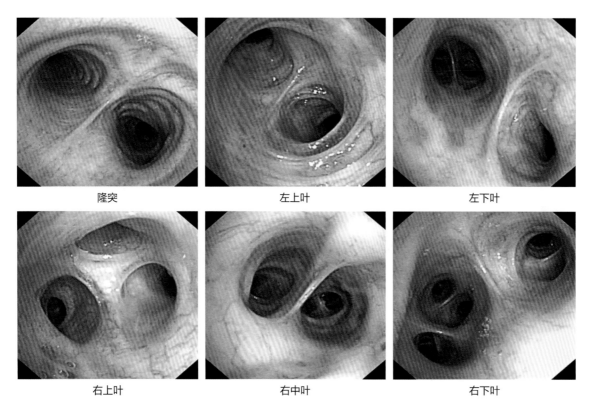

隆突　　　　　　　　　左上叶　　　　　　　　　左下叶

右上叶　　　　　　　　　右中叶　　　　　　　　　右下叶

图 6-3-2　右肺上叶尖段结节患者术前电子支气管镜所见

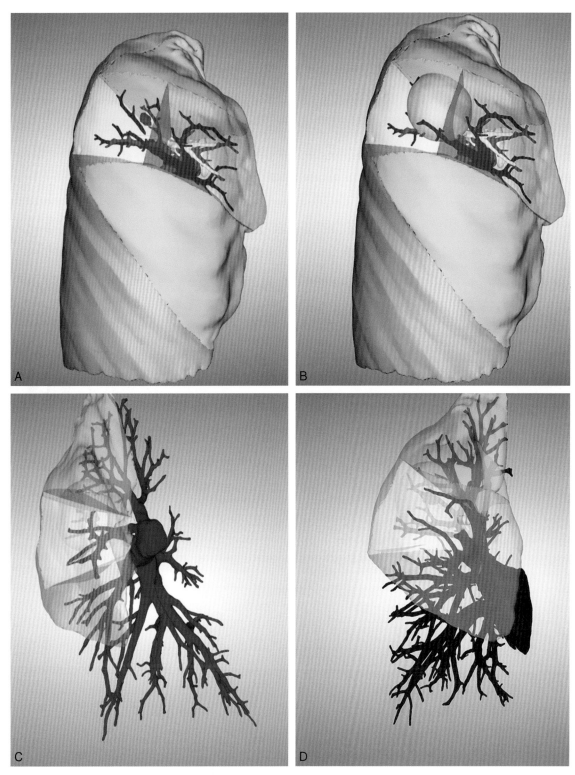

图 6-3-3　右肺上叶尖段结节 3D 重建影像

患者于手术当日入住中南大学湘雅医院日间病房,完善术前资料准备后进入手术等待区,核对信息后置入留置针。根据手术设计,麻醉医师于术前30分钟在超声引导下分别于右侧第6椎旁神经根和第4椎旁神经根注射0.375%罗哌卡因20ml进行肋间神经阻滞。常规麻醉成功后取腋中线第7肋间作为观察孔,取腋前线第6肋间、腋后线第8肋间作为操作孔,取第4肋间作为辅助孔。取左侧卧位固定患者。沿上述切口设计切开皮肤置入钝型闭孔器和密封件,于第4肋间切开长约3cm辅助孔。连接观察孔机器人机械臂,置入机器人镜头,将镜头定位点对准右肺上叶尖段段门进行机械臂预设位置自动定位。定位成功后连接所有机械臂。于背侧操作孔置入带孔双极钳,腹侧操作孔置入永久电钩。助手使用肺叶钳将右肺上叶向上提起,主刀医师使用带孔双极钳将下肺向下牵引,充分暴露肺裂,观察患者肺裂情况。助手使用圈钳纱布将患者右肺上叶向背侧推移,充分暴露右肺上叶肺门(图6-3-4)。助手使用吸引器将肺门结构向下压迫,主刀医师使用永久电钩于右肺上叶肺门上方进行第4组淋巴结采样。将右肺向上提起,使用电钩离断患者右肺下叶韧带。使用圈钳纱布将患者右肺向前胸壁牵引,充分暴露患者第7组淋巴结,仅对采样部位进行游离,保护周围软组织,完成第7组淋巴结采样。将患者右肺恢复解剖位置后将上肺向背侧牵引,充分暴露右肺上叶肺门结构。使用电钩游离肺门结构后可见第11组淋巴结和各肺段动脉(图6-3-5)。

根据术前3D重建结果准确定位患者肺门动脉走行,充分游离暴露患者尖段动脉分支和后段动脉分支。将第10组淋巴结提起以避免干扰操作,使用可吸收生物夹进行阻断。恢复解剖位,将右肺上叶向上牵引,暴露叶裂,沿叶裂进行游离,从后方暴露肺门结构(图6-3-6)。使用生物夹对尖段动脉小分支进行阻断后使用超声刀离断该动脉。恢复患者右肺解剖位置,助手使用圈钳

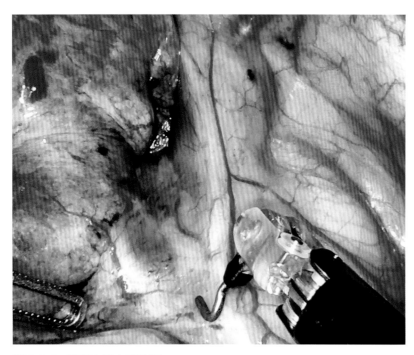

图6-3-4 游离右肺上叶肺门

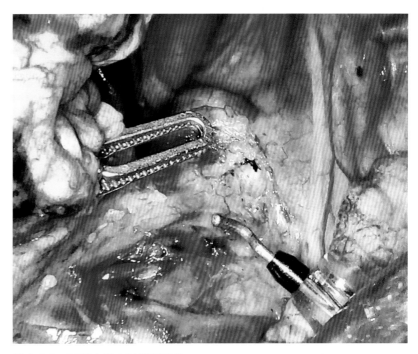

图 6-3-5　暴露右肺上叶肺门结构

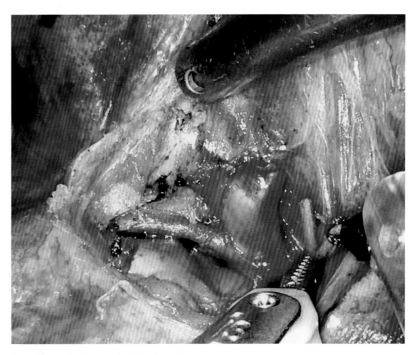

图 6-3-6　暴露右肺上叶肺门后侧

纱布将患者右肺向下牵引,采样第 2 组淋巴结。调整镜头位置,充分观察患者整个右肺,调整视野滤镜后由护士于外周静脉注射吲哚菁绿,采用反染法显示预定切除的肺段,用电钩沿着染色边缘进行烧灼标记肺段边缘。使用切割缝合器蓝钉沿标记线分别从前侧和后侧进行裁剪到段门。使用切割缝合器绿钉对齐肺门两侧切缘进行肺门裁剪,完整切除右肺上叶尖段和后段,取出标本。使用 500ml 生理盐水从辅助孔倒入,进行胸腔冲洗。再使用 1 000ml 灭菌盐水淹没残端,嘱麻醉医师膨肺至气道压 20mmHg,未见明显漏气。填入可吸收止血纱布于段门处。检查无明显出血后沿观察孔置入胸腔闭式引流管,置于肋膈角进行充分引流。缝合各切口,连接胸腔闭式引流瓶。手术结束,患者返回 PACU 进行麻醉复苏。

【术后情况】

患者于 13:20 手术结束送往 PACU 观察,手术过程 85 分钟,术中出血 50ml,输液 900ml。患者于 PACU 观察 45 分钟后,于 14:05 返回日间病房。返回病房即抬高床位到 30°,以帮助患者引流胸腔积液。返回病房时引流量约 50ml,VAS 为 3 分。鼓励患者咳嗽。患者返回病房 2 小时后,在家属帮助下下床站立活动,于床旁站立 10 分钟,扶床缓慢步行 10 米。18:00 查房时嘱患者下床行步行训练 200 米,患者在家属搀扶下顺利完成步行训练。引流量约为 80ml,手术后第 1 天08:00 患者复查胸部 X 线片示:右肺上叶结节切除术后,右肺体积缩小,右膈上抬,呈术后改变,右侧残余肺野见斑片状密度增高影,边界模糊;右侧胸腔内见引流管影;双下肺野外带结节,考虑乳头影;心膈影正常(图 6-3-7)。经家属帮助步行返回病房,步行距离约 800 米。患者术后无明显发热、畏寒,无恶心、呕吐,术后胸腔闭式引流液体约 120ml。经评估患者术后康复良好,无明显并发症,达到出院标准。与家属沟通交代注意事项后患者于术后第 1 天 9:30 办理手续出院。出院时采用 ADL 评分表对患者进行日常生活能力评估,患者得分为 75 分,日常生活能力良好。

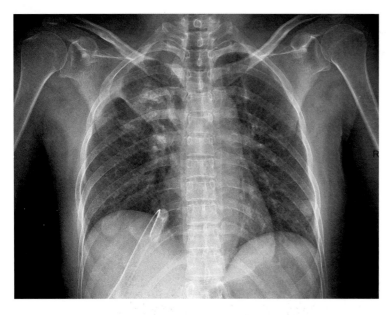

图 6-3-7 术后胸部 X 线片影像

【术后病理结果】

肿瘤所在位置:右肺上叶。肿瘤大体类型:周围型单发。肿瘤大小:直径 0.8cm。组织学类型:原位腺癌,非黏液性(ICD-O 编码 8250/2)。其他病变:右肺上叶结节 2 为纤维化的淋巴结。脉管内癌栓:(−);神经侵犯:(−);肺膜浸润:(−);支气管切缘:(−);余肺:(−);STAS:无。淋巴结转移情况:总数(0/4)(转移数/淋巴结总数);第2组(0/1);第4组(0/1);第7组(0/1);第10组(0/1)。病理学分期:pTisN0M0。免疫组织化学:CK7(+),TTF-1(+),NapsinA(+),ALK 对照 x3/EML4-ALK(ventana)(-),EBER(原位杂交)(-),Ki67(-),P53(-),CEA(-)。

【术后1个月随访情况】

患者于2022年1月25日返院行术后复查完善相关检查。

1. 胸部 CT　右肺上叶肺癌根治术后,对比术前 CT 影像可见原右肺上叶病灶切除,呈术后改变,可见金属夹闭器械影,术区支气管残端周围见斑片状密度增高灶,残余右肺见条片状密度增高灶。气管支气管通畅,叶间裂无移位,纵隔内未见明显增大淋巴结,无胸腔积液征(图6-3-8)。

2. 腹部彩色多普勒超声　胆囊多发息肉样病变、胆囊炎。

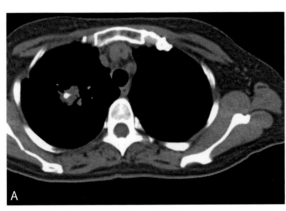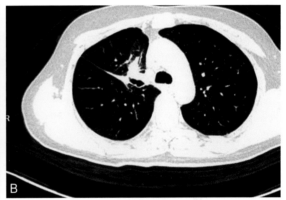

图6-3-8　术后1个月CT影像
A.横断面肺窗;B.横断面纵隔窗。

(高　阳　易　斌)

第四节

右肺上叶联合肺段切除术病例展示

【病情介绍】

患者女性,50 岁。于 2021 年 12 月 1 日就诊于中南大学湘雅医院胸外科门诊。

2 个月前患者于外院体检时发现双肺多发结节,较大者位于右肺上叶,无咳嗽、咳痰,无胸闷、胸痛,无气促,无呼吸困难,无发热、畏寒,无盗汗,就诊于当地医院未做特殊治疗。患者无吸烟史,无高血压、糖尿病、冠心病等基础疾病,无脑梗死等血栓病史。

考虑患者为 50 岁中年女性,肺多发结节,有手术指征,预估手术时间在 2 小时以内。综合评估患者情况,认为患者具备机器人辅助胸外科日间手术的条件。与患者沟通后,患者及家属同意进行机器人辅助胸外科日间手术。胸外科门诊完善相关术前检验检查,未见明显手术禁忌证,麻醉科门诊完善术前麻醉评估,康复科进行术后康复训练指导。完成相关评估及手术预约后,等待手术。

【术前检查】

1. 胸部 CT　双肺内多发大小不等磨玻璃结节,以双上肺分布为主,较大者位于右肺上叶尖段,大小约 13mm×10mm,边界欠清,部分结节内见少许实性成分,强化不明显,支气管通畅,纵隔内未见肿大淋巴结,无胸腔积液征,余右肺见多发结节(图6-4-1)。右肺上叶结节考虑周围型肺癌可能性大。

2. 电子支气管镜检查　声门、气管、隆突未见异常。右肺 1~4 支气管黏膜充血肿胀,表面光滑,管腔通畅,未见活动性出血,影像学病变未窥及。左肺 1~4 支气管黏膜充血肿胀,表面光滑,管腔通畅,未见活动性出血,影像学所示病变镜下未探及。考虑支气管炎症(图6-4-2)。

3. 3D 重建　可见右肺上叶多发结节 4 个,均局限于尖段和后段,因此考虑切除尖段+后段以保证切缘 2cm 的情况下完整切除结节(图6-4-3)。

【手术介绍】

患者右肺上叶多发结节,直径较小,考虑多原发肿瘤可能性大。患者左肺存在多发小结节,暂不需要处理,但有后续治疗的可能性。综合考虑患者右肺结节情况与后续左肺结节治疗方案,优先考虑行右肺上叶联合肺段切除术。与患者沟通病情及手术风险后患者同意治疗方式并签署手术同意书。

患者手术当日 08:00 入住中南大学湘雅医院日间病房,完善术前资料准备。完善相关工作后进入手术等候室,置入静脉留置针。根据患者手术切口设计,麻醉医师于术前 30 分钟在超声引导下分别于右侧第 4 肋间和第 7 肋间神经根旁注射 0.375% 罗哌卡因溶液 20ml 行肋间神经阻

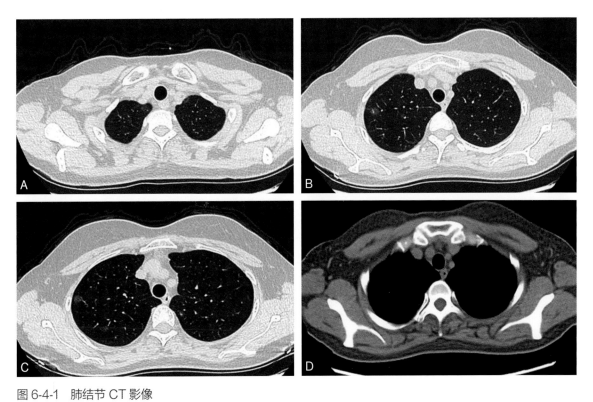

图 6-4-1 肺结节 CT 影像
A. 右肺上叶结节 1 横断面肺窗;B. 右肺上叶结节 2 横断面肺窗;C. 右肺上叶结节 3 横断面肺窗;D. 右肺上叶结节 3 横断面纵隔窗。

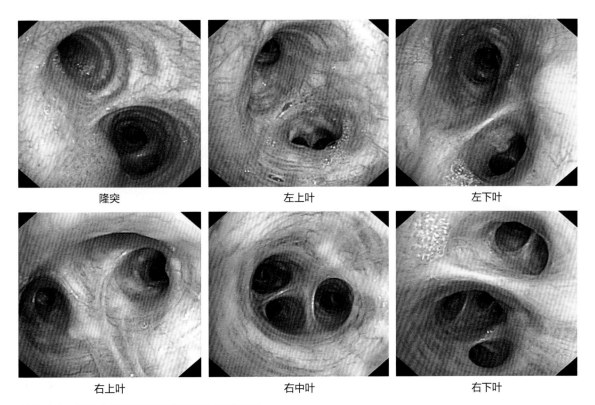

图 6-4-2 肺部多发结节患者电子支气管镜所见

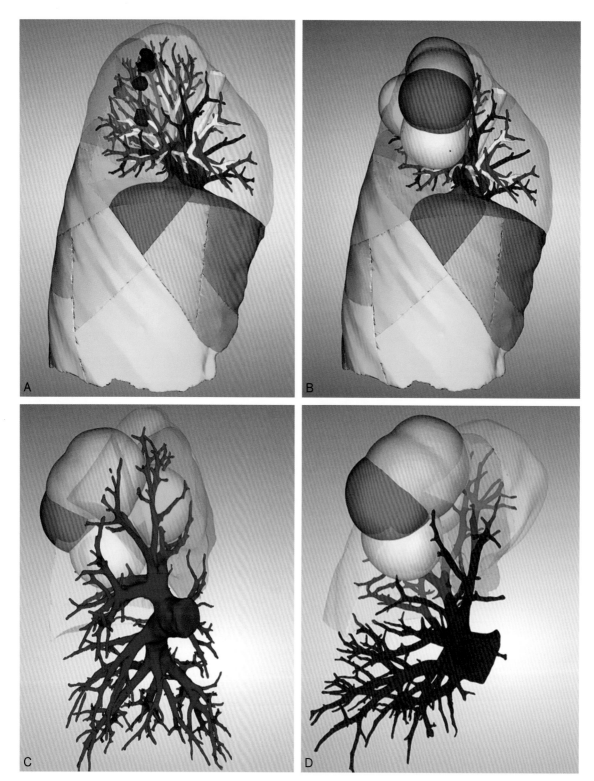

图 6-4-3　右肺上叶结节 3D 重建影像

A. 结节位置；B. 各结节 2cm 切缘球范围；C. 肺动脉走行；D. 肺静脉走行。

滞。常规麻醉后,患者取左侧卧位。取患者右侧腋中线第7肋间作为观察孔;取腋前线第6肋间、腋后线第8肋间作为操作孔;取锁骨中线第4肋间作为辅助孔。常规消毒铺巾后沿上述切口设计切开皮肤置入钝型闭孔器和密封件,沿辅助孔切开胸壁,安装切口保护套。沿观察孔置入机器人腔镜镜头,调整钝型闭孔器和密封件深度。连接机械臂于观察孔机械臂后置入机器人腔镜镜头,将定位标记对准右上肺门,进行机械臂预设位置自动定位。连接两侧机械臂与钝型闭孔器和密封件,腹侧安装永久电钩,背侧安装带孔双极钳。使用圈钳纱布将患者右肺上叶向下牵引,暴露右上肺门(图6-4-4)。使用永久电钩分离肺门组织,采样患者第4组淋巴结。用永久电钩分离动脉鞘膜,游离患者右肺上叶肺段动脉,暴露患者尖段、后段动脉,使用可吸收生物夹分别于血管近端阻断动脉(图6-4-5)。用肺叶钳将右肺向上抬起,切断下肺韧带,采样患者第8组淋巴结。使用圈钳纱布将右肺向前侧推移,暴露后纵隔,采样第7组淋巴结。

　　巡回护士于外周静脉注射吲哚菁绿,进行肺段定位,使用永久电钩烧灼肺段边缘进行标记。使用切割缝合器分别从标记两端沿标记线对肺组织进行裁剪,使用切割缝合器绿钉裁剪肺门,切除病变肺段。使用标本袋装好切除标本后从第4肋间辅助孔取出标本。倒入500ml生理盐水清洗胸腔,未见明显活动性出血点。倒入1 000ml灭菌盐水淹没肺切缘表面,嘱麻醉医师膨肺至气道压20mmHg,余肺通气正常,切缘及残端未见明显漏气。置入胸腔闭式引流管,留置于肋膈角充分引流胸腔积液。再次检查无明显出血点,缝合切口,固定引流管。手术结束患者返回PACU行麻醉后复苏。

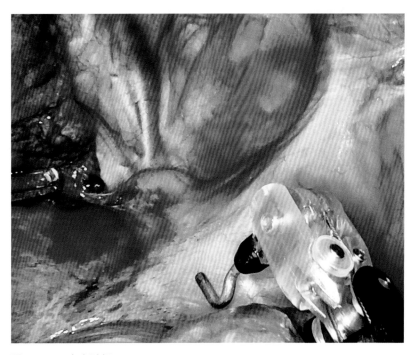

图6-4-4　右上肺门

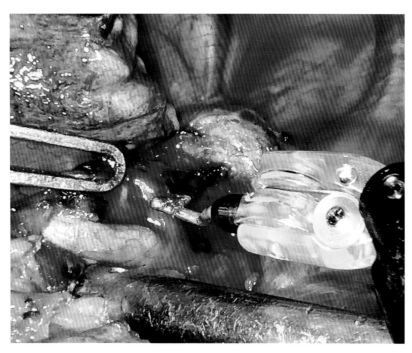

图 6-4-5 游离右肺上叶肺段动脉

【术后情况】

患者于 10:40 分手术完毕后送往 PACU 观察,手术过程 90 分钟,术中出血 30ml,输液 600ml,患者于 PACU 观察 30 分钟后于 11:10 分返回日间病房。返回病房即抬高床位到 30°,以帮助患者引流胸腔积液。返回病房时引流量约 80ml,VAS 为 4 分。鼓励患者咳嗽。患者返回病房 2 小时后,于 13:20 开始下床活动,于床边站立 10 分钟,绕床行走 2 圈。患者于 14:50 感尿意,在家属帮助下步行至卫生间排尿,术后 6 小时查房时嘱家属搀扶患者步行走出病房,进行步行训练。患者自诉气促,拒绝配合,于床旁进行呼吸训练后患者自诉气促较前好转,在家属帮助下顺利步行 200 米。术后 6 小时胸腔引流量约为 120ml。手术后第 1 天 07:00 患者复查胸部 X 线片示:机器人辅助胸腔镜肺段(尖段+后段)切除术+淋巴采样术+胸膜粘连松解术后,双肺纹理增多;心膈影尚可;右侧胸腔可见引流管影(图 6-4-6)。经家属帮助步行返回病房,步行距离约 1 000 米。患者术后无明显发热、畏寒,无恶心、呕吐,术后胸腔闭式引流液体约 160ml。经评估,患者术后康复良好,无明显并发症,达到出院标准。与家属沟通交代注意事项后患者于术后第 1 天 08:30 办理手续出院。出院时采用 ADL 评分表评估患者日常生活能力,患者得分为 70 分,评估日常生活能力良好。

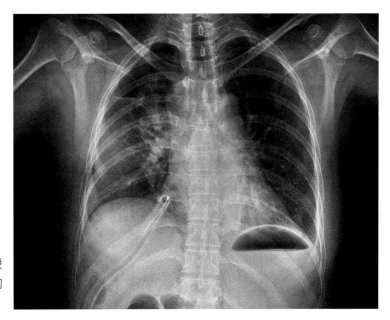

图 6-4-6 机器人辅助胸腔镜肺段（尖段+后段）切除术+淋巴采样术+胸膜粘连松解术后胸部 X 线片影像

【术后病理结果】

肿瘤所在位置:右肺上叶。肿瘤大体类型:周围型多发。肿瘤大小:最大者为结节 1:13mm×10mm(结合影像)。组织学类型:结节 1、3、5:微浸润性腺癌,非黏液型(ICD-O 编码 8256/3);结节 4:原位腺癌,非黏液性(ICD-O 编码 8250/2)。组织学分化:高分化。其他病变:(右肺上叶结节 2)肺泡上皮非典型增生。脉管内癌栓:(−);神经侵犯:(−);肺膜浸润:(−);STAS:无。淋巴结转移情况:总数(0/6)(转移数/淋巴结总数);第 4 组(0/1);第 7 组(0/1);第 10 组(0/1);第 11 组(0/1);第 12 组(0/2)。病理学分期:pT1a(mi)N0M0。免疫组织化学结果:肺结节 1,CK7(+),TTF-1(+),NapsinA(+),ALK/EML4-ALK(ventana)(−),EBER(原位杂交)(−),CD34(−),P53(−),CK7(+)(因肺结节 1、3、5 均考虑为微浸润病变,肺结节 4 考虑为原位腺癌;肺结节 2 考虑为非典型增生,转移可能性较低。且肺结节 1 为最大病灶,故仅对肺结节 1 进行免疫组织化学检测)。

【术后 1 个月随访情况】

患者 2022 年 1 月 24 日返院行术后 1 个月复查。

1. 胸部 CT　右肺上叶肺癌根治术后。与 2021 年 12 月 13 日术前胸部 CT 影像对比:右肺上叶切除,呈术后改变,可见金属夹闭器械影,支气管残端未见明显增厚及肿块。余双肺内见多发大小不等磨玻璃结节,同前(图 6-4-7)。

2. 颈部彩色多普勒超声　未见明显淋巴结肿大。

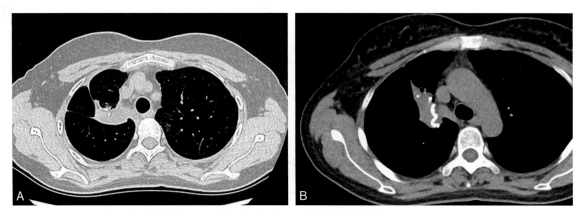

图 6-4-7　机器人辅助胸腔镜（尖段+后段）切除术+淋巴采样术+胸膜粘连松解术后 1 个月 CT 影像

A. 横断面肺窗；B. 横断面纵隔窗。

（付军科　李　明　高　阳　易　斌）